看護学テキスト NiCE

感染看護学

患者の健康と権利を守り安全に看護を実践する

編集 操 華子 川上和美

南江堂

執筆者一覧

◆ 編 集

操　華子	みさお　はなこ	静岡県立大学大学院看護学研究科
川上　和美	かわかみ　かずみ	順天堂大学大学院医療看護学研究科

◆ 執 筆 (執筆順)

操　華子	みさお　はなこ	静岡県立大学大学院看護学研究科
前田ひとみ	まえだ　ひとみ	熊本大学大学院生命科学研究部
Judith F. English		Certified in Infection Control emeritus ／ Fellow of the Association for Professionals in Infection Control and Epidemiology emeritus
石松　伸一	いしまつ　しんいち	聖路加国際病院
府川真理子	ふかわ　まりこ	小田原循環器病院感染管理室
菅原真優美	すがわら　まゆみ	新潟青陵大学看護学部
青山　恵美	あおやま　えみ	愛知医科大学看護学部
齋藤　潤栄	さいとう　じゅんえい	鹿児島共済会南風病院感染制御室
杉村きよ美	すぎむら　きよみ	静岡済生会総合病院看護部
今西　亮	いまにし　あきら	丸子中央病院看護部
川上　和美	かわかみ　かずみ	順天堂大学大学院医療看護学研究科
菊地　義弘	きくち　よしひろ	宮城県立がんセンター感染対策室
小野　和代	おの　かずよ	東京医科歯科大学統合診療機構
石田恵充佳	いしだ　えみか	武蔵野赤十字病院看護部
石幡　理絵	いしはた　りえ	愛育病院看護部
田中　範佳	たなか　のりよし	静岡県立大学看護学部
久保田早苗	くぼた　さなえ	順天堂大学医学部附属順天堂医院薬剤部
光延　智美	みつのぶ　ともみ	静岡県立こども病院看護部
糠信　憲明	ぬかのぶ　のりあき	広島国際大学看護学部
横山　久美	よこやま　くみ	順天堂大学医療看護学部
西條　美恵	さいじょう　みえ	石巻赤十字病院看護部
鍋谷　佳子	なべたに　よしこ	大阪大学医学部附属病院看護部

はじめに──感染看護学（infection prevention nursing）を学ぶみなさんへ

　本書は，2019年末に出現した新型コロナウイルス（SARS-CoV-2）が世界中でまさに猛威をふるうなかで企画されました．2021年11月現在，日本における第6波への備えが検討されているなか，海外ではすでに感染の再拡大がみられ，ロックダウンの指示が政府から出されるというニュースも流れています．

　本書の第Ⅰ章で触れられているように，人類が対峙してきた伝染病，感染症は数多くあります．1918年に発生し世界中で流行したスペイン風邪と呼ばれるインフルエンザのパンデミックによる死者数は，全世界で4,000万〜5,000万人といわれ，1億人にのぼるという説も報告されています．新型コロナウイルス感染症（COVID-19）が流行し始めた当初は，このスペイン風邪の被害状況と比較され，感染予防策が検討されていました．ヒトは微生物に守られ，共生しながら，時に対峙をしなければなりません．ゼンメルワイス，ジェンナー，北里柴三郎をはじめとした先人たちの偉業もそのなかでつくられてきたものです．繰り返される感染症との対峙という経験のなかから学ぶことがたくさんあります．

　ところで読者の皆さんは，「感染」「感染予防」「感染看護」という言葉に対してどのようなイメージを抱いているでしょうか．たとえば，患者さんは消化器外科，脳神経外科，循環器内科，小児科，産婦人科，集中治療部門，呼吸器内科，精神科などさまざまな診療科を受診し，検査・治療，看護を受けます．この診療・看護を縦の糸とすると，感染予防はすべての診療・看護に通じる横の糸です．表現を変えると，医療・看護を受けるすべての患者さんに発生するリスクのある現象が，感染です．そのことをふまえ，本書では可能な限り，縦と横の糸が織り交ざるよう具体的な例を提示し，必要な感染看護を考えるという内容にしました．

　本書での感染看護学の定義，考え方については序章で述べていますので，そちらを参照いただきたいと思います．ここでは，感染看護学の英語表記を「infection prevention nursing」としたことについて触れたいと思います．日本の看護の現場で活躍しているスペシャリストとして，感染管理認定看護師（certified nurse in infection control：CNIC），感染症看護専門看護師（certified nurse specialist in infection control nursing：CNSIC）がいます．筆者は米国留学中，この2種類のスペシャリストについて同級生や教員に説明する際，非常にむずかしさを感じたことを思い出します．「どのように違うのか」という質問への回答に難儀しました．「感染管理」も「感染症看護」も，英語だといずれもinfection controlですので，同じ専門領域に2種類のスペシャリストがいる，その違いは何かということが当然，彼らの関心事となりました．感染症を有する患者への看護を担うという点で，感染症看護専門看護師についてはinfectious disease nursingと表現したこともありました．しかしながら，どちらのスペシャリストも上述した横糸に携わり，感染リスクを判断し，リスクを最小限にするための予防策を講じ，感染の発生を未然に防ぐとともに，感染症患者への全人的な看護ケアの実践からさらなる伝播を予防するという実践が責務であることに変わりはありません．この「予防（prevention）」という点を大切にしたいと

思い，感染看護学の英語表記をinfection control nursingではなく，infection prevention nursingとしました．

　本書の執筆は，基礎教育や医療現場で活躍し，時に未知な出来事を経験され，その経験からさまざまなことを学ばれてきた感染看護の専門家の皆さまに担っていただきました．COVID-19のパンデミック下にもかかわらず，執筆を快くお引き受けくださったことに心から感謝をしております．そして，読者の皆さんに本書をお届けすることができたのは，最後まで叱咤激励を続けてくださった南江堂出版部の皆さまのおかげです．本当にありがとうございました．

　本書が，今後の医療・看護における感染予防に貢献することを心から願っております．

　2021年11月

操　　華子

川上　和美

目　次

序章

感染看護学を学ぶにあたって

A. 新型コロナウイルスが再認識させた感染症の脅威

　　2019年末から流行した新型コロナウイルスは，世界保健機関（World Health Organization：WHO）によってSARS-CoV-2と命名された．その後，変異株（α型，β型，δ型など）が次々と出現した．新型コロナウイルス感染症（COVID-19）は，中国武漢から世界中に広がり（パンデミック），ワクチン開発が急速に進んだ．日本では，COVID-19の影響によりオリンピック東京2020大会が1年延期された．

　　このCOVID-19の流行は，感染症の歴史に残る人類の脅威となるパンデミックである．これまで，これほど連日の報道で「感染リスク」「感染予防」「新規感染者数」「病床逼迫状態」「医療崩壊の危機」などという単語が流れたことはなかったのではないだろうか．

　　「このウイルスは，どのように感染するのですか？」
　　「このウイルスに感染しないようにするには，どうしたらよいのですか？」
　　「3密を避け，マスク，手洗いをしっかりしても感染すると聞きますが，なぜですか？」
　　「平熱よりも高い熱が出たら，どうしたらよいですか？」
　　「PCR検査を受けて陽性となったら，すぐ入院なのでしょうか？　もし，ホテルで療養をするとなったら，保険は使えるのでしょうか？」
　　「自宅で療養するように言われました．自宅には小さい子どもがいます．子どもが感染してしまうのが心配です」
　　「私は基礎疾患があります．予防接種は受けられるのでしょうか？」
　　「以前，アナフィラキシーショックを起こしたことがあります．それを予防接種の担当医に言ったら，予防接種は受けられないと言われました」
　　「予防接種は副反応がいろいろあり，心配です．1人くらい受けなくても大丈夫ですよね」
　　「英国株（α株）は感染力がこれまでのウイルスより強いというのは，本当でしょうか？子どもにも簡単に感染するのでしょうか？」
　　「コロナに感染し，療養しています．この療養生活からいつ解放されるのでしょうか？」
　　「療養生活，入院生活後，どのような点に注意をして生活をすればよいでしょうか？」
　　「コロナ感染後，PCR検査で2回陰性を確認し，職場復帰を予定していますが，周りの目が心配です」
　　「コロナ感染患者が入院している病院で働いています．私ではなく，医療従事者ではない妻が，近くのスーパーに買い物に行くと，うつるのではないかと周りの人から言われ，買い物にいくのがつらいと言っています」

　　これらは，COVID-19関連で，筆者が実際に受けた質問の一部である．これらの質問に適切に回答するために必要となる知識・技術・態度が，感染看護学がカバーする内容であると考える．

B. 感染という現象へのアプローチ：感染管理

1 ● 「予防可能な感染をなくす」という考え方

　冒頭の新型コロナウイルスを含め，人類誕生後，最初に対峙し，今も克服できずにいる難題が疫病，つまり感染症である．抗菌薬の発見・実用化，ワクチンの開発で，感染症に人類が勝ったと表明した科学者がかつていたが，それが間違った見解であることは明らかである．これまで，世界規模で撲滅宣言が出ている感染症は，天然痘のみである．

　そもそも，すべての感染症を撲滅させ，ゼロにするべきなのだろうか――．米国の感染管理疫学専門家協会（Association for Professionals in Infection Control and Epidemiology：APIC）は，かつて感染予防策のスローガンとして「ゼロ・トレランス（zero tolerance）」という考え方を発表した．この考え方は，医療機関において**医療関連感染**（healthcare-associated infection：HAI，p.65参照）はゼロにしなければならない，その発生は許しがたいものであり，ゼロにならない限り，対策を実施し続けるべしというものであった．しかし，医療関連感染は予防可能な外因性感染と，予防することがむずかしい患者由来の内因性感染によるものが含まれている．医療の高度化，技術の進歩により，易感染性患者が多い医療機関において，患者由来の医療関連感染をゼロにすることはむずかしい．そこで今では，予防可能な医療関連感染をなくすために組織全体で対策を講じていくという組織風土の醸成が求められている．

2 ● 予防可能な感染を防ぐアプローチ：リスク・マネジメント

　では，予防可能な医療関連感染を防ぐためには，どのようなアプローチが必要なのか．ここで重要となってくるのが，「リスク（risk）」という概念である．リスクとは，「ある事象が発生する確率．また，（一般に）望ましくない結果を引き起こす確率を表すさまざまな指標を包含する非専門用語」と定義されている[1]．感染は，よくない，望ましくない出来事であり，まさしくリスクである．このリスクを査定し（**リスク・アセスメント**[risk assessment]），アセスメントの結果をふまえ，リスクを最小限にするために適切な活動を行い，その結果を評価する一連の行動，**リスク・マネジメント**（risk management）が重要となる．つまり，感染というリスクを予防する，あるいは最小化するためのプロセスがリスク・マネジメント（**表1**）である[2]．

　リスク・マネジメントの活動を通じて重要となってくるのが，リスク・コミュニケーション（risk communication）である．リスク分析の結果を，適切な部署，スタッフと共有することである．患者・家族，医療従事者やスタッフにどのような感染リスクがあるのかを伝えることが重要である．このリスク・コミュニケーションは，バイオテロリズムなどの人為災害発生時にとくに重要となってくるものであるため[3]，日常的にリスク・マネジメント活動の中で実施しておき，有事の際に適切に医療機関内外でコミュニケーションが円滑にとれるようにしておく．過去に日本で発生した多剤耐性アシネトバクターのアウトブレイク事例では，院内のリスク・コミュニケーションが円滑でないことが原因で適切な伝播予防策を講じることができなかったことが報告されている．

表1　リスク・マネジメントステップ

ステップ1	リスク・アセスメント	易感染性患者，感染性病原微生物，感染経路などの情報からリスクの高い集団，医療従事者の手技，感染状況などを明確にする．日々の医療関連感染サーベイランス（p.224参照）のデータも活用する
ステップ2	リスク分析	感染のリスクが高いと判断された場合，①リスクが高いと判断された理由，②リスクの現状（感染の発生状況），③高いリスクがもたらす影響，結果，④対策にかかる費用の面から分析を行う
ステップ3	リスク評価	リスク分析の結果，感染のリスク回避あるいは最小化するための対策が講じられる．その結果を評価する
ステップ4	リスクのモニタリング	リスク評価で功を奏した対策がわかれば，その対策の続行をモニタリングし，リスクが回避あるいは最小化されているかを確認する

C.　感染症患者へのアプローチ：感染症看護

1●患者の個別的問題へのアプローチ：看護過程

事例

　Aさん，39歳，男性．商社勤務．妻，娘（9歳）がいる．東南アジアへの出張が毎月のようにあり，多忙な日々を送っている．

　この1ヵ月間，倦怠感が強く，食欲もわかず，咳き込むことが多くなり受診した．体温は38℃台であり，医師から風邪をこじらせ肺炎を起こしていると説明され，入院となった．入院後，通常の肺炎の治療で症状の改善がみられないことから，主治医はAさんの渡航歴に着目し，Aさんにヒト免疫不全ウイルス（human immunodeficiency virus：HIV）検査を受けてもらう必要があると判断した．主治医はB看護師とともに説明を行ったところ，Aさんは「まさか自分が…」と言いながら，渋々検査を受けることを承諾した．

　後日，検査結果からHIVに感染しており，HIVによる日和見感染症のニューモシスチス肺炎を患っていることがわかった．主治医はB看護師とともに，Aさんに検査結果を説明するために病室を訪れた．主治医から検査結果や今後の治療方針について聞かされると，ベッドに腰かけていたAさんはショックのあまり泣き崩れた．

　その後，抗HIV薬の服用が開始された．食欲はほとんどなく，脱水症状もあったため，静脈内持続点滴注射が続けられた．1週間後，脱水症状は改善し，消炎鎮痛薬を内服し解熱してきているが，倦怠感は続いている．順調に経過をすれば1週間後には退院の予定であり，担当のB看護師はAさんに退院指導を少しずつ始めようと考え，病室を訪れた．

　B看護師は，抗HIV薬を定められた通りに服用することで，日和見感染症を防ぐことができ，後天性免疫不全症候群（acquired immunodeficiency syndrome：AIDS，エイズ）を発症させずに長期に通常の生活を送ることができると説明した．さらに退院後の日常生活での注意点を説明しようとしたが，Aさんは動揺した様子で，「病気がわるくならないか？」「死んでしまうのではないか？」「退院しても大丈夫なのか？」とB看護師にあれこれ質問をしてきた．

　これはかつて筆者が出会った事例である．リスク・マネジメントの観点からは，Aさん

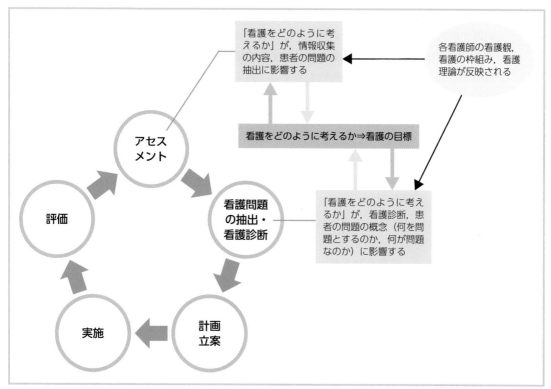

図1 看護過程のプロセス
［岩井郁子：看護記録ガイドライン，Techno Communications，2007 を参考に作成］

の入院中の標準予防策実施の徹底と，モニタリングを継続することが重要となる．標準予防策の徹底により，HIV 感染のリスク回避という問題へはアプローチできているが，HIV に感染した A さんの抱えている問題へのアプローチが残っている．こうした場面で，A さんの個別的問題をアセスメントし，問題解決をしていくアプローチが看護過程（nursing process）である．

2●看護過程を感染症看護で活用する

　図1に，看護過程*（看護診断を含む）の「看護」と「過程・プロセス」の解釈を示している[4]．アセスメント，看護問題の抽出や看護診断は，看護過程を行う看護師の看護の定義，つまり「看護をどのように考えるか，自分にとっての看護の目標とは何か」という哲学が基盤となる．言い換えると，アセスメントから看護問題の抽出・看護診断までのプロセスには，看護師自身の看護観，看護の枠組み，影響を受けた看護理論などが反映される．この問題解決アプローチの看護過程を使い，ほかのさまざまな技術を駆使し，患者と向き合い，看護の目標を達成していく．

　先の事例の A さんの場合，HIV 感染という思いもよらぬ診断を受け動揺するなか，入院中にはどのような生理的なニーズがあるのか，退院後は感染予防のためのセルフケアを

---

*米国の教育哲学者であるジョン・デューイ（Dewey J，1859-1952）は問題解決プロセスを発表している．既存の問題解決プロセスを参考に，看護界で考案された問題解決アプローチが看護過程である．

実施し，社会生活に戻るうえでどのようなニーズがあるのかなどの視点から，介入すべき問題が明らかになっていくであろう．このように，上述の感染管理（リスク・マネジメント）のアプローチでは，病原微生物の有する感染「リスク」に焦点があたるが，感染症看護のアプローチでは，病原微生物を有する「**患者**」に焦点があたるのである．

D. 「感染看護学」とは

1 ● 2種類の看護のスペシャリスト：感染症看護専門看護師，感染管理認定看護師

「感染看護」という用語が使われ始めたのは，日本看護協会が特定の看護分野のスペシャリストを米国のように育成していこうと考え，特定された専門看護師（certificed nurse specialist：CNS）の専門分野の1つに「感染看護」（のちの「感染症看護」）が含まれたことに端を発する．また，日本看護協会は認定看護師（certified nurse：CN）の認定制度も発足させ，専門分野として「感染管理」が1998年に特定された．

感染という現象に近づき，アセスメントから必要なケアを実施するという実践を2種類の看護のスペシャリストが担当しているのが日本の現状である．では，2種類のスペシャリストのアプローチはどのように違うのだろうか（むろん，同じであれば，あえて2種類誕生させる必要はなかったはずである）．その違いを，**表2**にまとめた．

a. 感染管理：疫学的プロセスからのアプローチ

感染管理（infection control），**感染予防**（infection prevention）は，疫学的プロセスを問題解決のアプローチとして活用する．疫学では患者個人ではなく，集団・コミュニティの健康問題を対象とする．感染管理認定看護師の教育課程では，ほかの専門分野における看護過程の科目が疫学・統計学の内容に置き換わっている．エビデンスに基づく実践（evidence based practice：EBP），エビデンスに基づく臨床実践（evidence based clinical practice：EBCP）は，疫学の産物ともいわれている通り，疫学の知識・技術が求められる．疫学は科学的な研究手法であり，生態学的モデルを借用し発展してきた感染管理は，その科学的視点として経験的な事実のみをよりどころとする実証主義をその哲学的基盤としている自然科学に重きを置いている．

b. 感染症看護：看護過程を用いた問題解決アプローチ

一方，**感染症看護**（infectious disease nursing）は，看護過程を問題解決アプローチとして活用している．その際，活用しているモデルは医学モデル（medical model），疾病モデル（disease model）である*．感染症看護の「感染症」という名称も疾病志向が強いといえる．

そして，質の高い看護の展開のためにエビデンスに基づく看護（evidence based nursing：EBN）を重視している．EBPもEBNも，医療従事者が患者の問題への臨床判断を実施するための問題解決アプローチを提供するものである．ただし実際の臨床場面では，実証主義に基づいたEBPやEBNのみによって臨床判断がなされているわけではないはずである．つまり，患者が対話のなかで語る，病気になった理由や経緯，病気について今どの

---

*初期のころの看護基礎教育課程の看護系の科目は，内科看護，外科看護，あるいは消化器系看護，呼吸器系看護，循環器系看護，整形外科系看護などと区分されており，疾病志向の強い医学モデルの枠組み（症状と徴候，原因，病因，進行と予後，治療）を借用していた．

表2　感染管理と感染症看護

	感染管理	感染症看護
対象	集団，人口（コミュニティ）	個人（集団，家族）
科学	自然科学	自然科学 人文科学
哲学	実証主義	実証主義，ポスト実証主義
志向	データ志向	実践志向
借用モデル	生態学的モデル	医学モデル
問題解決	疫学的プロセス EBP	看護過程 EBN＋NBM
環境	西洋世界観の影響 還元化可能	東洋世界観の影響 全人的

ように考えているかなどの「物語，ナラティブ」から，看護師は病気の背景や人間関係を理解し，患者の抱えている問題に対して全人的にアプローチしていく．このようなアプローチはナラティブ・ベースト・メディシン（narrative based medicine：NBM）として紹介され，EBPとは相互補完的な関係をつくっている[5]*．

2●感染看護学：2種類のアプローチを実践に生かす

　感染という現象へのアプローチには2種類あるという説明をしたが，感染症患者，感染疑いの患者に出会ったとき，この2種類のアプローチ，問題解決技法を使い分ける，あるいは一緒に活用することが求められる．つまり，**表2**の2種類のアプローチを包含する領域が「**感染看護学**」（infection prevention nursing）であるといえるであろう．

　本書の第Ⅶ章では，読者の皆さんが出会うであろうさまざまな感染看護の臨床場面を提示し，そこでの問題解決アプローチを提示している．感染管理でも感染症看護でもなく，感染看護学としてトータルにアプローチすることを学習できるよう配慮した．

　新型コロナウイルスの流行で，さまざまな偏見・差別が問題となったときに，「憎きはウイルスであって，その人ではない」という言葉を感染症医から聞いた．病原微生物や感染症と共存をしていかなければならない現状を受け入れつつ，感染性の病原微生物の「感染リスク」の回避あるいは最小化と，病原微生物を有する患者への「全人的ケア」の2つを実現するために，本書を読者の皆さんにはご活用いただければと願っている．

▎引用文献▎
1) Porta M（ed）：A Dictionary of Epidemiology, 5th ed, Oxford University Press, 2008
2) Damani N：Manual of Infection Prevention and Control, 3rd ed, Oxford University, 2012
3) Cinti S, Wells E：Biological disaster preparedness. Practical Healthcare Epidemiology, 3rd ed（Lautenbach E, Woeltje KF, Malani PN ed）, p.258-289, The University of Chicago Press, 2010
4) 岩井郁子：看護記録ガイドライン，Techno Communications, 2007
5) トリシャ・G，アンナ・C，斎藤清二（訳）：保健専門職のためのNBMワークブック―臨床における物語共学習のために，金剛出版, 2004

---

*EBPが疫学研究を基盤としているのに対し，NBMは質的研究をその基盤においている．看護は実践の科学といわれるように，感染症看護は自然科学と人文科学の考え方に基盤をおいているといえるであろう．

第I章

感染症をめぐる歴史と現状

学習目標

1. 人類は，これまでの歴史のなかでどのような感染症と対峙し，どのように克服・共生してきたのかを学ぶ．
2. 現代社会における感染症をめぐる課題にはどのようなものがあり，どのような対応や備えが必要であるかを理解する．

1 感染症と人類の歩み

　2019年末に出現し，世界中を脅威にさらした新型コロナウイルス感染症（COVID-19）のようなウイルス感染症の世界的流行（パンデミック）は，人類の歴史において過去にも頻繁に発生し，多くの命を奪ってきた．顕微鏡の発達により，数十～数百ナノメートルという小さなウイルスが可視化できるようになり，疾患の原因がすみやかに突き止められるようになってきた現代でも，COVID-19の拡大で疫病除けのアマビエ（**図Ⅰ-1-1**）が改めて注目されたように，肉眼では見えない病原微生物に対して人が抱く不安や恐怖は昔と変わらないように思える．

　感染看護を実践するにあたっては，感染症発生のメカニズムに加え，人類がこれまでどのように感染症と向き合い，克服・共生してきたのか，その歴史を知ることは重要である．

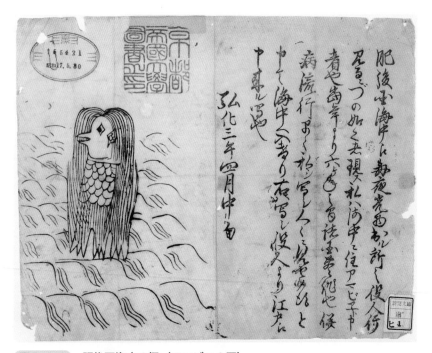

図Ⅰ-1-1　肥後国海中の怪（アマビエの図）
江戸時代後期に出現したとされる妖怪で，豊作や疫病の予言をし，疫病退散にご利益があるといわれる．
［京都大学附属図書館所蔵：京都大学貴重資料デジタルアーカイブ，〔https://rmda.kulib.kyoto-u.ac.jp/iiif/RB00000122/RB00000122_00085_0.ptif/full/2000,/0/default.jpg〕（最終確認：2021年12月7日）より引用］

A. ヒトの移動とともに広がる感染症

1 ● インフルエンザの世界的な流行

　感染症は，輸送技術の発達やグローバル化によるヒトならびに動物の移動によって広がっていく．世界中で多くの死者をもたらした**スペイン風邪**（スペインインフルエンザ）は第一次世界大戦（1914〜1918年）中の1918年に発生し，集団で生活をともにする軍隊の移動によって広がっていった．スペイン風邪の発生地はスペインではなく，米国のカンザス州，フランスのエタープル，中国といくつかの説がある．大戦の中立国であったスペインで，国の機能が麻痺するほどの感染流行が大きく報じられたために「スペイン風邪」と呼ばれることになった．戦死者以上にスペイン風邪によって死亡する兵士のほうが多かったことから，戦争継続が困難になり大戦は終結したともいわれる．各国から集まっていた兵士たちが本国にスペイン風邪ウイルスを持ち帰ったため，感染は一挙に全世界に広がっていった．

　当時の世界人口は約18億人であり，その1/3〜1/2がスペイン風邪に感染し，世界人口の3〜5%が死亡したと推定されている[1]．米国のロサンゼルスでは感染者の家は隔離家屋に指定され，カードが貼られ，許可書をもった人しか出入りが許されず，郵便や配達された荷物は入口に置いておくことが求められた．サンフランシスコでは外出する場合はマスク着用が義務づけられ，マスクをしていないと警察に逮捕され，ロックダウン（都市封鎖）も行われた．

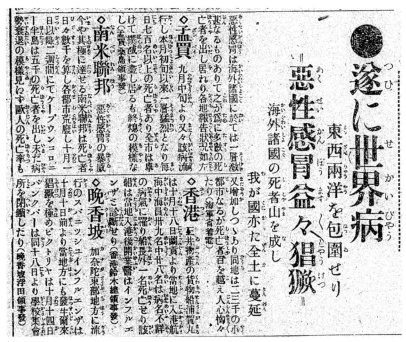

図 I-1-2　スペイン風邪の世界的大流行を報じた新聞記事（1918年11月16日付，九州日報）

［西日本新聞me：スペイン風邪，猛威の記録 100年前の記事で新型コロナと比べてみた，2020年3月22日，〔https://www.nishinippon.co.jp/image/177022/〕（最終確認：2021年12月7日）より許諾を得て転載］

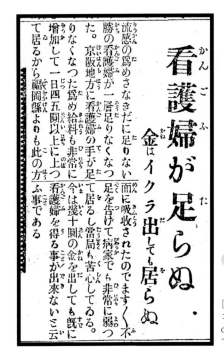

図Ⅰ-1-3　スペイン風邪の流行時の医療の窮状を報じた新聞記事（1920年1月18日付, 九州日報）

［西日本新聞me：スペイン風邪, 猛威の記録 100年前の記事で新型コロナと比べてみた, 2020年3月22日,〔https://www.nishinippon.co.jp/image/177022/〕（最終確認：2021年12月7日）より許諾を得て転載］

　日本では陸軍や学校を中心とした集団感染から市中へと感染が拡大し，若年層を中心とした多くの感染者と死亡者が報告された（**図Ⅰ-1-2, Ⅰ-1-3**）．内務省衛生局（現在の厚生労働省にあたる中央省庁）は，さらなる感染拡大の予兆をふまえ，1919年1月に感染拡大対策の方針をとりまとめた「流行性感冒予防心得」を示した（**図Ⅰ-1-4**）．そして，予防啓発用ポスターや標語カードを制作したが，具体的な対応は各道府県に委ねられたことから，地方による差が生じ，多くの命が奪われていった．

　世界に広がったスペイン風邪の波は4つあり，1つの波は長くても6ヵ月，感染ピークの期間は2〜4ヵ月であり，終息するまでに約2年を要した．**スペイン風邪ウイルスは絶えず変異を繰り返すRNAウイルスであり，ヒトA型インフルエンザウイルスH1N1亜型である**．第1波では死者は少なかったが，ウイルスが変異した第2波，第3波では多くの死者が出て，医療崩壊も生じた．第4波ではそれまでの感染で集団免疫ができていたためか，死者は少なかった．

　インフルエンザの世界的な大流行は，1918年のスペイン風邪の後も1957年のアジア風邪（アジアインフルエンザ），1968年の香港風邪（香港インフルエンザ），2009年の新型インフルエンザと，数十年に一度の頻度で発生しているが，その広がりは交通の発達によってスピードが急速化している．

2 ● ペストの世界的な流行

a. ペスト菌はどのように世界中へ伝播したか

　感染症の発生には，技術革命によって森林伐採や都市化が進んだのに対し，上下水道などの公衆衛生環境の整備が遅れたことも影響している．中世ヨーロッパの全人口の約1/3

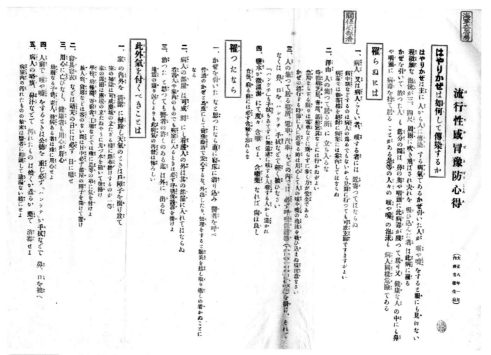

図Ⅰ-1-4　流行性感冒予防心得（1919 年 1 月，内務省衛生局）
[防衛省防衛研究所：デジタル史料展示 大正のスペイン風邪パンデミックと帝国陸海軍，〔http://www.nids.mod.go.jp/military_archives/digital_siryo/index.html〕（最終確認：2021 年 12 月 7 日）より許諾を得て転載]

の人々が死亡し，現在でも適切な治療が行われなければ30〜60％が死にいたるペストは，ネズミなどのげっ歯類に寄生した媒介節足動物（主にノミ）から感染する感染症である．中世農業改革による農地の拡大で，森林原野から追われた野ネズミが住居地域まで移動してきたことから，家ネズミであるクマネズミにペスト菌の感染が広がっていった．当時は下水道が整備されておらずネズミが繁殖しやすかったため，ペスト菌を媒介するネズミが増えていった．ペスト菌の感染は，①ペスト菌を保有するノミ*の吸血，②感染動物の体液や組織への接触，③感染者や動物からの飛沫によって起こる．

　ペスト菌は古代エジプトのミイラからも発見されているが，歴史上有名なペストの最初の大流行は541年の東ローマ帝国時代であった．その後，十字軍の遠征を通して，船に潜んだペスト菌を保有したクマネズミがユーラシア大陸を横断していった．シルクロードの交易路の1つであるキルギス北部ではイシククル湖のマーモットを自然宿主とするペスト菌が，イシククル湖を通過する軍隊を通して，中東，北アフリカに広がり，地中海沿岸からヨーロッパ全域に伝播されていった．

　14世紀にヨーロッパで猛威をふるった際には，皮膚に黒紫色の斑点や腫瘍ができるところから黒死病と呼ばれた．ペストの原因がわからなかった当時は，「ユダヤ人が井戸に毒を入れた」という流言からユダヤ人排斥が行われた．また，魔女狩りによって魔女の手先とされていたネコが大量に虐殺されたことから，ネズミが大発生しペストが大流行した

---
*ヒトに対してペスト菌を伝播するノミは，*Xenopsylla cheopis*（一般名：東洋ネズミノミ）である．

という説もある．バッハ（Bach JS，1685-1750）やハイドン（Haydn FJ，1732-1809）などの中世・近世ヨーロッパの男性といえば長髪が思い浮かぶが，頭髪のノミ・シラミ・ダニなどの寄生動物を少なくするために髪を剃ってかつらをかぶるのが流行しており，これはペスト対策であったといわれる．

　当時，オリエント（東洋）から船が着くと疫病が広がることに気づいたヴェネツィア共和国当局は，疑わしい船を近くの小島に30日間強制的に停泊させ，船内から感染者が出ないことを確認した．その後，停泊期間が30日では短いということで40日に延長された．検疫は英語でquarantineであるが，これはヴェネツィア方言で「40日間」を意味するquarantenaを語源としている．

b. ペスト菌の発見

　ペスト菌は1894年にスイス系フランス人医師のアレクサンドル・イェルサン（Yersin A，1863-1943）が発見した．同時に細菌学の父と呼ばれる北里柴三郎（1853-1931）も香港でペスト菌を発見した[2]．日本には1899年にペスト菌が侵入したが，これまでに大きな感染拡大は起こっていない．これはペスト保菌ネズミの撲滅作戦や検疫法にペストを追加したためであり，北里柴三郎の貢献が大きい．

B.　人類がはじめて勝利した感染症：天然痘

1 ● 日本における天然痘の流行

　6世紀中ごろ，仏教伝来とともに大陸との交流が盛んになり，日本にも多くの感染症が持ち込まれた．その1つに疱瘡といわれていた天然痘がある．天然痘は死亡率が高く，聖徳太子（574-622）は父母ともに天然痘で崩御したという説もある．聖武天皇（701-756）の天平時代（729〜749年）は律令制による中央集権化によって人と物が都に集められ，それに伴って天然痘が日本全国に広がり，735〜738年には当時の日本の総人口の約3割が天然痘で死亡した[3]といわれている．奈良の大仏として知られている東大寺盧舎那仏坐像は，この疫病を鎮める目的もあって造立されたといわれる．この時代は，人類は感染症に無力で，神仏に祈るほかなかったのである．

2 ● ジェンナーによる種痘法の確立

　天然痘は最初の生物兵器といわれる．1754〜1763年に起こった英国の対フランス戦争であるフレンチ・インディアン戦争で，フランスと利益をともにしていたインディアンに英国軍が天然痘ウイルスを擦り込んだ毛布を支給した結果，インディアン軍に多くの感染者が出てフランス軍は敗北に追い込まれたといわれている．

　天然痘は致死率が非常に高く，生き残ったとしても，失明や皮膚に残る痘痕（「あばた」といわれる）の後遺症で一生苦しまなければならなかった．この暗闇に光をもたらしたのが，エドワード・ジェンナー（Jennner E，1749-1823）である．ジェンナーは乳搾りの女性で手に牛痘の症状が出ている人が天然痘にかからないことに気づき，乳搾りの女性にできた牛痘を使用人の子どもに接種し，種痘法を確立した．種痘法は天然痘ウイルスの近縁関係にある牛痘ウイルスに感染させることにより，天然痘ウイルスに対しても免疫

が獲得されるという**免疫学的交差反応**を用いたものである.

　日本では，ジェンナーの牛痘種痘法の成功より6年早い1790年に，緒方春朔が中国の医書をもとに，大然痘に罹患した患者の膿疱や痂皮の一部を健常者に接種することで人工的に免疫を獲得させる人痘法を成功させ，広く各地に広まっていった. 牛痘による初の国産天然痘ワクチンは，江戸時代後期（1849年）に小山肆成が家財を売り払って実験用のウシを購入し，ジェンナーの種痘法を参考に，ヒトの天然痘をウシに接種してできた痘を痘苗として開発された. その後，オランダから痘苗が輸入できるようになり，佐賀藩で初のワクチン接種が成功した後，蘭方医（オランダ人医師によって伝えられた医学を学んだ医師）を中心としたネットワークで全国に広まっていった.

3 ● 根絶された天然痘

　1958年の世界保健機関（World Health Organization：WHO）総会で，天然痘を地球上から根絶するというプロジェクトが提案された. ある感染症の根絶には，①感染すれば必ず診断でき，肉眼的に明らかな症状が必ず現れる，②感染症を引き起こす病原微生物の自然宿主はヒトに限られる，③効果的なワクチンが存在することの3条件がそろう必要がある. 幸いなことに天然痘の自然宿主はヒトに限られていたのである. 1967年にWHO本部に天然痘根絶本部が設けられ，途中からリーダーになったのは蟻田功（1926-）である. 天然痘の伝播は接触者に限られることから，感染者を見つけた人には賞金を出し，徹底的に感染者を探し出し，その人の周囲の人に集中的にワクチンを接種した. 徹底的で粘り強いワクチン接種によって，1979年10月26日にWHOは天然痘の根絶を報告し，1980年5月8日の第33回世界保健総会において正式に宣言された[4]. 感染症との戦いに人類初の輝かしい勝利がもたらされたのである.

　天然痘の致死率は非常に高い. 天然痘の根絶後，日本では1976年に種痘の定期接種が停止された. 世界中でも天然痘に対する免疫をもたない人のほうが多い状態になっている今，再び病原微生物が出現したときには多くの死者が出る可能性がある. 天然痘ウイルスはバイオテロリズムとしての脅威が高まっている病原微生物の1つである.

4 ● 次の根絶ターゲット：急性灰白髄炎（ポリオ）

　急性灰白髄炎（ポリオ）は，ポリオウイルスの感染によって脊髄前角細胞や脳幹の運動神経ニューロンが破壊され，四肢の非対称性の弛緩性麻痺が出現する疾患である. 小児での発症が多いことから，小児麻痺とも呼ばれた. 日本におけるポリオは，明治後期から流行がみられ，1960年には北海道を中心に全国で大流行となった. そこで，日本政府は旧ソビエト連邦製の経口生ポリオワクチン（oral polio vaccine：OPV）を緊急輸入し，1ヵ月の期間で集中して小児に投与した. その結果，患者発生数は急激に減少したことから，日本は世界に先駆けたポリオ根絶国となった.

　ポリオウイルスに感受性があるのは霊長類だけで，霊長類のなかでもヒト以外では感受性が低いことから，自然宿主は唯一ヒトのみと考えられている. WHOは天然痘に続く次の目標として，1988年に世界ポリオ根絶計画を開始した.

　ポリオワクチンは，注射による不活化ワクチンとOPVに分けられる. ポリオウイルス

は腸内ウイルス属に分類され，経口的に体内に入り，咽頭や小腸の粘膜で増殖する．そのため，ポリオ流行地域ではOPVのほうがより効果的である．WHOは，流行国を中心にワクチン接種の徹底とNational Immunization Days（一定の日に一定年齢の小児に一斉にOPVを投与する）を実施した．その結果，米国地域（1994年），西太平洋地域（2000年），ヨーロッパ地域（2001年）で野生型ポリオの根絶が宣言された．一方で，アフリカ，南・東アジアなど，経済的・政治的不安定を背景にして，対策の効果が上がっていない地域があり，それらの地域から根絶した地域にウイルスが侵入する可能性がある．WHOは2014年に，ポリオウイルスが「国際的に懸念される公衆衛生上の緊急事態（Public Health Emergency of International Concern：PHEIC）」であることを宣言し，継続的な国際的対応の必要性を強調している．

C. 医原病，薬害と感染症

　医療行為が原因で生じる疾患を医原病といい，その原因には医薬品の副作用や手術ならびに検査に伴う医療過誤，不可逆的な健康被害である薬害，治療を受けたために生じた患者側のデメリットが含まれる．治療に用いられる薬には必ず主作用と副作用があることから，有効性と安全性のどちらが優先されるかの判断が求められる．薬害とは単なる薬の副作用とは異なり，医薬品の安全性を守るために国・製薬企業・医療従事者などの関係者が担うべき役割が果たされなかったために，社会的に引き起こされる人災的な健康被害である．日本ではキノホルム製剤によるスモン病，サリドマイドによる胎児の障害など，さまざまな薬害が生じており，感染症に関連する薬害としては，**血液製剤によるヒト免疫不全ウイルス**（human immunodeficiency virus：HIV）**感染症およびC型肝炎ウイルス**（hepatitis C virus：HCV）**感染症，ヒト乾燥硬膜によるクロイツフェルト・ヤコブ病**（Creutzfeldt-Jakob disease：CJD）があげられる．

1 ● 血液製剤による薬害

a. 血友病の輸血治療

　血友病は伴性遺伝の先天性疾患であり，血液凝固因子の欠如により，出血するとなかなか止血できず，平均寿命は4歳に満たなかった．治療としては全血輸血*が実施されていた．第二次世界大戦後，日本に血液の供給システムがなかったことから，連合国軍最高司令官総司令部（General Headquarters：GHQ）は血液銀行をつくるように指示し，売血といわれる有償採血が行われた．1956年には「採血及び供血あつせん業取締法」が制定され，1回の採血量や頻度が定められたが，2002年の法改正まで有償採血が行われていた．有償採血は定職につけない人の生活費を稼ぐための手段として使われ，赤血球量が回復しないうちに次の採血をするために赤血球が少なく黄色い血漿が目立つような血液であったり，血液感染する肝炎ウイルスを含んだ血液を輸血すると肝炎になって全身が黄疸で黄色くなることから，「黄色い血」と呼ばれていた．

---

*輸血（血液製剤）には，すべての血液成分を含む「全血輸血（全血製剤）」と，必要な血液成分のみを抽出した「成分輸血（赤血球製剤，血小板製剤，血漿製剤）」とがある．

また，全血輸血では，赤血球のヘモグロビンが肝臓に沈着して肝硬変が生じることから，血漿中からフィブリノゲンを除いたクリオ・プレシピテートが作成され，さらに凝固因子濃度を高くした凝固因子濃縮製剤が米国から輸入された．輸入された凝固因子濃縮製剤は止血効果が高いという有効性がある反面，非加熱製剤であったことからB型肝炎ウイルス（hepatitis B virus：HBV）感染やHCV感染の危険性があった．効果とリスクのどちらが優先されるかの判断が求められるわけであるが，血友病の治療に日常的に使われ，患者の平均余命は著しく延び，健常者と同じ生活ができるようになった．

b. 血液製剤による HIV 感染と HBV・HCV 感染

1981年に米国で「免疫機能が衰える病気」として**後天性免疫不全症候群**（acquired immunodeficiency syndrome：**AIDS，エイズ**）が報告されたが，血液製剤とエイズ発症との関係性は明確ではなかったため，使用中止にはいたらなかった．しかし厚生省（現厚生労働省）が承認した非加熱血液製剤にHIVが混入していたため，これを治療に使った日本の血友病患者の約4割がHIVに感染した．

また，米国から輸入された凝固因子濃縮製剤は，HBVの不活化処理がなされていなかったため，肝炎事例が多数報告された．その後，HBVのみが不活化処理され，結果としてHCV感染の報告が増加した．

その後，加熱製剤に切り替わり，凝固因子濃縮製剤によるHIV感染，HBV感染，HCV感染はなくなったが，すでに多くの人が重複感染しており，血友病とは異なる新たな死への恐怖や，差別や偏見といった身体的・精神的・社会的苦痛が生じることとなった．

2● クロイツフェルト・ヤコブ病

CJDは，DNAもRNAももたないプリオンというタンパクが中枢神経に異常に沈着し，脳神経細胞の機能が障害される**プリオン病**の1つであり，全身の不随意運動と急速に進行する認知機能障害を呈し，数年で死亡する疾患である．

医原病CJDは角膜移植や**硬膜移植**によるもの，成長ホルモンなどの組織抽出物によるもの，脳波深部電極などの検査器具によるものがあるが，日本でもっとも問題となったのは脳神経外科手術時の硬膜移植を原因とするものであった．厚生省は，ヒト乾燥硬膜の輸入販売を1973年に承認したが，このころはまだプリオンは知られていなかった．その後，1987年に世界ではじめてヒト乾燥硬膜移植歴のある患者のCJD発症が米国疾病予防管理センター（Centers for Disease Control and Prevention：CDC）から報告された．これを受けて，米国ではすぐに製品の使用中止が勧告されたが，日本では対策がとられず，ヒト乾燥硬膜移植術が行われ続けた．ヒト乾燥硬膜はヒト組織を素材としているにもかかわらず医薬品ではなく医療用具の分類で審査されており，病原微生物付着の危険性評価も行われなかった．その後，WHOの勧告を受けて，日本でも1997年3月からヒト乾燥硬膜の使用は禁止され，大腿筋膜やポリテトラフルオロエチレンでつくられたゴアテックス®人工硬膜が使用されるようになった．

3● 医原病の歴史から得た教訓

これら医原病による感染症の歴史から，私たちは次のような教訓を得たといえる．

　　生物由来の製品には未知の病原微生物が含まれている可能性があることから，最新の科学的知見と安全性に対する情報収集を組織的に行うのは当然のことである．そして承認審査を行う厚生労働省内の組織間での連絡体制，危機管理体制の整備とともに，万が一，生物由来製品からの感染による健康被害が生じた場合に対応できる十分な救済制度の構築が求められる．

D. 集団予防接種とB型肝炎

1 ● 集団予防接種により広まったB型肝炎

　　ルイ・パスツール（Pasteur L，1822-1895）が細菌を発見する以前に，イグナッツ・フィリップ・ゼンメルワイス（Semmelweis IP，1818-1865）は，医療者に付着した未知の物質が分娩後の産褥熱を引き起こしていると考えた．そこで，汚染された医療器具の洗浄・消毒や医療者の手指衛生を徹底的に指導したところ，産褥熱による死亡率が劇的に減少した．すなわち，医療器具による感染の存在と，それが十分に予防可能であるということは，このときすでに明らかになっていたのである．しかしながら，それからおよそ100年後の日本で，集団予防接種において大規模な医療器具による感染が生じた．

　　B型肝炎を起こすHBVはDNAウイルスで，血液や体液によって伝播されるため，感染予防のためには，血液・体液の体内への侵入を防ぐことが重要である．日本で1948年に制定・施行された予防接種法ではすべての国民に予防接種が義務づけられ，集団予防接種が実施されるようになった．英米では集団予防接種時の注射筒は消毒が行われ，注射針は随時交換されていたのに対し，日本では注射針や注射筒は複数の被接種者に連続して使用されていた．1950年には，日本でもツベルクリン反応検査は被接種者ごとに消毒した注射針と交換しなければならないこと，薬液がなくなった場合は，注射筒を消毒することなく新しく薬液を吸引して注射を継続してはならないことの告示改正が行われたが，地方自治体への具体的な指導は行われなかった．1953年に，WHOの肝炎専門委員会は，集団予防接種などによる連続使用の注射針や注射筒によって肝炎ウイルス感染の可能性があることを警告した．そこで，日本でも1958年に予防接種実施規則が制定され，注射針は被接種者ごとに取り換えなければならないと明記されたが，実際の集団予防接種の現場では，注射針や注射筒の連続使用が放置され続けた．1987年にWHOが再び危険性を警告したことを受けて，翌年の1988年に厚生省から「予防接種等の接種器具の取扱いについて」の通知が出され，ようやく注射針や注射筒の使い回しを止めることができた．しかし，予防接種法の制定から40年の間，注射針や注射筒が使い回しされたことで，40万人以上もの人が集団予防接種によるHBV感染の被害者となったのである．

2 ● 集団予防接種によるB型肝炎が与えた教訓

　　医療だけでなくさまざまな安全基準は国が法律で定める．集団予防接種によるHBV感染者には，自らがわるいわけではないのに，劇症肝炎などの体調不良だけでなく，周囲の人々からの不当な偏見・差別によって失職や結婚できないなどの社会的不利益，さらには母子感染によって本人以外に感染が伝播されるなど，さまざまな苦悩が生じている．B型

肝炎の広がりは集団予防接種などに対する国のリスク管理体制の弱さが原因としてあげられるが，救済措置を受けるためには国との和解が成立しなければならない.

　1989年に札幌市のHBV感染者が札幌地裁に提訴し，最高裁で勝訴が確定されたのが2006年，さらに和解が成立したのは2011年[5]と，和解までには長い年月がかかった．薬には主作用に加えて副作用がつきものであり，残念ながら医療は完全とはいえない．国から告示や通知が出されていてもそれが守られていなかったというHBV感染拡大の歴史は，最新の科学的知見と安全性に対する情報伝達の重要性とともに，人々がいかに情報を使うかという認識を変えていく仕組みづくりの必要性を示している.

E. 社会的・文化的背景と感染症との関係

1● 新たな感染症はなぜ起こるのか：人獣共通感染症

　HIV感染症，重症急性呼吸器症候群（severe acute respiratory syndrome：SARS），エボラ出血熱，COVID-19などの新興感染症は，1950年代末から約40種類も出現している．原因の1つには，森林伐採などの人間が行った環境破壊によって，野生動物の生息地が狭められ，これまで人類が接触したことのない動物との接触の機会が増えてきたことがあげられる．それに加え，さまざまな小動物がペットとして家庭内でヒトと生活するようになり，動物からヒトへ，ヒトから動物へと相互に感染し発症する人獣共通感染症も増えてきている．このように，ヒトと動物との接触が絶えない限り，エボラ出血熱のような新興感染症や狂犬病などの再興感染症は抑えられない.

2● 人獣共通感染症と食文化

　人獣共通感染症に関係するものに食文化がある．例として，20世紀後半のアフリカにおいて，ヒトと同じ霊長類であるチンパンジーなどから検出されたサル免疫不全ウイルス（simian immunodeficiency virus：SIV cpz）がヒトに感染した例がある．これは，チンパンジーを食するために解体・調理した際の血液を介して，種を越えてヒトに感染したと考えられている．なお，このウイルスはHIVに類似しており，その後ヒト-ヒト感染してHIV-1に進化していった[6].

　日本においては，E型肝炎ウイルス（hepatitis E virus：HEV）の抗体陽性率は北海道・東北地方が高く，西日本では低い傾向が認められる．HEVは発展途上国からの輸入感染症の1つと考えられていたが，国産の飼育ブタを生や加熱不十分な状態で摂取した後のE型劇症肝炎発症事例が報告され，人獣共通感染症として認知された．HEV抗体陽性率の地域差の原因として，東日本では豚肉の消費割合が牛肉よりも高く，西日本では豚肉よりも牛肉を好むという食文化の違いがあげられている.

3● 変化する地域集積性の感染症：成人T細胞白血病

　ある一定の地域に限局して流行を繰り返す疾患を風土病というが，風土病はその土地の気候，生物などの自然環境と，住民の風俗，習慣などが複雑に絡み合って生じる．マラリアや日本住血吸虫病など，風土病の多くは寄生虫などによる感染性のものが多い.

　成人T細胞白血病を引き起こすヒトT細胞白血病ウイルス（human T-cell leukemia virus type 1：HTLV-1）は，ヒトにしか感染しない．日本でのHTLV-1キャリアは，九州・中国地方の日本海側，四国の太平洋側に圧倒的に多く，北海道や東北にもみられるが，内陸部には少ない．諸外国では，日本に近い韓国・中国にはほとんどHTLV-1キャリアはみられないのに対し，カリブ海周辺，熱帯アフリカの一部，イランなど中東の一部，パプアニューギニアなどのオセアニアの一部では多い．なぜこのような分布であるのかは解明されていないが，ウイルスキャリアの分布から，日本人の起源を探る研究も行われた．

　HTLV-1の感染力はそれほど強くないが，主な感染ルートは母乳を介した母子感染である．そこで，キャリア母親の母乳栄養を中止し，人工栄養に変えたところ，母子間感染は激減した．キャリア妊婦の母乳を与えないために，厚生労働省は，2010年から公費負担となる妊婦健康診査の項目の1つに「HTLV-1抗体検査」を追加した．

　その一方で，九州・沖縄で思春期から若年成人の男性の新規感染率が上昇傾向にある．2番目に多いHTLV-1感染ルートは性交渉であり，男性から女性に感染することから，性交渉による女性への二次感染の増加が懸念されている．さらに，人口の都市集中化とともに，近畿地方・首都圏などのHTLV-1キャリア数が増えていることから，地域限定ではなく，全国的な対策が必要となってきている．

4 ● 感染予防策の障壁：文化や価値観の違い

　エボラ出血熱の流行時，アフリカ現地で治療にあたった「国境なき医師団」が流行地域に入ることを拒否されたことが報告されている．感染予防のために全身を防護服で覆った医療者を見た村人たちの中には，「白人たちがわるい病気をもってきた」と考える人たちがいた．教育の乏しさだけでなく，植民地支配の時代から長年にわたって形成されてきた外部世界に対する不信の根深さが影響していることが考えられる．このように，感染予防策においては文化や価値観の違いが大きな障壁となることがある．

5 ● 社会の高齢化と感染リスク

　加齢とともに免疫機能は低下し，合併症を有することで易感染となり重症化しやすい．これまでの集団発生の場は主に軍隊や学校であったが，全世界的に高齢化が進展している現代において，今後は高齢者介護施設のリスクが高くなることから，高齢者への感染管理が重要な課題となる．

┃引用文献┃

1) Frost WH：Statistics of influenza morbidity：with special reference to certain factors in case incidence and case fatality. Public Health Reports 35（11）：584-597，1920
2) Kitasato S：The bacillus of bubonic plague. The Lancet 144（3704）：428-430，1894
3) 吉川真司：天皇の歴史2 聖武天皇と仏都平城京，p.121-128，講談社，2018
4) 加藤茂孝：天然痘の根絶 人類初の勝利―ラムセス5世からアリ・マオ・マーランまで．Modern Media 55(11)：283-294，2009
5) 法務省：B型肝炎訴訟 訴訟の概要，基本合意書，〔https://www.moj.go.jp/shoumu/shoumukouhou/shoumu01_00032.html〕（最終確認：2021年12月7日）
6) 加藤茂孝：HIV/AIDS チンパンジーから入った20世紀の病．Modern Media 60（9）：277-293，2014

2　現代社会における感染症をめぐる課題

　人類は，その誕生後から感染症と対峙し，撲滅を目指し戦ってきた歴史を，前節で学習した．抗生物質（抗菌薬）が発見され，予防接種も開発され，実用化されてきた現在においてもなお，感染症とのたたかいは終わりを迎えていない．薬剤耐性菌による院内感染が1980年代に問題となり，21世紀に入ってからは薬剤耐性菌による医療関連感染（healthcare-associated infection：HAI）の問題が世界を席巻している．2015年5月の世界保健機関（World Health Organization：WHO）総会では，薬剤耐性（antimicrobial resistance：AMR）に関するグローバル・アクション・プランが採択され，加盟各国は自国の行動計画を策定することが求められた．2016年に開催された伊勢志摩サミットでは，日本の薬剤耐性（AMR）対策アクションプランが発表された．

　薬剤耐性菌が世界中で猛威を振るう一方で，これまで人類が認識していなかった，新たな感染症も出現してきている．本節では，この新興感染症が出現してきた背景とその主な感染症，さらには近年脅威が高まってきているバイオテロリズムについて述べる．

A.　新興感染症，再興感染症

1 ● 新興感染症，再興感染症とは

　新興感染症という用語は，再興感染症とともに，1995年，米国疾病予防管理センター（Centers for Disease Control and Prevention：CDC）が発刊した『Emerging Infectious Disease』誌の中で使用されていた「emerging and re-emerging infectious disease」を厚生省（当時）が「新興・再興感染症」と訳し，現在にいたっている[1]．WHOは，新興感染症とは，「かつては知られていなかった，この20年間に新しく認識された感染症で，局地的に，あるいは国際的に公衆衛生上の問題となる感染症」と定義している[2]．WHOの定義は1997年に発表されているので，1970年代後半以降に発生した感染症ということになる．一方，米国の国立アレルギー・感染症研究所（National Institute of Allergy and Infectious Diseases）の2021年版の定義では，「過去20年間に発生頻度と地理的範囲が急速に広がり認識されるようになった感染症を指す」としている[3]．**再興感染症**は，WHOでは「かつて存在した感染症で公衆衛生上ほとんど問題とならないようになっていたが，近年再び増加してきたもの，あるいは将来的に再び問題となる可能性がある感染症」と定義されている[2]．

　2019年末に出現し，世界的に流行している新型コロナウイルス（SARS-CoV-2）以外の，1970年以降に発生した主な新興感染症を**表Ⅰ-2-1**に示す[3-5]．再興感染症には，マラリア，結核，コレラ，百日咳，インフルエンザ，ウエストナイル熱，淋病などが含まれている[3,4]．

表Ⅰ-2-1　1970年以降に報告された主な新興感染症

病原微生物 (感染症)	報告年	病原微生物の 種類／分類	概　要
ロタウイルス (ロタウイルス感染症)	1973	ウイルス／レオウイルス科	ロタウイルスはヒトのロタウイルス性胃腸炎の原因の90％を占め，世界的に常在している．途上国では1年間にロタウイルスが数百万件の下痢症を引き起こしている．
エボラウイルス (エボラ出血熱)	1976	ウイルス／フィロウイルス科	2013年末にギニア南部の森林地帯から始まったエボラ出血熱(EVD)の流行は，ギニア，リベリア，シエラレオネに拡大し，2014～2016年にわたり過去最大の規模となった．また，2017年5月11日には新規のEVD症例がコンゴ民主共和国よりWHOに報告されたが，同年7月には終息宣言が出た．
レジオネラ・ニューモフィラ (レジオネラ症)	1977	細菌／レジオネラ属	在郷軍人病．元来土壌細菌の1つであり，環境中に広く分布する．フィラデルフィアのアウトブレイクでは，ホテルの冷却塔水中のレジオネラが施設の空調を介して散布されたものと推測されている．以後，欧米ではビル冷却塔水や病院などの給湯系，日本では温泉や入浴施設が感染源として注目されてきた．
ハンターンウイルス (ハンタウイルス感染症)	1977	ウイルス／ブニヤウイルス目	腎症候性出血熱(HFRS)，ハンタウイルス肺症候群(HPS)を合わせてハンタウイルス感染症という．1978年に韓国でネズミの肺組織から韓国型出血熱の原因ウイルスを分離することに成功．そのネズミを捕獲したハンターン川にちなんで，ハンターンウイルスと名づけた． 1982年にWHOによって腎症候性出血熱(HFRS)と呼称することが決定した．1993年，米国南西部で急性の熱性疾患で呼吸困難による高い死亡率を特徴としたHPSの発生が突如報告された．
O157:H7 (腸管出血性大腸菌感染症)	1982	細菌／腸内細菌科	出血性大腸炎，溶血性尿毒症症候群．1996年には堺市をはじめ日本各地において，腸管出血性大腸菌感染症の多くの集団発生および散発事例が発生し，7,000人を超える感染者が報告された．その後も年間数千の感染者数が報告されている．
ヘリコバクター・ピロリ (ピロリ菌感染症)	1982	細菌／ヘリコバクター属	生体内の胃粘膜を主体として生息，増殖しており，便中，吐物や口腔内に出現する．ヒト-ヒト感染である．疫学的見地からみると生活の密集化，低い社会経済状態，衛生環境などが慢性的な潜在的流行をもたらしていると指摘されている．
ヒト免疫不全ウイルス (HIV感染症)	1983	ウイルス／レトロウイルス科	男性同性愛者間で流行し，同定された．発展途上国においては，輸血血液の安全性や医療行為関連の感染も重要であるが，一般的には，性行為と経静脈的な薬物使用というHIVの感染経路を考慮した感染予防策が重要である．
C型肝炎ウイルス (C型肝炎)	1989	ウイルス／フラビウイルス科	1989年日本では世界に先駆けてC型肝炎ウイルス(HCV)抗体測定法が献血スクリーニング検査に導入され，その後に導入された核酸増幅検査によって，輸血後C型肝炎はほとんど発生しなくなった．日本では約150万人，全世界には約1.7億人もの感染者が存在すると推定されており，HCVは感染後，持続感染により慢性肝炎を引き起こしやすく，公衆衛生上もっとも重要なウイルスの1つである．
コレラ菌O1，コレラ菌O139 (コレラ)	1992	細菌／ビブリオ科	1992年にコレラ毒素産生性の劇症コレラの大流行が勃発し，またたく間に拡大し国際問題となった．これが新しい血清型であることが確認されO139と名づけられた．WHOに届けられる年間コレラ患者数は途上国を中心に数十万人であり，致死率は年1～3％である．そもそもコレラはインドのデルタ地帯で発生する地方病であった．1817年から1923年までに6回の世界流行が起こっている．
プリオン (牛海綿状脳症)	1992	タンパク	変異型クロイツフェルト・ヤコブ病．1986年に英国で発生が確認された．病原微生物の起源は不明．広がった背景として，食用動物のくず肉を処理して肉骨粉と獣脂をつくるレンダリング産業は古くから行われていたが，1970年代から家畜の濃厚飼料に用いることが盛んになった．牛海綿状脳症(BSE)に感染したウシのくず肉もまたレンダリングに回され，それが肉骨粉としてウシへの新たな感染源となるというサイクルによって英国全土に広がった(1988年にはレンダリング産業は中止)．日本では2001年9月から2009年1月までに36頭の感染ウシが報告された．BSE，変異型クロイツフェルト・ヤコブ病(CJD)，シカの慢性消耗病(CWD)が新興感染症に相当する．
高病原性鳥インフルエンザウイルス (高病原性鳥インフルエンザ)	1997	ウイルス／オルソミクソウイルス科	1997年香港において，ニワトリの間で流行していたH5N1インフルエンザウイルスがヒトに伝播し，18人の感染者のうち6人が死亡した．この事件は「トリ由来のインフルエンザウイルスは直接ヒトには感染しない」というこれまでのインフルエンザの世界の常識を覆すものとなった．その後も家禽産業での感染は散発しているが明確なヒト-ヒト感染は報告されていない．
ニパウイルス (ニパウイルス感染症)	1999	ウイルス／パラミクソウイルス科	ニパウイルス脳炎は1998年9月にマレーシアのマレー半島Kinta郡の街近郊の養豚場で働く労働者の間ではじめて確認された．ヒトへのニパウイルス感染経路は感染ブタとの接触によるもののみと結論づけられている．
SARSコロナウイルス (重症急性呼吸器症候群)	2002	ウイルス／コロナウイルス科	新型コロナウイルス(SARS-CoV)による重症急性呼吸器症候群は2002年11月に中国広東省で発生した非定型肺炎の流行に端を発し，2003年3月には香港を起点として世界32ヵ国に広がり，8,422人の感染者と916人の死者を出すまでにいたった．日本でも52件の疑い例と16件の可能性例を認めたが，SARS感染者は発生しなかった．
インフルエンザウイルスA(H1N1) pdm09 (新型インフルエンザA[H1N1] pdm09)	2009	ウイルス／オルソミクソウイルス科	2009年4月にメキシコで確認されたブタ由来の新しいA/H1N1亜型ウイルスがヒトにインフルエンザの流行を引き起こし，新型インフルエンザとして世界各国へと拡大した．日本でも同年5月に初の国内発生が確認され，秋には全国に広がった．日本での感染ピークは11月で，通常の季節性インフルエンザのピークである1～2月よりも早かった．流行が終わってみると死亡者数は約200人と予測より少なかった．猛威を振るった新型インフルエンザも多くのヒトがその免疫を獲得し，インフルエンザ(H1N1)2009と名づけられ，2011年4月から季節性インフルエンザとして扱われるようになった．
MERSコロナウイルス (中東呼吸器症候群)	2012	ウイルス／コロナウイルス科	2012年9月以降，サウジアラビアやアラブ首長国連邦など中東地域で広く発生している重症呼吸器感染症．ヒトコブラクダがMERSコロナウイルスを保有しており，ヒトコブラクダとの濃厚接触が感染リスクであると考えられている．WHOによると，2012年9月から2021年5月までに，アラビア半島諸国を中心に確定患者数は2,574人，うち死者は886人と報告されている．

　新興感染症の**ヒト免疫不全ウイルス**（human immunodeficiency virus：**HIV**）**感染症**，再興感染症の**マラリア**，**結核**は，感染拡大を制御しきれず，いまだ多くの中・低所得国における主要な死因となっており，毎年250万人の命を奪っている感染症である．この3つは三大感染症と呼ばれている．

2● 新興感染症，再興感染症はどのように広がったのか

　新興感染症，再興感染症が台頭してきた背景には，①人獣共通感染症（動物由来感染症）の増加，②地球規模での感染症の流行（パンデミック），③大規模自然災害後の感染症の発生，④バイオテロリズムの蓋然性（がいぜんせい）（実際に起こりうるかどうかの度合い）の高まりの4つの要因があると考えられている．世界を見渡すと，森林伐採をした結果，土地が砂漠化し，動物たちの生息域が荒らされ，環境に大きな変化が起こっている．また，自然動物の生息域と人間の居住区域が近まり，それまで人が飼育することがなかった動物をペットとして飼育するようになったことにより，人獣共通感染症が広がり増加してきた．季節性のインフルエンザも，もともとは水鳥などが有していたウイルスが変異を遂げ，家畜，人間に感染し，ヒト－ヒト感染を起こすようになった．また人間の生活が豊かになり，工業が進化することによって，地球温暖化の問題が深刻化している．この**生態系・気候の変化**とともに**ヒトや物の移動の高速化**が，未知の病原微生物を有している媒介物をも簡単に世界中に運ぶことが可能となった．そして，毎年のように発生している大規模な**自然災害**（台風，ハリケーン，山火事，地震など）の後には，平時とは異なる感染症が流行する．

　一般市民が宇宙旅行に行ける時代もすぐそこにきている．これまで地球規模で考えていた感染症は，今後は宇宙からの輸入感染症という問題をも含めて対策を講じる必要性が出てくるかもしれない．

B. バイオテロリズムの脅威

1● バイオテロリズムとは

　新興感染症・再興感染症が台頭してきた背景の4番目に，「バイオテロリズムの蓋然性の高まり」をあげた．**テロリズム**の定義は，国際法上，統一され見解がとれたものはない．『国際関係法辞典』では，「政府または革命団体が，第三者に恐怖状態を作り出すために，暴力を使用しまたはその威嚇（いかく）を組織的・集団的に行い，あるいは政治目的を達成する手段をいう．テロ行為の容疑者，行為地，被害者，対象国などが複数国にまたがる場合を，国際テロリズムと呼ぶ」と記載されている[6]．多くのテロリズムは，一般市民を巻き込んだ大量殺人を起こす．大量殺人を可能にする兵器には，核兵器，化学兵器をはじめとして数多くあるが，そのうち，生物学的な兵器を用いる場合を**バイオテロリズム**と呼ぶ．CBRNEテロ対処研究会は，バイオテロリズムを「テロリストが，政治的・宗教的・経済的にパニックを引き起こし，一般公衆に対して，社会混乱を起こすために生物剤，生物兵器を用いる」ことであると定義している[7]．バイオテロリズムの兵器には，細菌やウイルスなどの微生物，あるいは細菌・カビ類および動植物がつくり出す毒素などが利用される．

2●バイオテロリズムの歴史

　生物兵器を用いた歴史上の記録は古くからあり，第二次世界大戦中も各国でマラリア原虫，発疹チフスリケッチア，A型肝炎ウイルス，セラチア菌，炭疽菌，ペスト菌，ボツリヌス菌，コレラ菌，赤痢菌，髄膜炎菌，ブルセラ（細菌）などの生物兵器としての研究が進められていた．

　1969年，米国のニクソン大統領は，攻撃用生物兵器の研究中止，生物剤の廃棄を命じ，生物兵器禁止条約の提唱をした．1970年，WHOは生物兵器禁止条約に先立ち，規制対象となる生物剤を発表した[8]．同年，生物兵器禁止条約が締結され，開発・生産・貯蔵・取得・保有を禁止（第1条），すでに保有する生物兵器の廃棄（第2条），直接・間接の移譲，援助を禁止（第3条）などが含められた．しかしながら，違反国に対する罰則，制裁規定もなかったことから，残念ながら多くの国々で生物兵器の開発が継続されてしまった．その代表例は，1990年に勃発した湾岸戦争の後に判明した，イラクが所有する大規模な生物兵器プログラムである（湾岸戦争で使用されることはなかったものの，その内訳は，炭疽菌8,500 L，ボツリヌス毒素19,000 L，アフラトキシン2,200 Lであった）．

　そして日本では，1995年の地下鉄サリン事件（p.28参照）を起こしたオウム真理教が，生物兵器の開発，実験を試みていたことが明らかになっている．その後，オウム真理教は，生物兵器ではなくサリンという化学兵器を用い，松本サリン事件に続いて地下鉄サリン事件を起こし，多くの一般市民を巻き込んだ．2つの事件を合わせて約6,000人の被害者，20人以上の死亡者が報告されている[9]．

3●生物兵器の脅威に備える

　生物兵器が化学兵器や核兵器よりも好まれて使用されるのには，その特徴に理由がある．まず，生物兵器の開発は，ワインやビールの生産や抗菌薬の開発に必要な発酵に関する知識と技術があれば十分であるという点である．そして，核兵器や通常の兵器の価格に比べれば，その開発にかかる費用は安く，比較的簡単に開発できる点が特徴である．

　表Ⅰ-2-2に，WHOならびにCDCが発表した生物兵器としてバイオテロリズムに使用される可能性のある主な生物剤を示す[10, 11]．CDCは，バイオテロリズムに使用される生物剤をカテゴリーA〜Cに分類した．カテゴリーAは，使用される可能性のある生物剤でもっとも致死率が高いもので，炭疽菌，ボツリヌス毒素，ペスト菌，天然痘ウイルス，野兎病菌，出血熱ウイルスが含まれている[12]．

　数ある生物剤の中で，とくにテロリズムに使用されるのに有効であると考えられるものは以下である．

①被害が大きいもの：ヒトからヒトへの感染力が強く，少量でも発生率が高ければ，大量の被害者が出る．さらに致死率が高ければ，多くの人々が死にいたる．この現象を実現できれば，一般市民はパニックに陥ることとなり，テロリストは目的を達成できる．

②被害にあった患者の対処，対応がむずかしいもの：発症までの潜伏期が長く，流行する感染症との症状の区別がむずかしければ，生物剤によるテロリズムであることの判断がむずかしい．さらに，生物剤であることが判明したとしても予防接種や治療法が未確立なもののほうが，被害がより広範囲となる．

表 I -2-2　　バイオテロリズムに使用される可能性のある生物剤

分　類	生物剤	感染症	CDC[*1]	WHO[*2]
細菌	炭疽菌 (Bacillus anthracis)	炭疽	A	○
	野兎病菌 (Francisella tularensis)	野兎病	A	○
	ペスト菌 (Yersinia pestis)	ペスト	A	○
	ブルセラ (Brucella species)	ブルセラ病	B	○
	鼻疽菌 (Burkholderia mallei)	鼻疽	B	○
	類鼻疽菌 (Bufkholderia pseudomallei)	メリオイドーシス	B	○
	コクシエラ・バーネッティ (Coxiella burnetii)	Q熱	B	○
	発疹チフスリケッチア (Rickettsia prowazekii)	発疹チフス	B	○
	腸チフス菌 (Salmonella typhi)	腸チフス	B	○
	サルモネラ (Salmonella species)	サルモネラ症	B	
	志賀赤痢菌 (Shigella dysenteriae)	赤痢	B	
ウイルス	天然痘ウイルス (Variola major virus)	天然痘	A	○
	エボラウイルス (Ebolavirus)	エボラ出血熱	A	
	マールブルグウイルス (Marburg virus)	マールブルグ病	A	
	ラッサウイルス (Lassa virus)	ラッサ熱	A	
	マチュポウイルス (Machupo virus)	ボリビア出血熱	A	
	フニンウイルス (Junin virus)	アルゼンチン出血熱	A	
	ベネズエラウマ脳炎ウイルス (Venezuelan equine encephalitis virus)	ベネズエラウマ脳炎	B	○
	西部ウマ脳炎ウイルス (Western equine encephalitis virus)	西部ウマ脳炎	B	
	東部ウマ脳炎ウイルス (Eastern equine encephalitis virus)	東部ウマ脳炎	B	
	ハンターンウイルス (Hantaan virus)	ハンタウイルス感染症	C	
毒素	ボツリヌス菌 (Clostridium botulinum toxin)	ボツリヌス症	A	○
	リシン (Ricin toxin)	リシン中毒	B	○
	黄色ブドウ球菌エンテロトキシンB (Staphylococcal enterotoxin B)	黄色ブドウ球菌エンテロトキシンB中毒	B	○
	ウェルシュ菌エンテロトキシン (Clostridium perfringens epsilon toxin)	ウェルシュ菌エンテロトキシン中毒	B	
	アフラトキシン (Aflatoxin)	アフラトキシン中毒		○
	T-2マイコトキシン (Trichothecene mycotoxin)	T-2マイコトキシン中毒		○
	サキシトキシン (Saxitoxin)	サキシトキシン中毒		○

[*1]CDC (2000年) による分類：伝染性・感染性，公衆衛生に与える影響，認知度，特別な準備の要否などを勘案し，カテゴリーA,B,C（対応の優先度が高い順にA＞B＞C）に分類．
[*2]WHO (2003年) が示した代表的な生物剤．

③使用する際に，生物剤の管理や保管が容易なもの：散布をする場所まで移動させることが必要であり，その保管・運搬方法は容易なほうが望ましい．化学兵器とは異なり，無味無臭であることは最大の特徴である．なお，この特徴を最大限に生かした近年におけるバイオテロリズム事件は，2001年に二度にわたり，米国4地域の大手テレビ局や出版社，上院議員に対し，炭疽菌芽胞入りの封筒が送りつけられた米国炭疽菌事件（p.26参照）である．

世界中から多くの人々が集まるイベント（例：オリンピック，万国博覧会など）は，無味無臭であり，気流を使えば広範囲に散布が可能という特徴を有する生物剤を用いたバイ

オテロリズムを起こすには恰好の機会である．地域的な特徴から，日本は自然災害が多く，その備えに重きがおかれている．しかしながら，地下鉄サリン事件，米国の炭疽菌事件の事例から学び，バイオテロリズムに対する基本的知識，被害者へのケア，二次被害予防のための技術など，準備しておくことが重要である．

コラム①
「米国炭疽菌アタック（2001年）」から得た教訓

●バイオテロリズムに備えた対策

　以前，筆者は，国立海軍医療センター（National Naval Medical Center：NNMC）の感染症サービス（Infectious Disease Service：IDS）の感染制御部門（Infection Control Branch：ICB）で指揮をとっていた．感染症は，バイオテロリストによっても，自然界で出現する病原微生物によっても引き起こされうるが，私はこの部署でそれらの予防に従事していた．この経験から，バイオテロリズムに対する準備計画（APIC/CDC Bioterrorism Readiness Plan）作成に向けた関係各所の調整，開発，公表までを担うこととなった[i]．この準備計画の公表（1999年）は，私的・公的なつながり，また軍ならびに専門家団体のエキスパートたちとの協働でなしえたものである．ICBは，さまざまな微生物の問題に日常的に対応している看護師らで構成されていた．筆者らは，バイオテロリズムに対する準備計画を感染管理マニュアル（infection control manual）に含め，すべての職員がアクセスできるよう，紙媒体とオンラインとで閲覧できるようにした．そして炭疽菌による感染について，徴候と症状，標準予防策，退院後の日常生活上の注意点など，職員・患者・家族向けにまとめたパンフレットをつくった．

●「米国炭疽菌アタック」の概要

　2001年9月18日，白い粉状の炭疽菌（*Bacillus anthracis*）の芽胞が入った手紙が米国郵便公社（US Postal Service）を通じ，テレビ局や出版社などの報道関連会社と，2名の上院議員に送りつけられた．同年10月5日には，フロリダ州の出版社に勤める編集者が，炭疽菌の吸入により死亡した[ii, iii]．米国でこのような死亡例があったのは，1976年以来のことであった．その後，死亡した編集者の同僚が肺炎を発症し，肺炭疽菌陽性という検査結果が出たのである．それから2週間も経たないうちに，細かい粉状の炭疽菌の芽胞で汚染された手紙が，ニューヨーク州，ニュージャージー州の報道関連会社にも届いた．

　そして同年10月15日，上院議員事務所に厳重に封がされた手紙が届き，職員が開封しようとしたところ粉塵のようなものが飛び散るのを目撃したため，警察と連邦捜査局（Federal Bureau of Investigation：FBI）に通報した．通報から45分以内に，職員らは粉塵が飛び散ったエリア外へ避難し，安全は確保され，換気システムが停止された．IDSの主任医師[iv]が粉塵の培養を指示したところ，炭疽菌が分離された．そこで，曝露された可能性のあるおよそ340名の上院職員，および訪問者に対して，鼻腔ぬぐい液検査が実施され，抗菌薬の予防的投与を行った．

　ICBは，上院議員の最初の検体が検査のためにNNMCの微生物学研究室に運ばれたときから対応にあたった．そして，上院議員の検体が確実に武装警備隊のもとでバイオテロリズム生物剤として扱われるようにした[v]．「証拠保全」（Chain of Custody）の書類が検体梱包に添付され，その移送には保健局と法執行機関とが連携してかかわった．限られた時間の中で，増え続ける証拠物の調査，武装警備隊も含め増え続ける人員への対応，その一方で日常の検体業務も行わなければならず，研究室はすぐに忙殺状態になった．

　曝露した可能性のある上院議員と郵便公社職員の鼻腔ぬぐい液の追加検体は，軍のバイオセーフティーレベル4（最高レベル）の研究所に転送されることになった．そこでは6,500以上の検体が処理された．最終的に，炭疽菌が原因で5名の死者と17名の感染者が出たのだ．

●一連の事件から得た教訓

限りなく多くの教訓がこの経験から得られたが，紙面の都合もあり，抜粋して以下を重要な教訓としてあげる.

- ・病原微生物ごとに独自の対策を講じるよりも，症状と疫学に基づいた経験的予防策を適用するオール・ハザード・アプローチ（災害の種類や規模を問わず，あらゆる危険［ハザード］に同じ行動原則で対応すること）が好ましい.
- ・標準予防策には，患者が咳をしている場合の目の保護も含めるべきである.
- ・ICBのハードコピーには，準備計画，備蓄品，トランシーバーや衛星電話などの緊急連絡用デバイスの場所，オンコールの番号，インターネットアドレスなどが保存されている. これらは有事の際の秩序の維持に役立つ.
- ・独立した個室がない場合は，同じ感染症の診断を受けた患者をまとめて入院させることも可能である.
- ・スタッフに，潜在的なリスクについて，またそのリスクから自身をどう守るかについて，十分に教えることが重要である.
- ・バイオテロリズムの対応計画のプロセスに積極的かつ自発的に参加することで，恐怖心を和らげることができる.
- ・保護計画には，スタッフ，重要他者，育児や高齢者のケアの提供者を含めるべきである.
- ・リスクの低い患者に対しては，メディアや著名な医療機関は，有事の際の恐怖心を和らげるためにも，日々の最新情報を提供するパートナーとなるべきである.

「過去を思い出せない者は，それを繰り返す運命にある—— [vi]」この言葉を，ぜひとも肝に銘じておきたい.

引用文献

i) Bioterrorism Readiness Plan：A Template for Healthcare Facilities, April 13, 1999,〔https://emergency.cdc.gov/bioterrorism/pdf/13apr99APIC-CDCBioterrorism.pdf〕（最終確認：2021年12月7日）

ii) Committee on Review of the Scientific Approaches Used During the FBI's Investigation of the 2001 Bacillus Anthracis Mailings；National Research Council：Review of the Scientific Approaches Used during the FBI's Investigation of the 2001 Anthrax Letters, National Academies Press, 2011,〔https://www.ncbi.nlm.nih.gov/books/NBK209417/〕（最終確認：2021年12月7日）

iii) Notice to Readers：Ongoing Investigation of Anthrax；Florida, October 2001, MMWR, Weekly, October 12, 2001,〔https://www.cdc.gov/mmwr/preview/mmwrhtml/mm5040a5.htm〕（最終確認：2021年12月7日）

iv) Malkin C：Gregory Martin '80：leading through scary territory. Fairfield Now 26(1)：16-27, 2002,〔https://www.fairfield.edu/hostedfiles/publications/fn_winter02.pdf〕（最終確認：2021年12月7日）

v) Stone FP：The "Worried Well" Response to CBRN Events：Analysis and Solutions, The Counterproliferation Papers, Future Warfare Series No.40, p.23-24, Maxwell Air Force Base, 2007〔https://www.worldcat.org/title/worried-well-response-to-cbrn-events-analysis-and-solutions/oclc/271205592〕（最終確認：2021年12月7日）

vi) Santayana G：Introduction, and Reason in Common Sense. The Life of Reason, Vol.1, p.284, Charles Scribner's Sons, 1905

コラム②

地下鉄サリン事件被害者受け入れ時の二次被害予防

　1995年3月20日（月）午前8時ごろ，通勤ラッシュのピークを迎えた営団地下鉄（現東京地下鉄株式会社，通称東京メトロ）日比谷線，丸ノ内線，千代田線の3路線5列車の中で，神経ガスであるサリンが散布された．これは被害者約6,500名，死者13名を出す未曾有の大惨事となった．この事件は前年6月に松本市で起こった松本サリン事件と合わせて，化学兵器が非戦時下に大勢の一般市民に対して使われた世界ではじめての化学テロリズムでもあった．

　日比谷線築地駅のほど近くにある聖路加国際病院では，同日640名の被害者を受け入れ，このうち111名が入院（うち4名がICUへ入室）となった．筆者は救急医として現場で指揮をとったが，被害者の多くは流涎・鼻汁，頭痛・眼痛，眼前暗黒感などの症状を訴え，皆一様に苦悶の表情を浮かべていた．また，意識障害をきたし搬送されてくる被害者も多く，混乱のさなかで持ち物を手離してしまい，とくに女性では身元を確認できるものを身につけておらず，身元確認に難渋した事例も発生し，現場をいっそう騒然とさせた．こうした経験したことのない状況を前に，いったい何が起こっているのか，にわかには判断がつかなかった．

　さらに，当時はまだ医療従事者の間に「トリアージ」や「除染」の概念は根づいておらず，装備も未熟であったために多くの医療スタッフ・職員に二次被害を出すことになってしまったのである．

　事件の第一報は「地下鉄の駅で爆発火災が発生」とのことであったため，当初は爆傷や熱傷などの外傷患者を想定し，受け入れ準備にあたっていた．しかし時間の経過とともに「爆発の事実はないようだ」「催涙スプレーによるいたずらでは」という説を経て，原因不明の中毒事件であると考えられた．対応にあたった医療スタッフは，はじめこそガウン，手袋，サージカルマスクを着用していたものの，情報が錯綜するにつれ次第に防護はないがしろとなっていった．

　事件後3週間ほどして，被害者救護に関与した医療スタッフ・職員にアンケート調査を行ったところ，被害者の対応に参加した医療スタッフの23%になんらかの二次被害を思わせる症状が出現していたことが判明した．幸い，どのケースも軽症で入院を要するものはなかった．診療場所別の職員の二次被害の発生率（図）は，窓がなく，中等症以上の傷病者を収容した礼拝堂での発生率がもっとも高く，筆者がいた救急外来は屋外にもっとも近いという環境のためかもっとも低かった．この結果から，二次被害の発生には現場の換気，被害者の衣服へのガスの浸潤程度（≒被害者の重症度と想定される）が影響したものと思われる．

　事件から二十数年の経過と検討を経て，現在では，①高度汚染領域（レッドゾーン）には医療従事者は侵入しない，②除染は身体に付着したものは拭き取り，着衣に付着・浸潤した場合はすみやかに脱衣・更衣というルールが，感染拡大防止や二次災害予防のための対応として一般的となりつつある．皮肉にも，こうした残酷な事件が，その後の臨床現場に教訓を与えたのである．

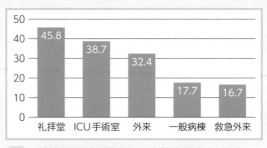

図　診療場所別の職員の二次被害発生率（%）

▌引用文献 ▌

1) 山口惠三（編）：新興再興感染症，日本医事新報社，1997
2) WHO：Emerging Infectious Diseases, 1997, 〔https://www.who.int/docstore/world-health-day/en/documents1997/whd01.pdf〕（最終確認：2021年12月7日）
3) Johns Hopkins Medicine：Emerging Infectious Diseases, 2021, 〔https://www.hopkinsmedicine.org/health/conditions-and-diseases/emerging-infectious-diseases〕（最終確認：2021年12月7日）
4) 国立国際医療研究センター国際感染症センター（編）：グローバル感染症マニュアル，南江堂，2015
5) 厚生労働省ホームページ，〔https://www.mhlw.go.jp/index.html〕（最終確認：2021年12月7日）
6) 国際法学会（編）：国際関係法辞典，第2版，三省堂，2005
7) CBRNEテロ対処研究会（編）：必携 生物化学テロ対処ハンドブック，診断と治療社，2008
8) WHO：Public health response to biochemical weapons, 1970
9) 公安調査庁：公表資料「地下鉄サリン事件から26年」，〔https://www.moj.go.jp/psia/aum-26nen.html〕（最終確認：2021年12月7日）
10) CDC：Biological and chemical terrorism：strategic plan for preparedness and response. MMWR. Recommendations and Reports 49：1-14, 2000
11) WHO：Public health response to biological and chemical weapons：WHO guidance（2004），〔https://www.who.int/publications/i/item/public-health-response-to-biological-and-chemical-weapons-who-guidance-(2004)〕，（最終確認：2021年12月7日）
12) Pigott DC, Kazzi ZN, Nafziger SD：Biological agents of concern. Disaster Nursing and Emergency Preparedness；for Chemical, Biological, and Radiological Terrorism, and Other Hazards, 4th ed（Veenema TG ed），p.507-524, Springer, 2018

第II章

感染の基礎知識と感染症

学習目標

1. 「微生物学」「感染症学」「免疫学」などで学習した感染および感染症に関する基礎知識を復習する.
2. 現代における主な感染症について, 感染看護を行ううえでのポイントを理解する.

1 感染とは

A. 感染は，どのように広がっていくのか

1 ● 感染の成立と発症までの過程（図Ⅱ-1-1）

　　感染は，病原微生物[*1]が宿主[*2]に定着・侵入することから始まる．病原微生物が宿主
の標的臓器の細胞に定着・侵入して増殖し，宿主になんらかの反応を起こすことを「感

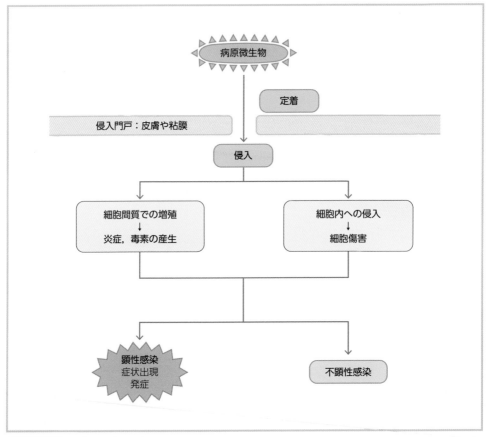

図Ⅱ-1-1　感染の成立と発症までの過程
定着：皮膚や消化管などの粘膜において，病原性を示すことなく微生物が生息している状態．なお，病原微生物は検
出されるが，症状を示さない宿主を「保菌者(キャリア)」という．
顕性感染の場合，侵入門戸への病原微生物の侵入から症状出現までの期間を「潜伏期」という．
［中野隆史：感染症とは．看護学テキストNiCE 微生物学・感染症学，p.181，南江堂，2020を参考に作成］

[*1]病原微生物（病原体）：細菌，ウイルス，真菌，原虫などの微生物（肉眼では確認できない非常に小さな生物の総称）
のうち，病気を引き起こすものをいう．
[*2]宿主：ヒトなど，微生物が寄生する相手の生物．

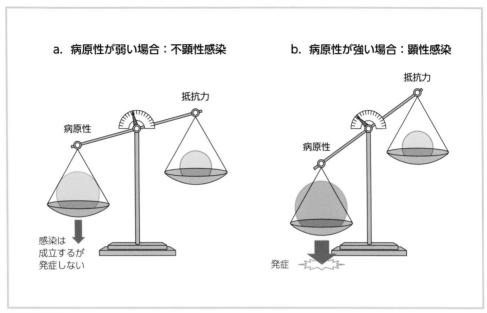

図Ⅱ-1-2　宿主の感染防御機能と病原微生物の病原性の関係
[中野隆史：感染症とは，看護学テキストNiCE微生物学・感染症学，p.182，南江堂，2020を参考に作成]

染」という．そして感染した結果，自覚的・他覚的に症状をきたした場合を「発症（顕性感染）」という．なお，感染が成立しても症状が現れない場合もあり，これを「不顕性感染」という．

　病原微生物が宿主に侵入すれば必ず感染が成立するわけではない．病原微生物が侵入すると，さまざまな感染防御機能により排除されるか，定着状態が続くか，保菌状態になる．その後，病原微生物が増殖することで細胞や組織を傷害し，炎症などが生じて全身性または局所性の症状を呈する（すなわち「感染」さらに「感染症」が起こる）．

2● 宿主と病原微生物の関係

　宿主に一般的な感染防御機能があり，体内に侵入した病原微生物の病原性が弱ければ，感染しても発症はしない（不顕性感染，**図Ⅱ-1-2a**）．一方で，感染防御機能が正常な宿主でも，病原微生物の病原性が強い場合には発症する（顕性感染，**図Ⅱ-1-2b**）．

　また，病原微生物の病原性が弱くても，宿主の感染防御機能が弱ければ発症する．そのため，高齢者や臓器移植後の患者，化学療法中のがん患者など，免疫不全状態の患者では，病原性の弱い病原微生物によっても容易に感染を起こしやすい．このようにして生じる感染症を日和見感染症と総称する．

▶ 内因性感染と外因性感染

　ヒトの体内や体表面には常在微生物が存在する．常在微生物は通常は宿主に病原性を示さないが，抗菌薬の使用などによって常在微生物叢が撹乱し感染を起こす場合がある．この常在微生物による感染を**内因性感染**（内因感染）という．

　一方，常在微生物ではなく，外部から侵入してきた微生物によって起こる感染を**外因性**

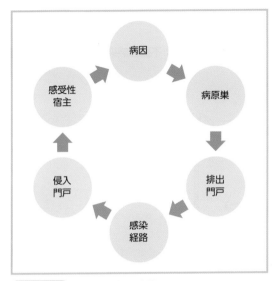

図Ⅱ-1-3　感染成立の連鎖

感染（外因感染）という.

3 ● 感染成立の要素と感染予防の原則

a. 感染成立の連鎖

　感染予防策を講じるにあたっては，6つの要素からなる「感染成立の連鎖」（**図Ⅱ-1-3**）の考えが役立つ[1]. 感染を防ぐには，輪を形成している要素と要素のつながりのどこか1ヵ所を断ち切る必要がある.

(1) 病　因

　感染症の原因となる病原微生物（細菌，ウイルス，リケッチア，真菌，原虫など）である.

(2) 病原巣

　病原微生物が存在，もしくは増殖できる場所を指す. 感染したヒトや，感染したヒトから排出された病原微生物を含む血液・体液・排泄物・分泌物，器具，設備，環境などあらゆるものを含む.

(3) 排出門戸

　病原微生物が病原巣から外に出ていくルートのことである. 通常は，気道や泌尿器，生殖器，消化器などの粘膜，皮膚といった身体部位を指す.

(4) 感染経路

　病原微生物が排出門戸を出て侵入門戸に入る（病原巣から感受性宿主へ移る）経路である. 主な経路として「接触感染」「飛沫感染」「空気感染」の3つがある（後述）. 感染経路には，感染源であるヒトから感受性宿主へ直接伝播する直接感染と，手指や環境，食物，昆虫などの生物を介して伝播する間接感染がある.

(5) 侵入門戸

　病原微生物が感受性宿主に侵入する部位のことである. 排出門戸と同じく，粘膜や皮膚

などの身体部位を指す.

(6) 感受性宿主

　免疫不全者, 乳児, 高齢者など, 病原微生物が体内に入ることで感染を受けやすいヒトをいう. ただし, 麻疹などでは, 健康であっても抗体をもっていなければ感染, 発症するように, 健康なヒトであっても, その病原微生物への免疫がなければ感受性宿主となりうる.

4 ● 感染経路

a. 接触感染

　病原微生物への接触によって感染することをいう. 感染源であるヒトと感受性宿主との直接接触によって感染する場合を直接接触感染, ドアノブやリネン類, 医療器具や環境を介して感染する場合を間接接触感染という.

b. 飛沫感染

　咳やくしゃみ, 会話などで病原微生物を含む飛沫（5 μm 以上の大きさ）が2〜3 m 以内に飛散し, 目や鼻, 気道の粘膜に接触して感染することをいう.

c. 空気感染（飛沫核感染）[*]

　飛沫から水分が蒸発し, 病原微生物そのものになった飛沫核（5 μm 未満の大きさ）が空気中を漂い, その飛沫核を吸入して感染することをいう.

d. 経口感染

　病原微生物に汚染された食品や水などを経口摂取して感染することをいう.

e. 母子感染（垂直感染）

　母体から胎児または新生児へ感染が起こることを母子感染という. なお, 母親から子への胎盤, 産道, 母乳を介した母子感染を垂直感染と呼ぶのに対して, 個体から別の個体に感染することを水平感染という.

f. 性感染

　性交渉による感染を性感染という. 病原微生物を含む精液や血液などから, 粘膜を介して感染が起こる.

g. ベクター媒介感染

　感染を媒介する生物（ベクター）を介して感染することをいう. 主なベクターとして, 蚊, ダニ, ノミなどの吸血する節足動物があげられる.

h. 血液媒介感染

　ヒトの血液中に存在する病原微生物が, 針刺し・切創や創傷・粘膜への曝露, 輸血や血漿分画製剤の投与などによって感受性宿主に感染することをいう.

---

[*]エアロゾル感染：新型コロナウイルス感染症（COVID-19）の発生によってウイルスの感染経路の研究が進み, エアロゾル感染という感染経路が注目された. エアロゾル感染とは, 飛沫感染の飛沫粒子よりもさらに細かい病原微生物を含む微粒子（エアロゾル）が換気が不十分な屋内環境で空気中を浮遊し, それを吸入して経気道感染することと考えられている[2].

B. 感染とたたかう仕組み：免疫

　　ヒトは，体外から侵入した病原微生物を排除する仕組みを備えている．また，過去の感染の記憶に基づいて，感染症に一度かかると同じ病原微生物の二度目の感染を防ぐ，もしくは症状が軽く済む仕組みを備えている．ここでは，病原微生物から生体を守る働きを担う免疫について説明する．

1 ● 免疫とは

　　ヒトは日常的に病原微生物にさらされているが，多くの場合には病気を発症せずに健康を維持することができている．これは，感染が成立しても感染症にならない仕組みを宿主が備えているからである．感染に対して抵抗性を示す生体の防御機能を**免疫**という．

2 ● 自然免疫と獲得免疫

　　体内に病原微生物が侵入すると，自然免疫と獲得免疫という2種類の免疫が働く[3]．

　　体内への病原微生物の侵入後，すばやく対応する生体防御反応を**自然免疫**という．これは生まれつき誰もがもっている免疫であり，体内に侵入した病原微生物を認識した後，主に好中球やマクロファージ（いずれも白血球の一種で貪食作用をもつ）が，どんな病原微生物に対しても非特異的にすばやく応答し攻撃する．

　　一方，侵入した病原微生物の種類に応じて特定のT細胞やB細胞（いずれも白血球のうち，リンパ球の一種）が働く生体防御反応を，**獲得免疫**と呼ぶ．獲得免疫には，生まれた後に一度感染することで二度とその感染症を発症しない終生免疫（麻疹や風疹などの能動免疫）や，弱毒化あるいは不活化した病原微生物の抗原をあらかじめヒトに予防接種することで人為的に獲得させる免疫（B型肝炎ウイルス［hepatitis B virus：HBV］ワクチン，インフルエンザワクチンなどの能動免疫）が該当する．

3 ● 自然免疫の仕組み

a. 皮膚・粘膜バリア

　　ヒトの体は，外界の微生物の侵入を防ぐ3つのバリアで守られている．唾液，汗，涙に含まれるリゾチームなどの酵素や胃酸による化学的バリア，皮膚や粘膜の上皮細胞による物理的バリア，皮膚や粘膜の常在微生物による生物学的バリアである．

b. 食細胞，補体，NK細胞，樹状細胞

　　食細胞である**好中球**や**マクロファージ**は，体内に侵入した病原微生物を貪食する．**補体**は微生物に結合して微生物を傷害し，好中球・マクロファージによる貪食を活性化する．**NK（ナチュラル・キラー）細胞**はウイルスに感染した細胞を認識し，攻撃する．**樹状細胞**は病原微生物（抗原）を取り込んでリンパ節へ移動し，T細胞へ抗原情報を伝達するという自然免疫と獲得免疫の橋渡しの役割をもつ．

4 ● 獲得免疫の仕組み

a. 細胞性免疫と液性免疫

　ヘルパーT細胞は樹状細胞からの抗原提示を受け，Ⅰ型ヘルパーT細胞（Th1）とⅡ型ヘルパーT細胞（Th2）に分化する．抗原提示を受けたTh1細胞は**細胞傷害性T細胞**へ分化しウイルスなどに感染した細胞を破壊，マクロファージによる貪食を活性化する．これを**細胞性免疫**という．

　Th2細胞はインターロイキン6（IL-6）などのサイトカインを産生し，B細胞を形質細胞へ分化させる．抗体を産生するのは，主にB細胞から分化した**形質細胞**である．形質細胞が産生する抗体により感染を防御する仕組みを**液性免疫**という．

b. 抗原，抗体とは

　獲得免疫は，病原微生物を攻撃する**抗体**を産生する働きを担っている．抗体は免疫グロブリンとも呼ばれ，IgG，IgM，IgA，IgD，IgEの5種類がある．形質細胞から産生された抗体は，体内に侵入した細菌やウイルスなどの病原微生物を1つ1つ識別し異物として認識し，これと結合して病原微生物を無力化・排除する働きをする．抗体と結合するすべての異物を**抗原**という．抗体は抗原と強く結合することにより，病原微生物の増殖や複製，細胞への接触を阻害する．このように抗体が感染を阻止する能力を中和能という．

5 ● 免疫の仕組みの応用

a. 予防接種

　ヒトが病原微生物に感染するのを防ぐためには，弱毒化あるいは不活化した病原微生物の抗原（ワクチン）を体内に注入し，人為的に抗体を産生させ免疫（能動免疫）を獲得する予防接種が重要となる．

　予防接種は一個人を感染から守るだけでなく，社会全体の感染の拡大（流行）を防ぐためにも重要である．地域や団体，組織の中で感染の広がりを予防するには，集団の多数が免疫を保持した状態である，集団免疫を獲得する必要がある．予防接種法では，定期予防接種の対象となる疾病を，集団予防を目的とした疾病（A類疾病）と個人予防を目的とした疾病（B類疾病）に分類している（p.60参照）．

b. 抗原検査と抗体検査

　抗原検査は，感染症を引き起こす病原微生物（抗原）の体内での存在の有無と量を調べる検査である．判定時間が短く簡便に実施できるが，より正確な判定には一定量以上の病原微生物が必要である．そのほかにも，抗原の存在を調べる方法の1つとしてポリメラーゼ連鎖反応（polymerase chain reaction：PCR）検査がある．PCR検査は，病原微生物由来の遺伝子が検出されるかをみる．抗原検査とPCR検査はどちらも，病原微生物の存在を証明し，「今感染しているかどうか」を判断することを目的とする検査である．ただし，PCR検査では，病原微生物の量が少ないと陰性と判定されたり，死滅した病原微生物の存在によって感染力がなくても陽性と判定される場合がある．

　一方で，抗体検査は，病原微生物に対する抗体が身体に備わっているかどうかを調べ，感染の時期や感染歴（感染の既往），その病原微生物に対する免疫の有無を判断するための検査である．言い換えれば，抗体検査は，過去に感染していたかどうかを知るための検

査方法ということになる．

　通常，抗体は感染後すぐに産生されるわけではないため，発症後，数日～数週間は血液中の抗体を調べても検出することができない．つまり，これまでに感染したことがない微生物にはじめて感染した場合，ヒトが抗体を獲得し，検査で検出されるまでには時間がかかる．また，抗体が検出されたとしても，病原微生物への中和能（感染を阻止する力）や抗体の量（抗体価），抗体の持続期間によっては，完全に病原微生物を排除できない場合もある．そのため，病原微生物を十分に排除することができずに感染状態が続いたり，感染症によっては重症化することがある．感染症にかかり一度治癒して抗体を獲得したと思われても，その病原微生物に曝露しない期間が長く続くと抗体が減少して再度同じ病原微生物に感染し，発症することもありうる．

▋引用文献▋

1) ダマーニ・N，岩田健太郎（監），岡　秀昭（監訳）：感染症の連鎖．感染予防，そしてコントロールマニュアル─すべてのICTのために，p.6，メディカル・サイエンス・インターナショナル，2013
2) WHO：How does COVID-19 spread between people?，〔https://www.who.int/news-room/q-a-detail/coronavirus-disease-covid-19-how-is-it-transmitted〕（最終確認：2021年12月7日）
3) パーラム・P：免疫系の構成要素と生体防御における役割．エッセンシャル免疫学，第2版，p.9，メディカル・サイエンス・インターナショナル，2013

現代における主な感染症

　感染症とは，感染によって引き起こされる疾患の総称であり，細菌，ウイルス，真菌，寄生虫，異常プリオンなどが原因となる．ここでは，臨床で問題になりやすい感染症について，主なものを概説する．

A. 細菌感染症

1 ● 結　核（肺結核）

a. 病　態

　結核は，日本における主要な感染症の1つである[1]．患者数および罹患率（りかん）（人口10万人あたりの新登録結核患者数）は年々減少しているものの，現在も年間14,000人ほどの新規感染者が発生し，約2,000人が死亡している[2]．諸外国の罹患率と比較すると，日本は結核中まん延国*である．

・病原微生物：結核菌群（結核菌，ウシ型結核菌［*M. bovis*］，アフリカ型結核菌［*M. africanum*］，ネズミ結核菌［*M. microti*］）．
・感染経路：**空気感染**．排菌している結核患者の咳やくしゃみから，結核菌を含む飛沫核を吸い込むことにより感染する．
・症状：咳や痰（2週間以上），血痰，盗汗（過度の寝汗），食欲不振，体重減少など．

b. 感染看護につながるポイント

　原則として空気予防策を行い，換気と陰圧維持が可能な空調設備がある個室へ隔離する．医療従事者や面会者はN95マスクを着用し，患者はサージカルマスクを着用する．また，病室外へ移動して実施するX線検査などの検査は必要最小限とする．

　治療は化学療法が基本であり，複数の抗結核薬を用いた多剤併用療法が行われる．入院期間は排菌が停止するまでの約2ヵ月（この間，条件を満たせば退院することもできる）だが，治療期間は全体で約6ヵ月に及び，患者は退院後も長期間にわたり抗結核薬を服用する必要がある．長期間の服薬を継続できない患者もおり，服薬の中断によって結核の再発や薬剤耐性結核菌の出現といった問題が生じ，治療が困難になる．そのため，退院後も確実に治療を継続できるよう，保健所などと連携して行う直接服薬確認療法（directly observed treatment short course：DOTS）によって患者への教育指導，服薬支援を行える体制を整える．

---

*結核まん延の「低・中・高」の定義：世界保健機関（World Health Organization：WHO）の定義では，人口10万人あたりの結核罹患率で分類される．結核低まん延国は10人未満，中まん延国は10人以上100人未満，高まん延国は100人以上である．

2●メチシリン耐性黄色ブドウ球菌感染症

　黄色ブドウ球菌は，ヒトや動物の皮膚，口腔粘膜や消化管粘膜などに常在するグラム（Gram）陽性球菌である．通常は無害であるが，日和見感染の原因となる．皮膚の切創や刺創などに伴う化膿症や膿痂疹，毛嚢炎などの皮膚軟部組織感染症から，肺炎，腹膜炎，敗血症，髄膜炎などさまざまな重症感染症をも引き起こす．黄色ブドウ球菌は，抗菌薬のメチシリンやオキサシリンに対する感受性で分類され，感受性がある，すなわち効果があるものはメチシリン感受性黄色ブドウ球菌（methicillin-susceptible *Staphylococcus aureus*：MSSA）である．1980年代以降，メチシリンに対して薬剤耐性を獲得した耐性菌が増加しており，感受性がないものはメチシリン耐性黄色ブドウ球菌（methicillin-resistant *Staphylococcus aureus*：MRSA）として分類される．

a. 病　態

・病原微生物：MRSA
・感染経路：主に**接触感染**．医療従事者の手指や器具，環境表面を介して感染が拡大する．

b. 感染看護につながるポイント

　MRSAは医療関連感染（healthcare-associated infection：HAI）の原因菌として主要な薬剤耐性菌である[3]．標準予防策に加えて接触予防策が必要である．手指衛生はもっとも効果的な感染予防策である．

　バンコマイシンやテイコプラニンなどの抗菌薬による治療が行われるが，MRSAは抗菌薬に幅広く耐性をもっているため治療は容易ではない．薬剤耐性菌を増加させないための抗菌薬の適正な使用に向けた取り組みがいっそう重要となる．

3●バンコマイシン耐性腸球菌感染症

a. 病　態

　バンコマイシン耐性腸球菌（vancomycin-resistant *enterococci*：VRE）は，抗菌薬であるバンコマイシンに耐性を獲得した腸球菌である．入院患者からのVRE分離率は0.02〜0.04%であるが，年々上昇してきている[3]．健常者は腸管内にVREを保菌していても通常は無症状である．感染防御機能が低下した患者では腹膜炎，術創感染症，肺炎，敗血症などの感染症を引き起こすことがある．

・病原微生物：臨床上や医療関連感染予防上で問題となっているのは，*van*Aまたは*van*B遺伝子を保有する腸球菌である．
・感染経路：**接触感染**．医療従事者の手指や器具，環境表面を介して感染が拡大する．

b. 感染看護につながるポイント

　VREは保菌していても多くが無症状であり，検出されても保菌状態と判断されれば抗菌薬治療は行わない．しかし，感染予防の視点では，院内で1例目が発見されたときには，すでに多くの患者に感染が拡大している可能性があり，すみやかに感染予防策を講じる．

　VREは腸管に保菌していることが多いため，とくに便を介した感染伝播リスクを考慮し，オムツ交換時や陰部洗浄に際しては，個人防護具（personal protective equipment：PPE）を着用するなどして感染予防策を徹底する．

4●梅　毒

a. 病　態

　日本の梅毒患者数は，2013年に1,200人を超えて以降，2018年は7,007人，2019年は6,642人と増加傾向を示している[4]．男性は20〜40歳代，女性は20歳代前半の届出が多い[5]．これは従来，感染リスクが高いと考えられていた同性間性交渉のみならず，性風俗産業に関連した異性間性交渉による男性および若年女性の感染が増加しているためである．

・病原微生物：**梅毒トレポネーマ**（*Treponema pallidum subspecies pallidum*）

・感染経路：梅毒に感染している妊婦から経胎盤的に胎児に**垂直感染（母子感染）**する．また，早期梅毒患者の病巣部分泌物や血液が，性交渉などによって皮膚・粘膜に直接接触することで感染する．

・症状：活動性梅毒（治療対象となる梅毒）は第1期から第3期に分けられ，病期によって特異的な症状が認められる[6]．第1期（感染後約1ヵ月）には口唇や口腔咽頭粘膜，陰部周辺など侵入門戸に自覚症状がない（初期）硬結や，硬結の中央部に潰瘍（硬性下疳）を認める．治療が行われなかった場合，第2期（感染後1〜3ヵ月）として，体内で増殖した梅毒トレポネーマが血流に乗って全身に広がる．散布された部位に梅毒性バラ疹，丘疹性梅毒疹，扁平コンジローマなどがみられる．第3期（感染後1年以上）には，梅毒トレポネーマが組織に侵入し，骨や臓器に病変が生じる．

b. 感染看護につながるポイント

　上記の通り，第3期には心臓や血管，脳など複数の臓器に病変が生じる．梅毒は早期に薬物治療（ペニシリン系抗菌薬の持続投与）を開始することで完治が可能であるため，患者が途中で治療を中断しないように指導する．パートナーに感染の可能性がある場合は患者と一緒に検査を行い，感染していれば治療を開始し，双方へ安全な性交渉（safer sex）を指導する．

B.　ウイルス感染症

1●ウイルス性胃腸炎

a. 病　態

　食品を介して体内に侵入したウイルスが胃や十二脂腸など小腸上部に感染し，激しい消化器症状をきたす．

・病原微生物：ノロウイルス，ロタウイルス，アデノウイルス，サポウイルスなど．日本ではノロウイルスがもっとも多い．

・感染経路：主に**経口感染**（食品，糞口感染）である．食品のほか，感染者の便・吐物およびこれらに直接または間接的に汚染された物品および環境を介して感染する．

・症状：悪心，激しい嘔吐，腹痛，下痢症状がみられる．37〜38℃台の発熱がみられることもある．予後は良好で数日で自然軽快する．

b. 感染看護につながるポイント

　ウイルス性胃腸炎は冬季に流行する．抗ウイルス薬などの特異的な治療法はなく，対症療法が中心となる．感染力が強いウイルスが多いため，二次感染の予防が重要となる．

とくにノロウイルスは感染力が非常に強く，少量のウイルスでも感染が成立するため，医療機関や高齢者介護施設内でのアウトブレイク（集団発生）につながる可能性がある．24〜48時間と短い潜伏期間を経て症状が出現し，1〜2日で回復するが，症状が回復した後も3〜7日間ほどは便中にウイルスが排出される．また，嘔吐後の吐物にも多量のウイルスが含まれ，強い感染性がある．オムツ交換や排泄物・吐物の処理の際は，これらの特徴をふまえて二次感染予防を徹底する．環境面を汚染した便や吐物の除去が不十分なまま乾燥すると，ウイルスが空気中を浮遊しエアロゾル感染を引き起こすため，環境清掃では便や吐物を完全に除去し，次亜塩素酸ナトリウムを用いてウイルスを失活させる．便や吐物の処理後は石けんと流水で手洗いを行う*．

2 ● 血液媒介感染症

血液媒介感染症とは，血液を介して感染を引き起こす疾患をいい，B型肝炎やC型肝炎，後天性免疫不全症候群（acquired immunodeficiency syndrome：AIDS，エイズ），成人T細胞白血病，伝染性紅斑などさまざまな疾患がある（「A. 細菌感染症」で解説した梅毒も，一般的に血液媒介感染症に分類される）．ここではB型肝炎，ヒト免疫不全ウイルス（human immunodeficiency virus：HIV）感染症／エイズを取り上げる．

▶ B型肝炎

a. 病　態

肝炎ウイルスが肝臓に感染して引き起こされるウイルス性肝炎のうち，血液を媒介して感染するB型肝炎は，感染が持続すると肝硬変，肝がんに進行することがある．

・病原微生物：**B型肝炎ウイルス**（hepatitis B virus：**HBV**）
・感染経路：HBVを含んだ血液や体液が体内に入ることで感染する．**垂直感染**（経胎盤感染，産道感染，母乳感染），**水平感染**（唾液や精液，血液からの感染）の経路がある．
・症状：成人後の感染では，1〜数ヵ月の潜伏期間を経て急性B型肝炎を発症する．微熱程度の発熱，食欲不振，全身倦怠感，悪心・嘔吐，右季肋部痛，上腹部膨満感などの症状出現後に黄疸（おうだん）が出現する．免疫機能によってHBVは排除され，自然治癒する傾向が強い．まれに劇症肝炎に移行することがある．母子感染によって起こる慢性B型肝炎の場合は，肝硬変や肝がんへと進展する可能性がある．

b. 感染看護につながるポイント

医療従事者は血液や体液曝露の可能性が高く，針刺し・切創や粘膜へのHBVの曝露によって感染することがある．採血，翼状針・点滴針などの抜針の場面での針刺しが起こりうるため，HBVワクチン接種によりHBs抗体を獲得することで感染を予防する．

▶ HIV感染症／エイズ

a. 病　態

エイズは，ヒト免疫不全ウイルス（**HIV**）の感染によってCD4陽性リンパ球が減少し，免疫機能が高度に障害されることによって生じる．全身性免疫不全によって，さまざまな日和見感染症や悪性腫瘍を含む厚生労働省が定める23のエイズ指標疾患のいずれかを発

---

*ノロウイルスは，アルコールによってダメージを受けやすいエンベロープという脂質性の膜を保有しておらず，アルコール消毒薬が効きにくい．そのため，手指衛生は石けんと流水による手洗いを行う必要がある．

症した状態をいう．近年，抗HIV薬の開発が飛躍的に進み，早期に内服薬の多剤併用による抗HIV療法（抗レトロウイルス療法［antiretroviral therapy：ART］）を開始することで免疫機能を低下させることなく，通常の生活を送ることが可能となっている[7]．

・病原微生物：HIV．ヒトの細胞性免疫を担うCD4陽性リンパ球やマクロファージに感染する．

・感染経路：水平感染では，日本では多くが性交渉によって感染者の精液から感染する．感染者の血液の輸血，覚せい剤などの依存性薬物の「回し打ち」による注射器具の共用で感染する．垂直感染では，母親がHIVに感染している場合の母子感染（経胎盤感染，産道感染，母乳感染）が起こる．

・症状：HIV感染後の自然経過は，無自覚から，発熱，咽頭痛，頭痛などの自覚症状が出現し，程度はさまざまである．感染後6〜8週で血中に抗体が産生されるとウイルス量が減少し，数年〜数十年の無症候期が続く．HIV感染が持続すると，CD4陽性リンパ球が減少し，カンジダ症，ニューモシスチス肺炎などの日和見感染症や悪性腫瘍を合併するエイズを発症する．

b. 感染看護につながるポイント

　HIV感染症の治療は抗HIV療法（複数の抗HIV薬による多剤併用療法）が行われる．抗HIV薬の開発は日々進歩しており，患者の生命予後も改善されている．HIV感染を早く知り，適切な時期に治療を開始して継続することで，進行を抑制して免疫機能の回復・維持を図り，健康な社会生活を送れることを目指す．そのため，患者が服薬を継続できるよう，医療チームで支援する．

　医療現場では患者からのHIV感染を防ぐために，標準予防策を遵守することが重要である．しかし，針刺し・切創や粘膜へのHIVの曝露によって医療従事者が感染する可能性があり，針刺しの場合，0.1〜0.3％の確率で感染が成立するとされる．曝露後予防措置としてすみやかに，遅くとも72時間以内に抗HIV薬の予防内服を行う．

3●麻　疹

a. 病　態

　2015年3月，日本は世界保健機関（World Health Organization：WHO）西太平洋地域事務局より麻疹排除状態と認定されたが，近年，海外からの入国者，帰国者による輸入麻疹例が増加している．

・病原微生物：麻疹ウイルス

・感染経路：空気感染，飛沫感染，粘膜を介した接触感染．周囲への感染力があるのは，発疹出現4日前から発疹出現4日後のカタル期の発熱時から発疹が消失して色素沈着するころまでであり，カタル期がもっとも強い．

・症状：感染後，10〜14日の潜伏期間を経て症状が出現する．臨床経過から，カタル期（発症後2〜4日間），発疹期（3〜5日間），回復期の3期に分けられる．各期にみられる症状は以下①〜③の通りである．

①カタル期：38℃前後の発熱，鼻汁，咳，眼脂などの感冒症状をきたし，この時期の気道分泌物や涙液，唾液がもっとも強い感染源となる．カタル期末期，解熱と同時に口腔

内頬部にできるコプリック斑が特徴的である.

②発疹期：一時的な解熱後に，耳後部から体幹にかけて発疹の出現，感冒症状の悪化とともに熱が再上昇（38〜39℃）し，発疹が全身に広がるまで3〜4日間続く（二峰性の発熱）.

③回復期：解熱し，発疹は退色したのちに色素沈着して治癒する．麻疹での死亡理由として，肺炎（ウイルス性肺炎，細菌性肺炎，巨細胞性肺炎）や脳炎の合併があげられる．また感染して5〜6年の潜伏期間を経て，まれに亜急性硬化性全脳炎をきたすことがある[8].

b. 感染看護につながるポイント

潜伏期間が長く，感染力も強いため，症状出現後に隔離予防策を開始しても対応が遅く，空気感染により感染拡大の可能性がある．麻しんワクチンの普及により麻疹患者が減少していることや，症状が軽度の修飾麻疹（p.66参照）で診断困難な症例もあるため，麻疹の診療経験が少ない医師では，コプリック斑に気づかず診断の遅れが生じることも感染拡大の要因となる．地域の流行状況を把握しておくことで，麻疹の早期発見につながる．麻疹は抗ウイルス薬などの特異的な治療法はなく，対症療法が中心となる．麻しん風しん混合生ワクチン（MRワクチン）の定期接種として，生後12〜24ヵ月（第1期）と5歳以上7歳未満の就学前1年（第2期）を対象とした2回接種が行われ，予防が可能である．医療従事者においてもワクチン接種のうえ抗体を獲得しておく.

4 ● 風　疹

a. 病　態

風疹に一度罹患すると終生免疫が得られるが，まれに再感染する例もある.

日本では，かつては約5年の周期で感染の流行が発生していたが，1977年より中学生の女子を対象に風しんワクチンの定期接種が開始され，いったんこの傾向は抑制された．しかしその後，海外からの輸入例増加に伴い先天性風疹症候群（後述）が増加した．これを受け，1995年には生後12〜90ヵ月未満の男女に1回の風しんワクチン接種が行われるようになった．風疹抗体保有率を上げるため，2006年には生後12〜24ヵ月（第1期）と5歳以上7歳未満の就学前1年（第2期）を対象とした2回接種に変更された.

・病原微生物：風疹ウイルス

・感染経路：飛沫感染．上気道から侵入し，リンパ節で増殖しウイルス血症を起こして発症する．周囲への感染力があるのは，発疹出現の1週間前から発疹出現後1週間ほどである.

・症状：14〜21日の潜伏期間を経て発症する．発疹，リンパ節腫脹（とくに耳介後部リンパ節），発熱を3主徴とするが，発熱がみられない場合もある．小児では比較的軽症だが，成人の場合は発疹や発熱の期間が小児よりも長く，関節痛を訴えるケースが多い．一方で不顕性感染の例も15〜30％ほどでみられる.

b. 感染看護につながるポイント

抗ウイルス薬などの治療法はなく，対症療法が中心となる．MRワクチンの定期接種が行われており，ワクチン接種により風疹の予防が可能である.

　抗体を十分に保有していない妊婦が，妊娠初期（妊娠20週ごろまで）に風疹ウイルスに感染すると，胎児もウイルス感染して先天性風疹症候群（congenital rubella syndrome：CRS）を起こすことがある．CRSの出生児には，難聴，先天性白内障，先天性心疾患，精神発達障害などの症状がみられる．CRSを予防するために風疹抗体は妊婦健診での必須検査項目となっている（p.151参照）が，妊婦はワクチンの接種不適切者となるため，妊娠前にワクチン接種し，抗体を獲得する必要がある．1962（昭和37）年4月2日から1979（昭和54）年4月1日までの間に生まれた男性は，小児期に風しんワクチン接種対象者ではなかったため抗体保有率が低い．これらの男性が風疹に罹患し，地域の流行や家庭内・職場などで妊婦に感染させることが危惧されている．そこで風疹の追加的対策として，該当者の抗体検査とワクチン接種が進められている．このように，妊娠前の女性のみならず，周囲の人々もワクチン接種により抗体を得ることが重要である．

5●水　痘
a. 病　態
　水痘−帯状疱疹ウイルスの初感染による感染症である．治癒後，脊髄後根神経節に潜伏感染したウイルスが，加齢や免疫機能低下により再活性化して帯状疱疹を引き起こす．
- 病原微生物：水痘−帯状疱疹ウイルス
- 感染経路：空気感染や飛沫感染により経気道的に侵入したウイルスが，気道粘膜で増殖する．皮疹から接触感染する場合もある．周囲への感染力があるのは，発疹出現の2日前から水疱が痂皮化するまでである．
- 症状：14日ほどの潜伏期間を経て，発熱や全身倦怠感とともに，体幹を中心に全身に発疹が出現する．発疹は瘙痒感を伴い，紅斑→丘疹→水疱と変化し，痂皮化して治癒する．ただし次々に新しい発疹が出現するため，新旧のさまざまな段階の発疹が混在する．発症より7〜10日で，すべての発疹が痂皮化し治癒する．合併症として，二次性の細菌感染症（伝染性膿痂疹，蜂窩織炎，肺炎，脳炎など）がある．

b. 感染看護につながるポイント
　水痘は比較的感染力が強く，二次感染を防ぐために，疑いのある段階から空気予防策を行い，隔離のうえ管理する必要がある．
　治療は，抗ウイルス薬（アシクロビル，バラシクロビル）投与，および対症療法を行う．小児の場合，アスピリンは禁忌となる．水痘ワクチン接種によって予防が可能であり，生後12〜36ヵ月にいたるまでに2回の定期接種が行われる．50歳以上では帯状疱疹の発症予防として従来の弱毒生ワクチンに加え，新たに開発された不活化ワクチンがあり，任意接種が行われている．

6●流行性耳下腺炎
a. 病　態
　ムンプスウイルスによる感染症であり，おたふくかぜとも呼ばれる．
- 病原微生物：ムンプスウイルス
- 感染経路：感染者の唾液による飛沫感染，接触感染で伝播する．周囲への感染力がある

のは，耳下腺腫脹の2日前から5日後である．

・症状：16〜18日の潜伏期間を経て，片側または両側の耳下腺腫脹（唾液腺，舌下腺腫脹），圧痛が出現し発症する．まれに発熱がみられる．耳下腺腫脹は発症2〜3日目にピークとなるが，1週間以内に腫脹が軽減する．有効な抗ウイルス薬はなく，対症療法のみとなる．合併症として，無菌性髄膜炎，脳炎，膵炎，難聴，成人では精巣炎，卵巣炎などが起こることがある．

b. 感染看護につながるポイント

　流行性耳下腺炎は軽症で治癒することが多く，入院治療が必要になることはまれである．外来で耳下腺腫脹を呈する患者が来院した場合は，流行性耳下腺炎の可能性を考えてほかの一般外来患者とは区別した場所で待機できるようにし，飛沫予防策，接触予防策を実施する．

　流行性耳下腺炎のワクチンは任意接種となっており，ワクチン接種を受けておらず抗体を保有していない人も多い．医療従事者では抗体検査を行い，抗体価が低い者へのワクチン接種により感染予防に努める．

7 ● コロナウイルス感染症

a. 病　態 [9, 10]

　ヒトの感冒の原因となるコロナウイルスは従来4種類が同定され，いずれも弱毒ウイルスである．その後，2003年に重症急性呼吸器症候群（severe acute respiratory syndrome：SARS），2012年に中東呼吸器症候群（middle east respiratory syndrome：MERS）を引き起こす病原微生物として，それぞれ新型コロナウイルスが同定された．

　2019年末に発生し，その後，世界規模のパンデミックとなった新型コロナウイルス感染症は，2020年2月にWHOより「COVID-19（Coronavirus disease 2019）」，またウイルスは「SARS-CoV-2」と命名され，ヒトに感染するコロナウイルスは2021年10月末時点で7種類が同定された．世界中で多くの感染者，死亡者が発生しており，治療薬の承認やワクチン接種が進められている．以下，COVID-19について述べる．

・病原微生物：新型コロナウイルス（**SARS-CoV-2**）

・感染経路：**飛沫感染，接触感染**が基本となる．

・症状：潜伏期間は3〜14日であり，感染から5日前後で発症することが多い．無症状例もあるが，感染者の80％は軽症で治癒する．軽症であっても38℃以上の発熱，呼吸器症状（咳嗽，咽頭痛，息切れ），頭痛，倦怠感がみられる．嗅覚障害や味覚障害を訴える場合もある．感染者の約20％は酸素投与が必要な中等症となり，そのうち約5％が重症化する．重症例では肺炎や低酸素血症，呼吸不全などをきたし，人工呼吸器や体外式膜型人工肺（extracorporeal membrane oxygenation：ECMO）による呼吸管理が必要になる．

b. 感染看護につながるポイント

　COVID-19のパンデミックは，手洗いや咳エチケット，マスク着用の励行，3密（密閉空間，密集場所，密接場面）の回避といった感染予防の大原則が，広く一般市民に再認識されるきっかけとなった．

医療現場においては，原則として外来で，COVID-19の疑い患者から一般外来患者への感染を防ぐために，発熱や呼吸器症状を訴える患者と一般診療患者の待機・診察場所を別に準備しておく必要がある．風邪の症状や発熱のある患者や，強いだるさ（倦怠感）や息苦しさ（呼吸困難）がある患者の来院時には，体温測定，問診を行いCOVID-19の疑似症患者であることを早期に発見することが重要である．COVID-19を疑う患者には，サージカルマスクを着用してもらい，ほかの患者と離れた場所に用意した待機場所に誘導し診療を行う．

入院患者の対応では，標準予防策に加え，飛沫予防策，接触予防策を遵守する．患者に直接対応する医療スタッフは，それぞれの曝露リスクと各施設の基準に応じて個人防護具を装着するため，手指衛生と個人防護具着脱技術の習熟が求められる．病棟内に感染者を集めて隔離する場合は，ゾーニング（患者が滞在する場所，個人防護具を脱ぐ場所，清潔区域に分ける）を行う．患者との接触はウイルスに曝露するリスクを高めるため，家族との面会はオンライン面会などを活用し，接触する機会を最小限にとどめる．

C. 真菌感染症

1 ● アスペルギルス症

a. 病　態

アスペルギルス症は，主として肺に病変を形成する深在性真菌症である．病原微生物であるアスペルギルスは，土壌，空気中，穀物など自然界に広く分布しており，日和見感染症の原因菌である．発育が非常に早く，組織への侵襲性が非常に強い．

・病原微生物：臨床において重要なアスペルギルス種は，主にアスペルギルス・フミガーツス（*Aspergillus fumigatus*）である．

・感染経路：免疫不全患者が，経気道的に空気中に浮遊するアスペルギルスの胞子を吸入することで感染する．

・症状：広域抗菌薬（ペニシリン系薬やセフェム系薬など，幅広い菌に有効な抗菌薬）が無効の発熱，喀痰，咳嗽，血痰，喀血，呼吸困難などがみられる．

b. 感染看護につながるポイント

治療としては，適切な抗真菌薬を可能な限り早期に投与する．

医療機関の改修・解体工事では，天井裏や壁に蓄積したアスペルギルスが大量に飛散する．免疫不全患者が吸い込むと，重篤な侵襲性肺アスペルギルス症を発症する可能性がある．工事計画段階から感染対策チーム／感染管理チーム（infection control team：ICT）を中心に感染リスクアセスメントを行い，免疫不全患者など感染リスクが高い患者をHEPA（high efficiency particulate air）フィルター（空気清浄を行うフィルター）つきの部屋に隔離したり，工事期間中に環境モニタリングを実施するなどの対策を講じる必要がある．

D. ダニ媒介感染症

1● 疥　癬

a. 病　態

　ヒトの皮膚角質層に寄生する0.3〜0.4 mmほどの大きさのヒゼンダニ（疥癬虫<ruby>疥癬虫<rt>かいせん</rt></ruby>）による感染症である．ダニは寄生虫の一種で微生物ではないものの，性感染症の原因虫でもある．高齢者介護施設などで感染が広がる事例があり，医療関連感染症の1つとしてとらえられている．通常疥癬と，きわめて感染力が強く全身の皮膚に角質の増殖をきたす角化型疥癬がある．

・病原微生物：ヒゼンダニ（疥癬虫）
・感染経路：接触感染．ヒトの皮膚と皮膚との直接接触，寝具や衣類を介した間接接触で感染する．感染から発症までの潜伏期間は約1ヵ月である．
・症状：通常疥癬では，体幹や陰部，大腿および上腕内側，指間部といった皮膚の軟らかい部位に，2〜5 mm大の淡紅色小丘疹が多発する．いずれの皮疹もきわめて強い瘙痒があり，就寝時に温まると瘙痒が強くなる．指間部や手掌には長さ数ミリメートルのわずかに盛り上がった灰白色の線状皮疹がみられ，これを疥癬トンネルと呼び，ここにメスの成虫が潜んで卵を産みつける[11]．

b. 感染看護につながるポイント

　治療として，イベルメクチンの内服や，フェノトリンローションやイオウ外用剤の塗布を行う．イベルメクチン初回投与後，1〜2週間後に虫卵が孵化するため，検鏡のうえイベルメクチンの再投与が検討される．卵の孵化時期に感染伝播のリスクがあるため，とくに角化型疥癬では治癒を確認するまで接触予防策を継続する．

　家族内発生や，高齢者介護施設，医療機関において寝具を介した感染事例が多数報告されている．患者の家族，同居人の症状の有無，性交渉などについての問診が必要である．角化型疥癬患者と直接接触のある家族，医療従事者については，予防内服を検討する．

▌引用文献▐

1) 厚生労働省：結核（BCG ワクチン），〔https://www.mhlw.go.jp/stf/seisakunitsuite/bunya/kenkou_iryou/kenkou/kekkaku-kansenshou03/index.html〕（最終確認：2021 年12 月7 日）
2) 厚生労働省：2019 年結核登録者情報調査年報集計結果について，〔https://www.mhlw.go.jp/content/10900000/000661460.pdf〕（最終確認：2021 年12 月7 日）
3) 厚生労働省：院内感染対策サーベイランス事業．検査部門，〔https://janis.mhlw.go.jp/report/open_report/2019/3/1/ken_Open_Report_201900.pdf〕（最終確認：2021 年12 月7 日）
4) 厚生労働省：性感染症報告数（2004年〜2019年）年齢（5歳階級）別にみた性感染症（STD）報告数の年次推移，〔https://www.mhlw.go.jp/topics/2005/04/tp0411-1.html〕（最終確認：2021 年12 月7 日）
5) 国立感染症研究所感染症疫学センター：日本の梅毒症例の動向について，〔https://www.niid.go.jp/niid/images/epi/syphilis/2020q2/syphilis2020q2.pdf〕（最終確認：2021 年12 月7 日）
6) 日本性感染症学会梅毒委員会：梅毒診療ガイド，2018 年6 月15 日，〔http://jssti.umin.jp/pdf/syphilis-medical_guide.pdf〕（最終確認：2021 年12 月7 日）
7) 国立感染症研究所：AIDS（後天性免疫不全症候群）とは，〔https://www.niid.go.jp/niid/ja/kansennohanashi/400-aids-intro.html〕（最終確認：2021 年12 月7 日）
8) 清水　宏：麻疹．新しい皮膚科学，第2 版，p.475，中山書店，2013
9) 国立感染症研究所：新型コロナウイルス感染症（COVID-19）関連情報ページ，〔https://www.niid.go.jp/niid/ja/diseases/ka/corona-virus/covid-19.html〕（最終確認：2021 年12 月7 日）
10) 厚生労働省：新型コロナウイルス感染症（COVID-19）診療の手引き 第5.3版，2021 年8 月31 日，〔https://

www.mhlw.go.jp/content/000825966.pdf〕（最終確認：2021年12月7日）
11）清水　宏：疥癬. 新しい皮膚科学, 第2版, p.535, 中山書店, 2013

第III章

感染症と法制度

学習目標

1. 「感染症の予防及び感染症の患者に対する医療に関する法律（感染症法）」をはじめとした，感染症にかかわる法制度について学ぶ．
2. さまざまな法制度のもと，感染症にかかわる医療体制が整備されていることを理解する．

1 感染症に関する法の変遷と感染症法

A. 感染症に関する法の変遷

　日本における感染症をめぐる法律について，**表Ⅲ-1-1**にまとめた．

　日本で感染症対策を定めた最初の法律は，1897年に施行された**伝染病予防法**である．伝染病予防法は，集団感染予防に焦点がおかれ，人権に配慮した対応が十分ではなく感染症患者に対する差別や偏見が存在した．その後，癩予防法（らい予防法の前身），トラホーム予防法，結核予防法，寄生虫病予防法，性病予防法，後天性免疫不全症候群の予防に関する法律などが施行されてきた．そして1999年に**感染症の予防及び感染症の患者に対する医療に関する法律（感染症法）**が施行され，それまでの伝染病予防法，性病予防法，後天性免疫不全症候群の予防に関する法律は廃止された．また，2007年には結核予防法が廃止され，感染症法に統合された．

　世界的には1970年以降，それまで知られていなかったウエストナイル熱，エボラ出血熱，後天性免疫不全症候群（acquired immunodeficiency syndrome：AIDS，エイズ）などに代表される**新興感染症**が各地で出現するようになり，現代では克服または近い将来克服されると考えられている結核，マラリアなどの**再興感染症**も流行した．

　近年，国際的な交流が活発になるにつれ，ヒトや動物，物などの移動も盛んになり，その移動スピードも速くなっている．私たちの生活環境の変化，医療技術の進歩などにより，

表Ⅲ-1-1　感染症に関する法の施行年と廃止年

施行年	法律名	廃止年
1897（明治30）年	伝染病予防法	1999（平成11）年．感染症法の施行に伴い廃止
1909（明治42）年	癩予防に関する件	1931（昭和6）年．改正を経て「癩予防法」となった
1919（大正8）年	トラホーム予防法	1983（昭和58）年
	旧結核予防法	1951（昭和26）年．新結核予防法として全面改定された
1931（昭和6）年	癩予防法	1953（昭和28）年．「らい予防法」の施行に伴い廃止
1932（昭和7）年	寄生虫病予防法	1994（平成6）年
1948（昭和23）年	性病予防法	1999（平成11）年．感染症法の施行に伴って廃止
1951（昭和26）年	新結核予防法	2007（平成19）年．感染症法に統合
1953（昭和28）年	らい予防法	1996（平成8）年
1989（平成元）年	後天性免疫不全症候群の予防に関する法律	1999（平成11）年．感染症法の施行に伴って廃止
1999（平成11）年	感染症の予防及び感染症の患者に対する医療に関する法律（感染症法）	

感染症の発生状況や治療方法も常に変化し続けており，より確実な感染症対策が必要となっている．

新型インフルエンザ等対策特別措置法と検疫法

　私たちの日常に重大な影響を与える感染症が発生した場合，まん延を防ぐために人々の日常生活は制限を余儀なくされる．しかし，人の行動を制限するためには相応の根拠が必要である．そのため，状況に対応するための法律の改正と，それに基づいた対策が行われている．

●新型インフルエンザ等対策特別措置法（特措法）とは

　特措法は国民の大部分が免疫をもっていない新型インフルエンザ等感染症や新感染症に対応するために，2013年に施行された法律である．

　特措法は，日常的に私たちの生活で行われるヒトとヒトとの直接の接触を回避することにより，感染の機会を減らすための法律的な根拠を定めている．たとえば，緊急事態宣言の発出，国民への感染症に対する知識の普及，外出自粛の要請，まん延防止等重点措置（飲食店などの営業時間の変更などの要請，要請に応じない場合の命令など）の実施，住民に対する予防接種の啓蒙などはこの法律に基づいて行われる．

●検疫法の改正

　2021年2月に検疫法が改正され，検疫感染症の無症状病原体保有者も患者とみなして検疫法の規定を適用することになった（第2条第3項）．したがって，新型コロナウイルス（COVID-19）の無症状病原体保有者も検疫法での対応が可能となった．また，この法改正により検疫所長が患者などに対して感染防止のために健康状態の報告，宿泊療養および自宅待機など必要な協力を求めるための法的位置づけが明らかになった（第16条の2）．

●COVID-19の対応における特措法，検疫法

　日本では当初，COVID-19は感染症法における指定感染症に分類され，特措法，検疫法の対象疾患に該当しなかった．そのため，2020年3月14日から2021年1月31日までの期間で特措法の対象疾患となるよう改正され，2021年1月にその期間が1年間延長された．検疫法においても，2020年2月，検疫法第34条に規定する感染症として指定する政令が施行され，対応が行われた．

　2021年2月，感染症法が一部改正され，「新型インフルエンザ等感染症」の定義に新型コロナウイルス感染症および再興型コロナウイルス感染症が追加された（第6条第7項）．その結果，COVID-19は，特措法および検疫法の対象疾患となった．

B. 感染症法の概要

1 ●感染症法の目的と理念

　感染症法の目的は，感染症の予防と患者の医療に関する必要な措置を定め，感染症の発生の予防とまん延（感染症に罹患した患者が増加していく状態）の防止を図り，それによって公衆衛生の向上，増進を図ることである（第1条）．基本理念として，感染症に対して国および地方公共団体が行う施策は，総合的，計画的に推進されることが示され，国際的動向をふまえて新感染症などに迅速，適確に対応できるようにすること，感染症の患者の人権を尊重することが含まれている（第2条）．

　人権の尊重については，感染症法前文の中でも「過去にハンセン病，後天性免疫不全症

候群等の感染症の患者等に対するいわれのない**差別**や**偏見**が存在したという事実を重く受け止め，これを教訓として今後に生かすことが必要」とされている．したがって，看護師は未知の病原微生物に対応する実践の場面においても，患者が安心して治療を受けることができるようにかかわるだけでなく，差別や偏見を受けないよう，また差別や偏見を感じることのないよう配慮する必要がある．そのためには，最新の知見を得ること，基本的な感染予防が実施できること，個人情報の保護および対象者の立場を重んじた言動が求められる．

2 ● 事前対応型行政の構築

伝染病予防法では，感染症発生後の対応が定められていたのに対し（事後対応型行政），感染症法では普段から感染症の発生，拡大を予防するための**事前対応型行政**になった．具体的には，①感染症発生動向調査体制を整備し，法律の類型に沿って感染症の発生状況を把握する，②国による基本的指針の策定と都道府県による予防計画の策定，③国による特定感染症予防指針の策定があげられる．

a. 感染症発生動向調査

感染症発生動向調査は，感染症の発生情報を正確に把握，分析するために行われ，対象となる感染症は全数把握対象疾患と定点把握対象疾患に分類される．

全数把握対象疾患は，すべての医師が，すべての患者の発生について届出を行う感染症である．一～四類感染症，厚生労働省令で定める五類感染症（厚生労働省令で定める疾患），新型インフルエンザ等感染症が該当する．これらを診断した医師は**ただちに**最寄りの保健所を通じて都道府県知事に届け出なければならない．

定点把握対象疾患は，指定届出機関が患者の発生を届け出る感染症であり，五類感染症の一部が該当する．収集された情報は，国立感染症研究所から感染症発生動向調査週報（infectious diseases weekly report：IDWR）として国民や医療機関に提供，公開されている．

b. 国による基本的指針の策定，都道府県による予防計画の策定

感染症の予防の総合的な推進を図るための基本的な指針は，以下の内容を厚生労働大臣が定め，各都道府県はこの基本指針に即して，感染症の予防のための施策の実施に関する計画を定めている（第9条第1，2項）．感染症の特性から，ひとたび感染症が発生した場合，迅速に対応する必要があるため，事前の十分な準備を法律で定めている．

厚生労働大臣が定める感染症の予防の総合的な推進を図るための基本的な指針
- 感染症の予防の推進の基本的な方向
- 感染症の発生の予防のための施策に関する事項
- 感染症のまん延の防止のための施策に関する事項
- 感染症に係る医療を提供する体制の確保に関する事項
- 感染症及び病原体等に関する調査及び研究に関する事項
- 感染症に係る医療のための医薬品の研究開発の推進に関する事項
- 感染症の病原体等の検査の実施体制及び検査能力の向上に関する事項

- 感染症の予防に関する人材の養成に関する事項
- 感染症に関する啓発及び知識の普及並びに感染症の患者等の人権の尊重に関する事項
- 特定病原体等を適正に取り扱う体制の確保に関する事項
- 緊急時における感染症の発生の予防及びまん延の防止並びに医療の提供のための施策に関する事項
- その他感染症の予防の推進に関する重要事項

c. 国による特定感染症予防指針の策定

特定感染症予防指針は，感染症のうち，とくに総合的に予防のための施策を推進する必要がある疾患について，原因の究明，発生の予防とまん延の防止，医療の提供，研究開発の推進，国際的な連携などについて，予防の推進を図るための指針を厚生労働大臣が作成し，公表するものである（第11条第1項）．2021年10月現在，インフルエンザ，ウエストナイル熱などの蚊媒介感染症，結核，後天性免疫不全症群，性器クラミジア感染症などの性感染症，麻疹，風疹に対する特定感染症予防指針が作成，公表されている．

3 ● 感染症類型と届出の規定

感染症法では，「感染症」を，一〜五類感染症，新型インフルエンザ等感染症，指定感染症および新感染症と定義している（第6条，**表Ⅲ-1-2**）．

a. 一〜五類感染症（第6条第2〜6項）

一〜三類感染症は，感染力とそれに罹患した場合の症状の重篤性などに基づいた危険性によって分類されている．たとえば，一類感染症は危険性がきわめて高い感染症で，患者，疑似症患者および無症状病原体保有者は，入院などの措置を必要とする感染症である．一〜三類感染症は強制的な措置の対象（入院，消毒，特定職種への就業制限）となるため，疾患名はすべて法律で規定されている．

四類感染症は一〜三類感染症以外の感染症で，主に動物などを介してヒトに感染する感染症である．**五類感染症**は，国が感染症発生動向調査を行い，必要な情報を国民一般や医療関係者に提供・公開することで発生・まん延を防止する感染症である．四〜五類感染症は強権的な措置の対象にならないため，代表的な疾患のみ感染症法に例示し，具体的内容は政令（四類），厚生労働省令（五類）で定めている．

b. 新型インフルエンザ等感染症（第6条第7項）

新型インフルエンザ等感染症とは，新型インフルエンザ，再興型インフルエンザ，新型コロナウイルス感染症および再興型コロナウイルス感染症を指す．

新型インフルエンザとは，新たにヒトからヒトに伝染する性質を獲得するようになったウイルスを病原微生物とするもので，**再興型インフルエンザ**は，かつて世界的に流行し，その後流行することなく長期間が経過したインフルエンザである．**新型コロナウイルス感染症**は，新たにヒトからヒトに伝染する性質を獲得するようになったコロナウイルスを病原微生物とする感染症で，**再興型コロナウイルス感染症**は，かつて世界的規模で流行したコロナウイルスを病原微生物とする感染症でその後流行することなく長期間が経過してい

表Ⅲ-1-2　感染症法に基づく感染症の類型（2021年10月時点）

		感染症名		感染症の性格・届出
感染症類型	一類感染症	・エボラ出血熱 ・クリミア・コンゴ出血熱 ・痘そう ・南米出血熱	・ペスト ・マールブルグ病 ・ラッサ熱 合計7疾患	【性格】感染力，罹患した場合の重篤性などに基づく総合的な観点からみた危険性がきわめて高い感染症 【届出】診断後ただちに届出
	二類感染症	・急性灰白髄炎 ・結核 ・ジフテリア ・重症急性呼吸器症候群 　（SARS）	・中東呼吸器症候群（MERS） ・鳥インフルエンザ（H5N1） ・鳥インフルエンザ（H7N9） 合計7疾患	【性格】感染力，罹患した場合の重篤性などに基づく総合的な観点からみた危険性が高い感染症 【届出】診断後ただちに届出
	三類感染症	・コレラ ・細菌性赤痢 ・腸管出血性大腸菌感染症	・腸チフス ・パラチフス 合計5疾患	【性格】感染力，罹患した場合の重篤性などに基づく総合的な観点からみた危険性は高くないが，特定の職業への就業によって感染症の集団発生を起こしうる感染症 【届出】診断後ただちに届出
	四類感染症	・E型肝炎 ・A型肝炎 ・黄熱 ・Q熱 ・狂犬病 ・ジカウイルス感染症	・鳥インフルエンザ（H5N1, 　H7N9を除く） ・ボツリヌス症 ・マラリア ・デング熱 ・その他の感染症（政令で規定） 合計44疾患	【性格】動物，飲食物などの物件を介してヒトに感染し，国民の健康に影響を与えるおそれのある感染症（ヒトからヒトへの伝染はない） 【届出】診断後ただちに届出
	五類感染症	【全数把握】 ・ウイルス性肝炎（E型肝炎及びA型肝炎を除く） ・クリプトスポリジウム症 ・後天性免疫不全症候群 ・梅毒 ・侵襲性髄膜炎菌感染症 ・風しん ・麻しん ・その他の感染症（省令で規定） 合計24疾患	【定点把握】 ・インフルエンザ（鳥インフルエンザ及び新型インフルエンザ等感染症を除く） ・性器クラミジア感染症 ・メチシリン耐性黄色ブドウ球菌感染症 ・その他の感染症（省令で規定） 合計25疾患	【性格】国が感染症発生動向調査を行い，その結果などに基づいて必要な情報を国民一般や医療関係者に提供・公開していくことによって，発生・まん延を防止すべき感染症 【届出】 ・侵襲性髄膜炎菌感染症，風しん，麻しん：ただちに届出 ・全数把握：診断後7日以内に届出 ・定点把握：週ごとまたは月ごとに届出（疾患によって異なる）
新型インフルエンザ等感染症		・新型インフルエンザ ・再興型インフルエンザ ・新型コロナウイルス感染症 ・再興型コロナウイルス感染症		【性格】全国的かつ急速なまん延により国民の生命・健康に重大な影響を与えるおそれのあるもの 【届出】診断後ただちに届出
指定感染症		・政令で1年間に限定して指定される感染症		【性格】既知の感染症の中で上記一〜三類，新型インフルエンザ等感染症に分類されない感染症で一〜三類に準じた対応の必要が生じた感染症 【届出】診断後ただちに届出
新感染症		【当初】 都道府県知事が厚生労働大臣の技術的指導・助言を得て個別に応急対応する感染症	【要件指定後】 政令で症状などの要件指定をした後に一類感染症と同様の扱いをする感染症	【性格】ヒトからヒトに伝染すると認められる疾患であって，既知の感染症と症状などが明らかに異なり，その伝染力，罹患した場合の重篤度から判断した危険性がきわめて高い感染症 【届出】診断後ただちに届出

るものである．

　ここに分類される感染症は，多くの国民が免疫をもっていないため，ひとたび感染が起これば，急速に国内でまん延し，国民の生命や生活に重大な影響をもたらすおそれがある．

c. 指定感染症（第6条第8項）

　指定感染症とは，すでに知られている感染症であり，一〜三類感染症，新型インフルエンザ等感染症に分類されないが，これらの感染症と同様の対応を必要とする感染症である．

つまり，感染症法に位置づけられていないが，病原微生物が明らかな感染症であり，政令で1年以内に限定して指定される．近年では，2019年に発生した新型コロナウイルス感染症（COVID-19）が指定感染症として定められていたが，既述の通り，2021年2月以降は新型インフルエンザ等感染症に位置づけられた．

　このような分類を設けるのは，生命の危険をもたらす感染症が発生，流行した場合に緊急で措置を講ずるためである．指定感染症に分類されると，原則1年間限定で感染症法の一～三類分類または新型インフルエンザ等感染症と同様の対応をとることが可能となる．この分類が適用されなかった場合，感染者に対して，入院措置をとることができない，濃厚接触者に自宅待機の要請ができない，就業制限することができないなどの問題が生じ，感染を拡大させる危険性がある．

d. 新感染症（第6条第9項）

　新感染症は，ヒトからヒトに伝染する未知の疾患で，罹患した場合の病状が重篤であり，まん延により国民の生命と健康に重大な影響をもたらす可能性のある感染症である．指定感染症との違いは病原微生物が判明しているかどうかである．新たな感染症が発生すると，原因が明らかになるまでは時間がかかり，その間何も対策が行われない場合，大きな損失が発生する危険性がある．新感染症は，一類感染症と同様の対応をすることとしており，2003年に発生した重症急性呼吸器症候群（severe acute respiratory syndrome：SARS）は，同年4月から新感染症，7月から指定感染症となり，11月から一類感染症となった．

日本における感染症にかかわる医療体制

A. 法規に基づく医療機関・病床の分類

　　日本における感染症にかかわる医療体制は，感染症法による分類に基づいて整備されている．

1 ● 感染症法に基づく医療機関の分類：感染症指定医療機関

　　感染症法において「感染症指定医療機関」は，特定感染症指定医療機関，第一種感染症指定医療機関，第二種感染症指定医療機関および結核指定医療機関と定義されている（第6条第12項）．

a. 一類感染症，二類感染症，新型インフルエンザ等感染症，新感染症の医療体制 (表Ⅲ-2-1)

　　特定感染症指定医療機関は，新感染症の所見のある者，一類感染症または二類感染症，新型インフルエンザ等感染症の患者の入院を担当する医療機関として厚生労働大臣が指定した病院である．

　　第一種感染症指定医療機関は，一類感染症，二類感染症または新型インフルエンザ等感染症の患者が入院する医療機関として都道府県知事が指定した病院である．

　　第二種感染症指定医療機関は，二類感染症または新型インフルエンザ等感染症の患者が入院する医療機関として都道府県知事が指定した病院である．

　　新感染症の入院費用は全額公費負担，一〜二類感染症，新型インフルエンザ等感染症は

表Ⅲ-2-1　感染症類型と医療体制（2020年10月時点）

		医療体制		
		特定感染症 指定医療機関	第一種感染症 指定医療機関	第二種感染症 指定医療機関
担当する感染症類型		・新感染症 ・一類感染症 ・二類感染症 ・新型インフルエンザ等感染症	・一類感染症 ・二類感染症 ・新型インフルエンザ等感染症	・二類感染症 ・新型インフルエンザ等感染症
医療機関の指定		厚生労働大臣	都道府県知事	都道府県知事
医療機関の設置数	設置の目安	全国で数ヵ所	都道府県に1ヵ所ずつ	都道府県で複数箇所 （二次医療圏で1ヵ所程度）
	2020年10月1日現在の指定状況	4医療機関（10床）	56医療機関（105床）	・感染症病床を有する機関： 351医療機関（1,752床） ・結核病床を有する機関*： 274医療機関（3,652床）

*結核患者収容モデル事業を実施する指定医療機関を含む．

医療保険が適用され，患者負担分が公費負担となる．

b．結核の医療体制

　結核指定医療機関は，結核患者に対して適正な医療を担当する医療機関として都道府県知事が指定した病院，診療所，薬局である．治療費は医療保険を適用し，患者の自己負担額は総額の5%になるように調整され，残りは公費負担である．

c．三類感染症，四類感染症，五類感染症の医療体制

　上記以外に分類される三〜五類感染症は基本的には一般の医療機関が対応し，医療費も通常の医療保険が適用される．

2●医療法に基づく病床の分類：感染症病床，結核病床

　医療法上，感染症病床とは，感染症法に規定する一〜二類感染症，新型インフルエンザ等感染症および指定感染症の患者ならびに新感染症の所見がある者を入院させるための病床であり（第7条第2項），結核病床とは結核の患者を入院させるための病床である（第7条第3項）．

　感染症病床，結核病床には，患者から医療従事者やほかの患者への伝播を防御できる施設設備を設置しなければならない．具体的には感染症病室，結核病室の空気が風道を通じて病院，診療所内のほかの場所に流入しないような機械換気設備，感染予防のための遮断設備，消毒設備などが必要である（同施行規則第16条第1項第5，7，12号）．

B．入院に伴う法的手続きと人権尊重

　かつて，感染症に罹患した患者は社会から「隔離」され，それが人権侵害や差別につながることもあった．そのため，感染症法では，入院の必要のある感染症患者については，説明と同意による患者または保護者の意思に基づく入院を促す入院勧告制度を導入している（第19条第1，2項，第20条第1項）．入院期間は72時間を超えてはならないとし，引き続き入院が必要な場合は，第三者的機関である感染症の診査に関する協議会の意見を聴いたうえで10日以内の期間を定めて入院の勧告などを行う．また，入院延長の勧告を行う際に，都道府県知事は患者またはその保護者に対し，意見を述べる機会を与えたり，聴取書に記載された内容を参酌（十分に照らし合わせて参考にすること）したうえで，勧告を行う．

　感染症という特質上，患者はいったん入院すると外界との接触が制限され，それにより普段とは異なる生活を強いられる可能性も高い．したがって，患者が自分の病状や入院の必要性を理解したうえで入院すること，正当な理由なく長期間入院を強いられ，社会から隔絶されないための入院手続きが法律上定められている．

公衆衛生と感染症

これまでみてきたように，感染症法は，日本における感染症の発生予防とまん延防止を図るための中心的な法律である．ほかに，感染症対策にかかわる法律として，個人が免疫を獲得し，社会全体にまん延しないようにするための**予防接種法**，海外から感染症が入り込まないための**検疫法**がある．また，**学校保健安全法**の中では学校という集団生活の中で感染症を予防し，拡大を防ぐための方策が定められている．以下，それぞれについて説明する．

A. 予防接種法

1 ● 予防接種法の概要

予防接種には，個人の感染予防・重症化の予防，また集団が接種することで感染症のまん延を防止する目的がある．

予防接種法の目的は，伝染のおそれがある疾病の発生とまん延を予防するために予防接種を行うこと，予防接種による健康被害の迅速な救済を図ることである（第1条）．そして予防接種は，疾病に対する免疫を得るために予防に有効であることが確認されているワクチンを，人体に注射，または接種することと定義している（第2条第1項）．

予防接種法では，厚生労働大臣が次のように予防接種基本計画を策定することとされている（第3条）．

予防接種基本計画の内容
- 予防接種に関する施策の総合的かつ計画的な推進に関する基本的な方向
- 国，地方公共団体その他関係者の予防接種に関する役割分担に関する事項
- 予防接種に関する施策の総合的かつ計画的な推進に係る目標に関する事項
- 予防接種の適正な実施に関する施策を推進するための基本的事項
- 予防接種の研究開発の推進及びワクチンの供給の確保に関する施策を推進するための基本的事項
- 予防接種の有効性及び安全性の向上に関する施策を推進するための基本的事項
- 予防接種に関する国際的な連携に関する事項
- その他予防接種に関する施策の総合的かつ計画的な推進に関する重要事項

2 ● 予防接種の種類

予防接種法において予防接種は，定期の予防接種，臨時の予防接種に分類される．

表Ⅲ-3-1　予防接種法による定期接種の対象疾病

分類	目的	実施主体	対象疾病	接種の対象年齢（予防接種法施行令に基づく）
A類疾病	集団予防	市町村	ジフテリア	・生後3月から生後90月にいたるまで ・11歳以上13歳未満の者
			百日咳	・生後3月から生後90月にいたるまで
			急性灰白髄炎（ポリオ）	・生後3月から生後90月にいたるまで
			麻しん	・生後12月から生後24月にいたるまで
			風しん	・小学校就学1年前から就学までの間
			日本脳炎	・生後6月から生後90月にいたるまで ・9歳以上13歳未満の者
			破傷風	・生後3月から生後90月にいたるまで ・11歳以上13歳未満の者
			結核	・1歳にいたるまでの間にある者
			Hib感染症	・生後2月から生後60月にいたるまで
			肺炎球菌感染症（小児）	・生後2月から生後60月にいたるまで
			ヒトパピローマウイルス感染症	・12歳となる日の年度の初日から16歳となる日の年度の末日までの間にある女子[2]
			水痘[1]	・生後12月から生後36月にいたるまで
			B型肝炎[1]	・1歳にいたるまで
			痘そう[1]	・現在実施されていない
			ロタウイルス感染症[1]	・生後6週0日から，生後32週0日までの間 ※使用するワクチンによって期限が異なる
B類疾病	個人予防	市町村	インフルエンザ（高齢者）	・65歳以上の者 ・60歳以上65歳未満の者であって，厚生労働省令で定める者
			肺炎球菌感染症（高齢者）[1]	・65歳の者 ・60歳以上65歳未満の者であって，厚生労働省令で定める者

[1] 予防接種法施行令で定める疾病．
[2] 2013年6月以降，定期接種の積極的な勧奨を控えていたが，2020年10月の厚生労働省からの通知において，接種対象年齢の女子を対象にワクチン接種について検討・判断できるよう周知を図ることが求められることとなった．これにより，対象者が接種を希望する場合の勧奨に変更となった．

a. 定期接種

　予防接種法では，定期の予防接種の対象となる疾病をA類疾病とB類疾病に分類している（表Ⅲ-3-1）．

　A類疾病は，ヒトからヒトに伝染すること，罹患した場合の病状が重篤になることから発生とまん延を予防するために定期的な予防接種が必要な疾病であり，**集団予防**目的で行う．国の積極的な勧奨があり，本人（保護者）は予防接種を受けるように努めなければならない（努力義務）．対象疾病には，ジフテリア，百日咳，急性灰白髄炎（ポリオ）などがある（第2条第2項，同施行令第1条）．

　B類疾病は，個人の発病または重症化を防止し，これによりそのまん延を予防することを目的として，定期的に予防接種を行う疾病である．**個人予防**に重点をおき，本人（保護者）への努力義務や国による積極的な勧奨はない．対象疾病には，インフルエンザ，肺炎

球菌感染症（高齢者がかかるものに限る）がある（第2条第3項，同施行令第1条の2）．

b. 臨時接種

臨時の予防接種は，A類疾病およびB類疾病のうち厚生労働大臣が定める疾病のまん延を予防するために緊急の必要があると認めるときに都道府県，市町村が実施するものである．

c. 任意の予防接種

予防接種法に基づく定期接種以外でも，状況に応じてワクチンを接種することができ，これを任意接種という．たとえば，季節性のインフルエンザや流行性耳下腺炎など個人が感染症にかかったり重症になるのを防ぐために受けるもの，海外渡航先によって接種することが望ましい予防接種（A型肝炎，黄熱など），定期接種を受けそびれたり，受ける機会がなかった場合に対象年齢以外で受ける予防接種，免疫機能が低下した人に接する機会がある場合に感染を防ぐために受ける予防接種などがこれに該当する．

3● 健康被害が生じた場合の救済

予防接種の副反応による健康被害は，まれであるものの不可避的に生じるため，接種に関係する過失の有無にかかわらず，予防接種法による予防接種と健康被害との因果関係が認定された場合に予防接種健康被害救済制度による補償がある．

任意接種によって同様の健康被害が発生した場合は，予防接種法での補償ではなく，医薬品副作用被害救済制度などによる補償の対象となる．

B.　検疫法

検疫法の目的は，国内に常在しない感染症の病原微生物が船舶または航空機を介して国内に侵入するのを防止することである（第1条）．この中で検疫感染症を感染症法の一類感染症，新型インフルエンザ等感染症，政令で指定される感染症（ジカウイルス感染症，新型コロナウイルス感染症，デング熱など）としている（第2条）．検疫所長は，検疫後，検疫感染症の感染者は感染症指定医療機関での隔離（入院）と治療，濃厚接触者には医療機関，船舶，宿泊施設などでの停留（経過観察）の措置を行う．また，検疫感染症の病原微生物に汚染，汚染した可能性のある物や場所の消毒を行い，海外から病原微生物が国内に入ることを阻止している．

C.　学校保健安全法

学校で感染症が発生した場合，児童，生徒の健康や教育活動に影響が生じるおそれがあるため，予防および発生時の対応は重要である．

学校保健安全法は学校での児童生徒および職員の健康の保持増進を図るための法律である（第1条）．校長は，感染症にかかっている，かかっている疑いがある，かかるおそれのある児童生徒等があるときは，出席を停止させることができる（第19条）．また，学校の設置者は，感染症の予防上必要があるときは，臨時に学校の全部または一部の休業を行

うことができる（第20条）．また学校保健安全法施行規則の中で学校における予防対象の感染症を分類し，出席停止期間の基準を定めている．

第**IV**章

感染予防策の実施における考え方

学習目標

1. 「基礎看護学」で学習した感染予防策に関する基本的な考え方を復習する.
2. さまざまな看護場面において,なぜ・いつ・どのようにして感染予防策を実施すべきであるのかを理解する.

1 感染予防のための基本的な考え方

A. 清潔と不潔（汚染）の概念

　医療現場においては，清潔と不潔の概念が重要となる．清潔とは，病原性を発現するだけの量の微生物がいない状態で，不潔とは，病原微生物がいるか，あるいはいると想定される状態のことである．病原微生物の存在が疑われれば，すべてを「不潔（汚染）」とみなす．患者へ感染させないための区分として，慣例的に用いられている用語である．

　こうした清潔・不潔の概念は，手術など高度な清浄度が求められる外科的処置の場面やさまざまなケアの場面で用いられている．場面によって患者への感染リスクは異なるため，場面ごとに清潔・不潔の範囲が異なることがあるが，いずれの場面でも，患者への感染を予防するという目的を果たすためであることを理解しておく．それぞれの場面について，スポルディング（Spaulding EH, 1907-1995）が提唱した器具分類（**表Ⅳ-1-1**，医療器材の使用目的と使用部位に対する感染の危険度に応じて，クリティカル，セミクリティカル，ノンクリティカルの3つのカテゴリーに分類する）と照らし合わせ，例を出して紹介する．

1 ● 外科的処置場面での清潔と不潔

　外科的処置の場面では，清潔とは滅菌や消毒（高水準消毒）されたものや状態，不潔とは滅菌や消毒がされていないものや状態として区別されている．見た目ではまったく汚染されていないように見える医療材料でも，滅菌や消毒がされていない医療材料は不潔と判断する．

　手術操作をするエリアは清潔野と呼ぶ．清潔野には，消毒した患者の皮膚も含まれる．手術で消化管などの無菌でない領域にメスなどを入れた場合には，そのメスは不潔となった手術器具となり，清潔野においても区別して取り扱う対象となる．手術中は，外回り看護師や麻酔科医師が，滅菌されていない手袋を使用することがあるが，外科的処置の場面における清潔・不潔の概念では，これは不潔な手袋となる．このような「不潔な手袋を使う」などの表現方法は，医療従事者以外の人々には誤解を抱かせるため，「未滅菌の清潔な手袋」と表現し，使用後の汚染手袋とは区別することが望ましい（**表Ⅳ-1-2**）．手術時に着用する滅菌ガウンも，着用後の清潔と不潔のエリアが決められている（**図Ⅳ-1-1**）．滅菌手袋で不潔エリアを触ってしまった場合には，手袋は不潔になり，交換が必要になる．

　清潔と不潔は，病原微生物が**目で見える**ものではないため，医療従事者が「大体ここまで」とルールを決め，それに則って判断している．少しでも不潔になってしまったという要素があれば，それは不潔とみなして良心に従って対処していくことが大切である．

表Ⅳ-1-1　スポルディングの分類

分　類	処理分類	使用部位	器　具（例）
クリティカル	滅菌	生体の無菌域 血管・無菌の組織	手術器具 インプラント（体内埋め込み型医療機器）　など
セミクリティカル	高水準消毒	正常粘膜（無菌域）や創のある皮膚	軟性内視鏡 呼吸器回路 喉頭鏡　　　など
	中水準消毒	正常粘膜（口腔・直腸）	喉頭鏡ブレイド 粘膜体温計 眼圧計　　　　　など
ノンクリティカル	低水準消毒 または洗浄	正常皮膚	血圧計のマンシェット 聴診器・膿盆・薬杯 尿器・便器　　　　　など

表Ⅳ-1-2　医療現場における清潔と不潔（汚染）および無菌操作と清潔操作

外科的処置場面での区分	清潔		不潔		
医療環境，ケア場面での区分	清潔			不潔	
求められる操作	← 無菌操作 → ← 清潔操作 →				
	滅菌	高水準消毒	未滅菌 病原微生物（−）	未滅菌 病原微生物（±）	汚染 病原微生物（＋）
スポルディングの分類	クリティカル	セミクリティカル 高水準消毒	セミクリティカル 中水準消毒 ノンクリティカル 低水準消毒，洗浄	—	—
				—	—
物品・器具類の状態，保管・管理の原則	・滅菌処理 ・厳重に保管	・高水準消毒処理し乾燥保管 ・手術時・注射時の生体消毒	・中水準・低水準消毒処理し乾燥保管 ・商品ケース内で汚染させずに保管管理	・保管管理不良 ・商品ケースから出し環境や人の手などで汚染された状態（手袋を箱から取り出しポケットに入れるなど）	・使用済み ・他者が使用したもの
具体例	・滅菌器具 ・滅菌手袋 ・滅菌ガーゼ	・高水準消毒された器具 ・消毒した皮膚	・口腔用吸引チューブ ・未滅菌の清潔手袋 ・未滅菌の清潔ガーゼ	・未滅菌・未使用だが，管理不良の不潔手袋・不潔ガーゼ	・術中に汚染臓器に接触した器具 ・使用した手袋

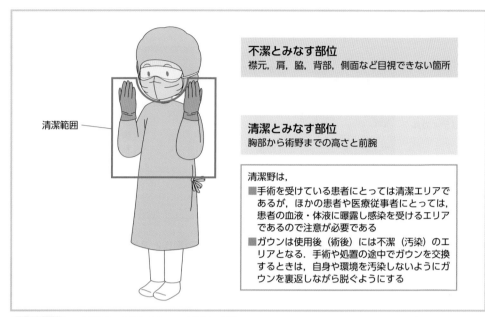

不潔とみなす部位
襟元，肩，脇，背部，側面など目視できない箇所

清潔とみなす部位
胸部から術野までの高さと前腕

清潔野は，
■手術を受けている患者にとっては清潔エリアであるが，ほかの患者や医療従事者にとっては，患者の血液・体液に曝露し感染を受けるエリアであるので注意が必要である
■ガウンは使用後（術後）には不潔（汚染）のエリアとなる．手術や処置の途中でガウンを交換するときは，自身や環境を汚染しないようにガウンを裏返しながら脱ぐようにする

清潔範囲

図Ⅳ-1-1　手術時の滅菌ガウンの清潔の範囲

2 ● ケア場面での清潔と不潔

ケア場面で用いられる清潔・不潔については，患者に使用する衛生的に管理された物品を配置する環境を清潔エリア，使用済みのものや汚染されているものを配置する環境を不潔エリアと区別する場合に用いられる．ケアの最中に清潔な物品と不潔な物品が混合することで，物品を介して患者に病原微生物が伝播しないように，エリアを決めゾーニング（次項参照）している．

ケアで使用するワゴン台は，上段を清潔エリア，下段を不潔エリアと決め，上段の清潔エリアには未使用の物品を置き，下段の不潔エリアには使用後の物品，廃棄物，便器・尿器など汚染物を入れるものを配置する（**表Ⅳ-1-3**）．この場合，清潔エリアに置く未使用の物品は必ずしも滅菌や消毒（高水準〜低水準消毒）がされているわけではなく，洗浄した物品や収納庫から新たに取り出した物品となる．具体的には，未滅菌の清潔ガーゼや未滅菌の清潔手袋やエプロンなどの容器や，洗浄されたガーグルベースンなどが該当する．このように，清潔エリアには滅菌または高水準消毒されたもののみを配置する外科的処置の清潔の考え方とは異なっている．

3 ● ゾーニング

a. 空調設備に基づくゾーニング

医療機関内を清浄度のクラス別に分類することをゾーニングという．

ゾーニングの基準は空調設備であり，日本では，『病院設備設計ガイドライン』に基づいて，病院内の各部屋は，「高度清潔区域」から「拡散防止区域」までの5段階に分類され，空気清浄度が規定されている（**表Ⅳ-1-4**）．

表Ⅳ-1-3　ケア場面での清潔と不潔の区別（ゾーニング）

● 垂直面のゾーニングの例（ワゴン台の場合）

	清潔（区域）	不潔（区域）	ゾーニングのポイント
	• ワゴン上段：清潔ケア用の物品（手指消毒薬，未滅菌の清潔手袋など）を配置	• ワゴン下段：使用済みの物品やごみなどの廃棄物入れを配置	• 清潔と不潔物品の配置を区分する • ワゴン台は，使用前に除菌用クロスで上段から下段の順に清拭・清掃する • ワゴン中段を準清潔として使用する場合もある

● 水平面のゾーニングの例（病棟フロアの場合）

	清潔（区域）	不潔（区域）	ゾーニングのポイント
	• 処置室：患者の処置（創傷の手当て，簡易な縫合手術など）を行うエリア • 薬剤準備室：注射剤などを準備するエリア • 清潔リネン収納庫 • 病室	• 洗浄室 • 汚物処理室 • 不潔リネン収納庫：器材の処理や感染性廃棄物の後始末をする場所	• 薬剤の準備・処理の場合：薬剤準備室へ，使用済みの薬剤パックや注射針などを持ち込まないような構造とする．もしくは，薬剤の準備台の下へ，不潔なものを処理するエリアを設け，垂直面のゾーニングを行う

表Ⅳ-1-4　病院室内清浄度区分

クラス	名称	摘要	該当例	室内圧
Ⅰ	高度清潔区域	HEPAフィルタを使用 層流方式	バイオクリーン手術室 易感染患者用病室	陽圧
Ⅱ	清潔区域	高性能以上のフィルタを使用	一般手術室	陽圧
Ⅲ	準清潔区域	高性能に近い中性能以上のフィルタを使用	未熟児室 ICU/NICU/CCU 血管造影室　　　　　　　など	陽圧
Ⅳ	一般清潔区域	中性能以上のフィルタを使用することが望ましい	一般病室 診察室 救急外来 一般検査室　　　　　　　など	等圧
Ⅴ	汚染管理区域	有害物質や感染性物質が室外へ漏出しないよう，陰圧を維持 ※空気感染する疾患を隔離する場合は，前室を設ける	細菌検査室・病理検査室 隔離診察室 感染症用隔離病室 解剖室　　　　　　　　　など	陰圧
	拡散防止区域	不快な臭気や粉塵などが室外へ拡散しないよう，陰圧を維持 強制排気	患者用トイレ 汚物処理室　　　　　　　など	陰圧

陽圧：外気が室内へ流入するのを防ぐ，等圧：室内外で空気を循環させる，陰圧：室内の空気が室外へ流出するのを防ぐ．
[日本医療福祉設備協会：3. 室内環境 3)清浄度分類．病院設備設計ガイドライン（空調設備編）HEAS-02-2013, p.19-22, 2013より許諾を得て改変し転載]

b. 水平面のゾーニング，垂直面のゾーニング

　空調設備にかかわらず，ある特定のエリアを清浄度別に区分けすることも，ゾーニングという．病棟内を使用目的に応じて清潔エリアと不潔エリアに区分けすること，たとえば感染症患者の入院病棟などにおいて，病原微生物によって汚染されている区域（汚染区域）と汚染されていない区域（清潔区域）を区分けする場合がある．これらを**水平面のゾーニング**というのに対し，前項で述べたワゴン台のように上段と下段を区分けする場合を**垂直面のゾーニング**という．

　新型コロナウイルス感染症（COVID-19）患者を受け入れる医療機関や検査機関は，感染者からの感染拡大予防策の1つとして，水平面のゾーニングを行って対応した．

　ケア場面で用いられる清潔と不潔の区別（ゾーニング）について，**表Ⅳ-1-3**に示した．

B. 無菌操作と清潔操作の違い

1 ● 滅菌と無菌操作

　無菌とは，すべての微生物が存在しない状態のことである．無菌性を達成するためのプロセスとして，滅菌が行われる．すなわち**滅菌**とは，すべての微生物を殺滅または除去する行為を意味する*.

　無菌操作（aseptic technique）とは，滅菌された器具や物品で医療処置を行うときに，無菌状態を保ちながら行うことである（**表Ⅳ-1-2**）．無菌操作は，スポルディングの分類のクリティカルに該当し，具体的には，生体の無菌域での操作であり，手術操作や血管へのカテーテル挿入，医療機関内で実施する膀胱カテーテル留置などの際に用いられる．

2 ● 消毒と清潔操作

　消毒とは，生存する微生物の数を減らすために用いられる処置法であり，必ずしも微生物をすべて殺滅，除去するものではない[1]．**清潔操作**（clean technique）とは，無菌操作と同義語として用いられている場合もあるが，厳密には，病原性を発現するだけの量の微生物がいない状態を保ちながら行うことをいい，無菌とは区別される（**表Ⅳ-1-2**）．生体の無菌域ではないが，粘膜に接触する処置やケアの際に必要な操作である．具体的には，未滅菌の清潔手袋やノンクリティカル器具（低水準消毒や洗浄された物品）を用いて実施する口腔内吸引や口腔ケア，在宅における清潔間欠自己導尿（clean intermittent self-catheterization：CISC）の操作などがある．CISCとは，脊髄損傷患者など，尿排泄ができない者が自分で定期的に実施する導尿のことで，家庭の水道水で十分に手洗いを行ってから，使い捨てのカテーテルまたは洗浄して消毒液に浸してあったカテーテルを尿道へ挿入する方法である．在宅においては，自己での無菌操作が困難であること，非無菌的な操作であっても定期的に導尿をして膀胱の内圧上昇と過伸展を起こさせないようにすれば尿路感染症のリスクが低下できることから，清潔操作で実施される．口腔内について

---

*滅菌とは：あらかじめ設定された無菌性保証水準（sterility assurance level：SAL）に達した状態を維持することである[1]．SALには10^{-6}が採用されている[1]．SAL 10^{-6}とは，滅菌後の医療器械に1個の微生物が生存する確率が100万分の1である状態のこと（微生物の数を100万分の1以下にすること）である．

は，もともと常在菌が存在し無菌状態ではないため，衛生的に管理された物品を用いて実施することで，口腔内の病原微生物数を減らすことが可能である．

C. 手指衛生を行うタイミングとその根拠

医療関連感染（healthcare-associated infecion：HAI）とは，医療機関（病院）に限らず，外来，高齢者介護施設，在宅などのあらゆる場で医療の提供により引き起こされた感染を指す用語である．医療が提供された時点ではその感染症が潜伏していない，あるいは感染が起こっていないことが前提となる．医療提供の場の多様化に伴い，『隔離予防策のためのCDCガイドライン2007』においてはじめて「医療関連感染（HAI）」が提唱された[*]．

手指衛生は，感染予防の基本である標準予防策の具体的方法の1つであり，医療関連感染予防のためのもっとも基本的な対策である．医療や看護ケアの多くは手指を介して実施される．手指に付着した病原微生物を患者に伝播させないために，手指衛生を十分に行う必要がある．手指衛生を行うタイミングを理解するためには，病原微生物が医療従事者の汚染された手指を介してどのように伝播するのか，そのステップについて理解する必要がある．

1 ● 医療従事者の手指への病原微生物の定着

ヒトの皮膚には，微生物が定着している．手から採取される微生物は，通過型と常在型がある．通過型の微生物は，皮膚の表面層に定着し，通常の手洗いで容易に除去できるが，常在型の微生物は，皮膚を弱酸性に保ち，外的刺激から皮膚のバリア機能を守る役割をしており，皮脂や角質層，毛根など表皮や真皮の深いところに定着して，除去しにくいという特徴がある（**図Ⅳ-1-2**）．医療関連感染の多くは通過型の微生物によって発生するが，宿主（しゅくしゅ）の免疫機能が低下している場合には常在型の微生物が起因菌になる場合がある．

正常な皮膚からであっても，ブドウ球菌，腸球菌などの病原微生物を含んだ皮膚の扁平上皮細胞が毎日10^6個以上はがれ落ちる[2]．医療機関で患者ケアを実施している医療従事者の手には，自身の正常皮膚の落屑（らくせつ）に加え，患者の感染創や正常な皮膚からの落屑が付着し，さまざまな病原微生物が通過型の微生物として定着することになる．常在細菌である黄色ブドウ球菌は，健康成人では27％が保菌しており，鼻咽頭に保菌している者の場合では90％もの割合で手にも保菌している[3]．また，医療従事者の平均4.6％がメチシリン耐性黄色ブドウ球菌（methicillin-resistant *Staphylococcus aureus*：MRSA）を保菌しており[4]，医療従事者の中でも，医師や看護師はその割合が高いことが知られている．

---

[*]従来からの「院内感染」という語も用いられており，「院内感染」について厚生労働省は「①医療施設において患者が原疾患とは別に新たに罹患した感染症，②医療従事者等が医療施設内において感染した感染症」と定義している．

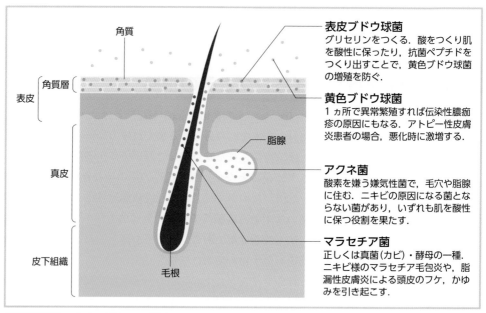

図Ⅳ-1-2　皮膚に常在する微生物
顔に住む皮膚常在菌は約10億個で，皮膚表面の角質の中や毛穴に存在するとされる．顔のほか，頭皮，腋窩，陰部，足裏に多く，腕などには少ない．

2 ● 病原微生物が手指を介して伝播するステップ（図Ⅳ-1-3）

病原微生物が手指を介して伝播するステップは，以下の通りである．

- **ステップ1**：患者の皮膚や患者の周囲にある物や環境には，無限の病原微生物が付着している．医療従事者自身が体内に病原微生物を保菌している場合もある．
- **ステップ2**：病原微生物が，そこでケアをしている医療従事者の手指に付着し，しばらく生存する．
- **ステップ3**：手指に付着し生存している状況下で，医療従事者の手洗いや手指消毒の方法が不適切であったり，当該の病原微生物に対し消毒薬の薬効が有効でない，消毒薬の使用量が少ないなどと不適切であったり，あるいは煩雑な作業中に手洗いや手指消毒が省略されてしまうことで手指が汚染状態になる．
- **ステップ4**：医療従事者の汚染した手が別の患者に接触し，病原微生物を伝播（直接伝播）させる．あるいは，ほかの患者が接触する可能性のある周辺環境に接触し，環境に新たな病原微生物が付着する．その環境に別の患者が触れることで，病原微生物が伝播（間接伝播）する．

すべての医療従事者が，ステップ3の段階を常に意識し，次の行動に移る前に，適切な方法で**手指衛生**を実施する必要がある．

3 ● 手指衛生のタイミング

a. 手指衛生を行う5つのタイミング

手指衛生は，先に述べたステップを理解し，医療従事者の手を介した伝播を断ち切るこ

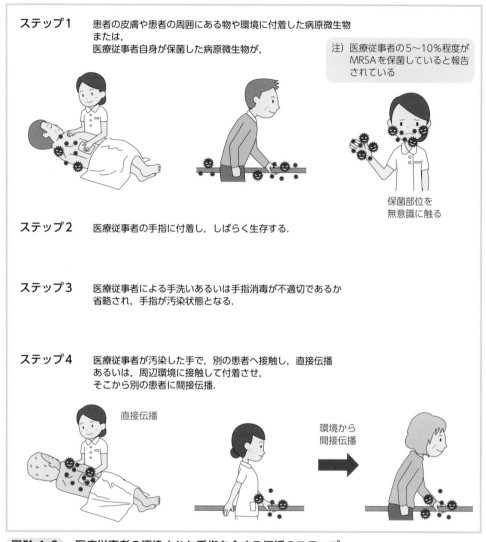

ステップ1　患者の皮膚や患者の周囲にある物や環境に付着した病原微生物
または，
医療従事者自身が保菌した病原微生物が，

注）医療従事者の5〜10%程度が
MRSAを保菌していると報告
されている

保菌部位を
無意識に触る

ステップ2　医療従事者の手指に付着し，しばらく生存する．

ステップ3　医療従事者による手洗いあるいは手指消毒が不適切であるか
省略され，手指が汚染状態となる．

ステップ4　医療従事者が汚染した手で，別の患者へ接触し，直接伝播
あるいは，周辺環境に接触して付着させ，
そこから別の患者に間接伝播．

直接伝播

環境から
間接伝播

図Ⅳ-1-3　**医療従事者の汚染された手指を介する伝播のステップ**

とができるタイミングで実施する．世界保健機関（World Health Organization：WHO）は，手指衛生のための5つのタイミングを提唱している[5]．①患者に触れる前，②清潔/無菌操作をする前，③血液・体液に曝露された可能性のあるとき，④患者に触れた後，⑤患者の周辺の環境に触れた後の5つである（**図Ⅳ-1-4**）．5つのタイミングで行う目的と具体的な場面について**表Ⅳ-1-5**にまとめた．

b. 手袋着用時の手指衛生

手指衛生の5つの場面において，手袋を着用していた場合でも，**手袋を着ける前とはずした直後に必ず手指衛生を行う必要がある**．手袋を着用していると手は汚染されていないと思いがちであるが，手袋には一定の割合で目に見えないピンホール（小さな孔）が存在している．また，手袋を着用して処置をしているときにピンホールが生じることや，手袋をはずす操作により手が汚染されることがある．このことは，バンコマイシン耐性腸球菌

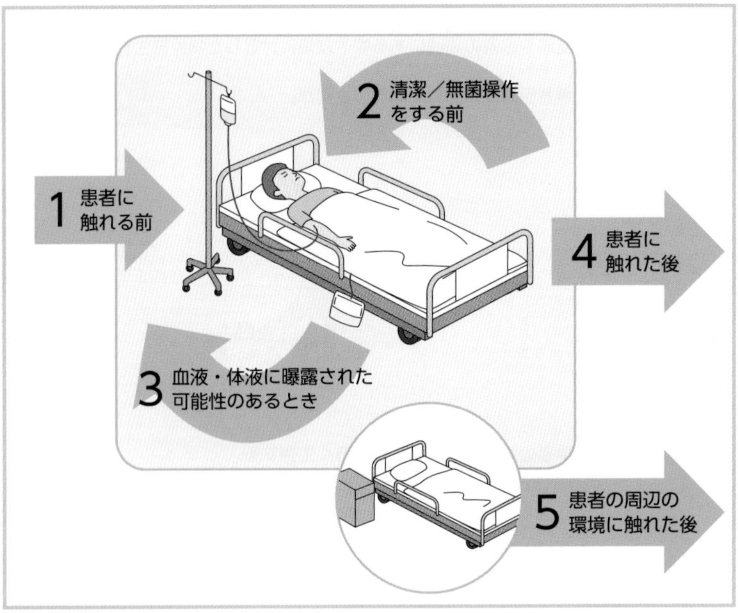

図Ⅳ-1-4　手洗いのタイミング
〔WHO：SAVE LIVES-Clean Your Hands, My 5 Moments for Hand Hygiene,〔https://www.who.int/campaigns/world-hand-hygiene-day〕（最終確認：2021年12月7日）を参考に作成〕

表Ⅳ-1-5　WHOが提唱する手指衛生の5つのタイミングとその目的

タイミング	目　的	具体的な場面
1.患者に触れる前	医療従事者の手指を介して伝播する病原微生物から患者を守るため	・バイタルサインの測定，移動介助，体位変換，食事の配膳や介助，リハビリテーションなどの各種ケアの前　　など
2.清潔／無菌操作をする前	医療従事者の手指に付着した病原微生物が患者の体内に侵入することを防ぐため	・採血，静脈注射，血糖測定 ・口腔ケア ・気管内や口腔内の分泌物の吸引 ・食事介助や経管栄養 ・与薬 ・注射剤の準備 ・各種カテーテル挿入時　　など
3.血液・体液に曝露された可能性のあるとき	医療従事者の手に付着した患者の血液・体液内の病原微生物から自分自身と医療環境を守るため	・採血や静脈注射，血糖測定を実施した後 ・口腔ケアの後 ・排泄ケアの後　　など
4.患者に触れた後	患者の体表面に付着した病原微生物から自分自身と医療環境を守るため	・バイタルサインの測定，移動介助，体位変換，食事介助，リハビリテーションなどの各種ケアの後　　など
5.患者の周辺の環境に触れた後	患者周辺の環境（物品など）に付着した病原微生物から自分自身と医療環境を守るため	・環境整備 ・シーツ交換 ・モニターのアラーム解除　　など

（vancomycin-resistant *enterococci*：VRE）を保菌している患者のケアを，手袋を着用して行った医療従事者の約29%で，手袋をはずした後の手にVREが付着していたという報告により示されている[6]．そのため，手袋を使用していることで手指の衛生状態が保たれていると過信して，手袋をはずした後の手指衛生を省略してはならない．

4● 手指衛生と医療関連感染（HAI）

手指衛生はもっとも簡便な感染予防策でありながら，その遵守率が低く，しばしば医療関連感染の要因となっている．

1847年にウイーン総合病院の産科医であった**ゼンメルワイス**（Semmelweis IP，p.18参照）は，分娩介助の前に手指消毒を行ったほうが分娩後の産褥熱による死亡率が低いことを報告した．ところが当時の医療界ではその考えは受け入れられず，ゼンメルワイスの功績は100年後に認められたのである．

現在は，多数の臨床研究などにより，手指衛生を必要なタイミングで適切に行うことで医療関連感染が低下することが示されている．医療施設では，感染対策チーム／感染管理チーム（infection control team：ICT）が中心になり，手指衛生環境の整備や，手指衛生の必要性の教育や実施のトレーニング，手指衛生状況をモニタリングしてその結果を現場にフィードバックするなど，多角的な戦略で手指衛生行動の遵守率を向上させる取り組みがなされている．

D. 職業感染予防のための考え方

1● 職業感染とは

医療現場では，さまざまな感染症に曝露する危険がある．医療現場で働く医療従事者が業務によって感染することを職業感染という．職業感染は医療関連感染に含まれる．職業感染を引き起こす感染症について，**表Ⅳ-1-6**に示した．

医療機関内で患者に使用して汚染された針やメスなどで誤って自身を刺したり切ったりする針刺し・切創や，粘膜や傷のある皮膚への血液・体液の曝露による感染は，体内に侵入したウイルス量が多いほど危険度が高い．また，流行性ウイルス感染症や結核，新興感染症に罹患している患者との接触によって医療従事者が感染すると，医療機関内の患者や免疫をもたない職員に感染が拡大するおそれがある．医療従事者一人ひとりがこれらの自覚をもって，職業感染を受けないように予防策を実施し，自己管理することが重要である．

2● 職業感染の予防

医療従事者は，職業感染を予防するために，職業感染予防に関する知識をもち，①日常的に**標準予防策**を遵守すること，②感染症を疑ったときに早期から**感染経路別予防策**（接触予防策，飛沫予防策，空気予防策）を行うこと，③ワクチンのある感染症に対しては，積極的に**ワクチン**を接種し，抗体を獲得しておくことが必要である．

表Ⅳ-1-6　職業感染を引き起こす感染症

職業感染の場面	疾　患	病原微生物	予防策	ワクチン
針刺し・切創 粘膜への血液・体液曝露	・B型肝炎 ・C型肝炎 ・ヒト免疫不全ウイルス感染症（後天性免疫不全症候群[エイズ]）	・B型肝炎ウイルス（HBV） ・C型肝炎ウイルス（HCV） ・ヒト免疫不全ウイルス（HIV） ※針刺しによる感染率の目安は，HBV 30%，HCV 3%，HIV 0.3%で，HBVの感染率が高い	・安全機能つき器材の使用 ・リキャップ禁止 ・注射時の手袋着用	B型肝炎（HB）ワクチン：定期接種（3回）
流行性ウイルス感染症の患者との接触	・麻疹 ・水痘	・麻疹ウイルス ・水痘-帯状疱疹ウイルス	空気予防策 ※麻疹は抗体があってもN95マスク着用	・MR（麻しん・風しん）ワクチン：定期接種（2回） ・麻しんワクチン ・水痘ワクチン：定期接種（2回）
	・風疹 ・流行性耳下腺炎	・風疹ウイルス ・ムンプスウイルス	飛沫予防策	・MRワクチン：定期接種（2回） ・風しんワクチン ・おたふくかぜワクチン：任意接種（2回）
	季節性インフルエンザ	インフルエンザウイルス	飛沫予防策	インフルエンザワクチン：定期接種（年1回）
	・流行性角結膜炎 ・感染性胃腸炎	・アデノウイルス ・ノロウイルス	接触予防策	
自らの免疫機能の低下によるウイルスの再活性化	帯状疱疹	水痘-帯状疱疹ウイルス	・接触予防策 ・空気予防策 ※原則ヒト-ヒト感染はないが，帯状疱疹から水痘を伝播させるリスクがある	・水痘ワクチン：任意接種（1回） ・帯状疱疹ワクチン（不活化ワクチン）：任意接種（2回，50歳以上が対象）
結核患者との接触	結核	結核菌	空気予防策	
新興感染症*患者との接触	新型コロナウイルス感染症（COVID-19）	新型コロナウイルス（SARS-CoV-2）	・飛沫予防策 ・接触予防策	COVID-19ワクチン

*新たな感染症は，感染経路が判明するまでは標準予防策に加えすべての感染経路別予防策（接触予防策，飛沫予防策，空気予防策）を実施する.

3●日常的な標準予防策の遵守

a. 日常的に予防策を講じることの重要性

　日常的に標準予防策（p.84参照）が適切に実施されていれば，B型肝炎ウイルス（hepatitis B virus：HBV），C型肝炎ウイルス（hepatitis C virus：HCV），ヒト免疫不全ウイルス（human immunodeficiency virus：HIV）をはじめとする血液・体液に含まれる病原微生物による感染症は，未知のものも含め十分に防護できる.

　職業感染制御研究会の報告では[7]，日本における針刺し・切創の受傷者は，看護師がおよそ50%を占め，経験年数4年目以下の者に多い.針刺し・切創の発生状況は，針へのリキャップ*による受傷が多く，医療機関ではその対策として，安全機能つき器材を採用し

*リキャップ：注射器から一度はずしたキャップ（ふた）を，患者に使用した注射針へ再び装着する行為.

たり携帯型針廃棄容器などの整備を行っている．リキャップによる針刺し・切創の発生数は，減少しているものの，いまだに発生の報告がある．その要因として，リキャップを避けられない場面があることや，多忙などを理由に手順を逸脱する医療従事者がいることがあげられる．安全機能つき器材による受傷も報告されており，医療機関としては採用した器材が確実に使用されるための教育・訓練を含め，さらに整備を進めているが，手順を遵守することは医療従事者としての責務であることを理解する必要がある．

b. 常に「万が一」を想定する

針刺し・切創予防策や血液・体液曝露予防策を実施する一方で，針刺し・切創，血液・体液曝露が避けられない事態があることを想定し，発生時の対応についても理解しておく必要がある．医療従事者の中には，針刺し・切創や血液・体液曝露を受けても，自身への感染リスクを理解していないか，上司へ報告しづらいことから報告をしない者がいる．自身の感染を予防するための対応であることの理解を求め，繰り返し教育し続ける必要がある．

4 ● 感染症を疑った場合の感染経路別予防策

感染経路別予防策（p.87参照）は，感染症を疑った時点からただちに実施することが重要である．たとえば結核，麻疹，水痘は空気予防策，風疹や流行性耳下腺炎は飛沫予防策が必要となる．これらは通常，抗体を獲得することで感染を避けられるが，麻疹は抗体がある者でも修飾麻疹*を発症することがある．抗体を獲得していても，麻疹患者の診療やケアを行う場合には，N95マスクを着用し空気予防策を実施することが望ましい．

近年，結核や麻疹，風疹の罹患率が低下しているため，これらの患者の診療経験がない医師が増えており，発見が遅れる傾向がある．また，結核の場合は，高齢者からの発病が大半を占めるなか，働き盛りの年代の者が，持続する咳を放置し受診が遅れることで病状が進行し，大量の排菌をしている状態で勤務を続けている場合があることが問題になっている．高齢者や働き盛り年代の者が，長引く風邪症状を訴えて受診した場合には，結核の可能性も念頭において対応することが重要である．感染症を疑った時点で感染経路別予防策を実施するためには，それぞれの感染症の感染伝播の様式や特徴についての知識が必要である．

なお，COVID-19のように新興感染症が発生した場合には，感染経路が判明するまでは，すべての感染経路別予防策を実施する．

5 ● 予防接種（ワクチン接種）による免疫の獲得

職業感染で問題になる感染症でワクチンがあるものは，HBV，麻疹，風疹，水痘，流行性耳下腺炎，インフルエンザなどである．流行性ウイルス感染症は感染力が強く，症状が出現する前からウイルスを排出し，感染性があるので，ワクチン接種で抗体を獲得しておくことが重要である．日本環境感染学会による『医療関係者のためのワクチンガイドラ

---

*修飾麻疹：麻しんワクチンによって誘導された免疫が不十分な者が，麻疹患者と接触して感染した場合に，典型的な麻疹の症状を示さず軽症で経過することをいう．修飾麻疹は，通常の麻疹と比較すると感染力は弱いが，診断がむずかしいため，未診断のまま行動し，周囲の人への感染源になるので注意が必要である．

イン（第3版）』では，それらに加え，髄膜炎菌，破傷風トキソイド，百日咳などについても，医療従事者が接種しておくべきワクチンとして推奨している[8]．ただしワクチンを接種していても，日常的に感染予防策を実施することに変わりはない．

アレルギーなどの影響によるワクチン不適合者や，ワクチン接種をしても免疫がつかない者は5％程度存在する[9, 10]．自分自身が該当する場合は，それを自覚し，よりいっそうの感染予防策の実践と，感染症が疑われる患者の担当をはずれるなどの現場レベルでの対応が必要である．

E. 感染予防に関する医療従事者としての心がまえ

ここまで述べたように，医療従事者には，就業中に自身が職業感染を受けるリスクと，患者や施設入所者へ感染させ医療関連感染を引き起こすリスクがある．医療機関・介護施設では，密閉された建物内において，患者や入所者，来訪者が密集することがある環境下で，医療，看護・介護を必要とする患者と密接にかかわる機会が多い．空調設備で対応はしているものの，COVID-19の感染拡大要因として注目された3密（密閉，密集，密接）が発生しやすい状況があるといえる．そのうえ，施設内の患者・入所者の多くは，易感染状態である．これまでに，医療従事者が結核やインフルエンザなどに罹患し，大規模な医療関連感染を起こした事例が報告されているのも事実である．これらをふまえ，医療従事者として，感染予防に関する心がまえをしておく必要がある．

1 ● 医療従事者個人としての心がまえ

医療従事者は，易感染状態にある患者へ感染を伝播させないように，感染予防策の必要性を理解し，日常的に実践することが求められる．また，自身が感染すると自身の健康が阻害されるばかりでなく，易感染性患者や同僚の医療従事者へ広く感染させる危険があることを忘れてはならない．そのため，日ごろから健康管理への意識を高くもち，健康を高めるためのセルフケアを行う必要がある．医療職は，感染症への罹患リスクの高い人を対象として，夜勤などのストレス負荷のリスクの高い業務形態で勤務を継続するため，心身ともに健康が阻害されやすい状況にある．適切な睡眠習慣や，ストレス対策などを心がけ，体調不良のときには，無理をして勤務を続け他者へ感染を伝播することがないよう，職場内で勤務調整ができる体制を整える必要がある．

2 ● 組織人としての心がまえ

医療従事者は，所属する施設内で医療関連感染を発生させないための取り組みに参画する責務を担っており，施設内で定められた感染対策マニュアルを把握し，遵守することが求められる．医療従事者においては所属施設の行動基準に則って対応する責任がある．

3 ● 看護学生としての心がまえ

医療職を目指した時点から，専門職者として自己の健康管理を行う責任が生じる．それに加え，実習や就職を控えている場合など，実習先や就職先の施設が示す感染予防策を遵

守することが求められる．看護学生においても，医療従事者同様，施設の行動基準に則って対応する責任があることを自覚して行動しなければならない．

コラム
臨地実習とワクチン接種

「臨地実習に出る前までには，各種ワクチン接種を済ませてください」

こうした対応が医療・看護系の大学で普通のことになって，まだ10年足らずである．麻疹，風疹，水痘，流行性耳下腺炎（以下，「4疾患」とする）などの流行性ウイルス感染症は，小児期にワクチン接種を定期または任意で行っており，長く小児科領域での感染症として取り扱われてきた．しかし，定期接種の麻疹であっても，ワクチン接種率は70%程度で，接種回数は1回であったこと，麻疹の罹患率の低下などから，抗体をもたない成人や抗体価が低下した成人が麻疹に感染し，時に重症化することが問題視されてきた．医療機関内で職員や実習生が発端となった医療関連感染の報告もあり，医療従事者に対するワクチン接種の整備が進められた．実習施設では，学生に臨地実習に出る前までに，HBVや4疾患の抗体価を獲得してくることを求め，冒頭の流れとなった．

4疾患のワクチンについては，実習前に，1歳以上で「2回」の予防接種を受けたことの記録を実習施設に提出することを原則としている[8]．また，これら4疾患への罹患によりワクチンを接種していない場合は，抗体価を測定し，基準値を満たしていることを確認する．基準値を満たしていない場合は，ワクチンを接種し，その記録を提出する．

現在，医療・看護系大学では入学時に抗体検査により抗体獲得状況を確認し，ワクチン接種歴，罹患歴を照らし合わせたうえで，学生個々のワクチン接種の必要性を判断し，臨地実習に間に合うようにワクチン接種を勧めている．実習生が医療機関内で感染症を発症したときの影響は甚大であることから，実習に際してワクチン接種が必要と判断する抗体価の数値基準は，一般の基準よりも高めに設定されている．この抗体価の基準は，その値を満たすまで接種を受け続けるというものではなく，ワクチンを2回接種しても基準を満たさない場合は，実習先でのワクチン接種の規定に則って対応する．たとえば，ある医療機関では，同一ワクチンは3回目まで接種し，それでも基準に達しない場合の追加接種は不要と規定している．その他，ワクチン接種不適合者やワクチンを接種しても抗体が陰性の実習生は，自身が抗体陰性者であることを常に意識し，疾患ごとの感染経路別予防策を講じる必要がある．医療・看護系大学においては，これらに該当する学生が不利益を受けることがないように，実習時の感染予防策が十分できる体制を整え，相談窓口を設けるなどの支援を行うことが求められる．

HBVについては，血液に曝露される以前の抗体獲得が望ましく，臨地実習前までに1シリーズ（3回接種）が終了していることが望ましい．

実習中は，ワクチン接種・罹患歴・抗体価の記録を保管し，自己の抗体獲得状況を把握しておくことが重要である．

■ 引用文献 ■

1) 大久保憲：2020年版 消毒と滅菌のガイドライン，p.148，へるす出版，2020
2) Boyce JM, Pittet D：Guideline for hand hygiene in health-care settings. MMWR. Recommendations and Reports 51：1-45, 2002
3) Wertheim HF, Melles DC, Vos MC et al：The role of nasal carriage in *Staphylococcus aureus* infections. The Lancet. Infectious Diseases 5（12）：751-762, 2005
4) Albrich WC, Harbarth S：Health-care workers：source, vector, or victim of MRSA? The Lancet. Infectious Diseases 8（5）：289-301, 2008
5) WHO：WHO Guidelines on Hand Hygiene in Health Care，〔http://whqlibdoc.who.int/publications/2009/9789241597906_eng.pdf〕（最終確認：2021年12月7日）
6) Tenorio AR, Badri SM, Sahgal NB et al：Effectiveness of gloves in the prevention of hand carriage of vancomycin-resistant *Enterococcus* species by health care workers ater patient care. Clinical Infectious Diseases 32（5）：826-829, 2001

7)　職業感染制御研究会：エピネット日本版サーベイランス公開データ　針刺し・切創2017年度，〔http://jrgoicp. umin.ac.jp/jes/reports/針刺し・切創-2017年度.pdf〕（最終確認：2021年12月7日）

8)　日本環境感染学会ワクチン委員会：医療関係者のためのワクチンガイドライン（第3版）．日本環境感染学会誌 35（4）：S1-S31，2020

9)　CDC：Epidemiology and Prevention of Vaccine-Preventable Diseases，Chapter 13 Measels，13th ed，2015，〔https://www.cdc.gov/vaccines/pubs/pinkbook/meas.html〕（最終確認：2021年12月7日）

10)　CDC：Vaccines and Preventable Diseases，MMR Vaccine Effectiveness and Duration of Protection，〔https://www.cdc.gov/vaccines/vpd/mmr/hcp/about.html〕（最終確認：2021年12月7日）

2 感染予防のための基本技術

A. 洗浄・消毒・滅菌

1 ● 医療器具の種類と処理方法

医療器具は，医療や看護ケアに欠かせないものが多く，適切に処理をしないと感染源になる可能性が高い．医療器具の種類には，単回使用医療器具（single-use device：SUD）とリユース器具（再生処理することで再利用が可能な医療器具）が存在する（**表IV-2-1**）．単回使用医療器具は，使用後に廃棄することが原則となる．一方，リユース器具は，使用後に適切な処理をする必要がある．処理方法の分類法として，**スポルディング**（Spaulding）**の分類**（p.66参照）が有用である．実際の臨床場面では，それぞれどの処理方法で行えばよいか，明確にならない場合も存在する．医療器具の使用目的に応じ，処理方法をあらかじめ決めておくことが重要である．

2 ● 医療器具の処理工程

医療器具の処理工程には，主に**洗浄**，**消毒**，**滅菌**がある．消毒，滅菌に進むためには，洗浄の工程が必要となる（予備洗浄を行ったり，洗浄・消毒が同時になったりする場合もある）．医療器具の洗浄，消毒，滅菌の適切な実施は，医療関連感染（healthcare-associated infection：HAI）を予防するための基本である．ケアの質向上，コスト削減，業務効率化，作業者の感染源への曝露予防，洗浄時の環境汚染予防などさまざまな観点から，再生処理工程の中央化を導入することが勧められる．再生処理工程の中央化とは，回収から払い出しまでを一括管理することを指し，病棟などの医療器具を使用した現場では一次処理（微生物を感染が起こらないレベルにまで洗浄・消毒すること）をせず，一時保管容器（コンテナ）に入れたうえで，洗浄・消毒・滅菌工程を実施する中央滅菌材料室などに運搬して処理などを一括管理する方法である．

a. 洗　浄

洗浄とは，個体の表面から汚れ（有機物）を除去することをいい，医療器具の再生処理において欠かすことのできない工程である．洗浄の方法の種類として浸漬洗浄，用手洗浄，機械洗浄などがある（**表IV-2-2**）．適切な再生処理をするために，医療器具に応じた処理

表IV-2-1　医療器具の種類

種　類	具体例
単回使用医療器具（SUD）	バルーンカテーテル，注射針，注射器，気管チューブなど
リユース器具	内視鏡，喉頭鏡，体温計，超音波プローブ，バッグバルブマスク，膿盆，尿器，便器，陰部洗浄ボトル，ガーグルベースンなど

表Ⅳ-2-2　洗浄方法の種類

種　類	使用物品	方　法	実施の場面，場所
浸漬洗浄	水，洗浄剤	酵素系洗浄剤などに浸漬する．これにより血液や体液などの汚れを分解し，除去する	用手洗浄や機械洗浄前の予備洗浄として実施される
用手洗浄	水，ブラシやスポンジ，洗浄剤	ブラシやスポンジなどでブラッシングする．ブラッシングの物理的作用により汚れを除去する	病棟など現場で実施される
機械洗浄	水，超音波洗浄機，洗浄剤	超音波による物理的作用を活用した洗浄で汚れを分解し，除去する	専用の機械が必要で，中央滅菌室（大型の機械）や病棟（小型の機械）などで実施される
	ベッドパンウォッシャー，水，洗浄剤	水圧と洗浄剤を噴射することによる物理的作用で汚れを除去する	ベッドサイドで使用する物品を洗浄する際に用いられる

表Ⅳ-2-3　病棟で使用する物品の洗浄・消毒方法と留意点

物品名	洗浄・消毒方法	留意点
膿盆	・ベッドパンウォッシャー ・熱水消毒（80℃・10分間の熱水） ・0.01%次亜塩素酸ナトリウム浸漬	次亜塩素酸ナトリウムは腐蝕性があるため，使用時はすすぎをしっかり行う
吸引瓶	・ベッドパンウォッシャー ・熱水消毒（80℃・10分間の熱水） ・0.01%次亜塩素酸ナトリウム浸漬	湿性生体物質（痰など）による汚染があるため，次回患者使用前に消毒処理を行う
ガーグルベースン	・ベッドパンウォッシャー ・熱水消毒（80℃・10分間の熱水） ・0.01%次亜塩素酸ナトリウム浸漬	ビニール袋で覆うなどして使用する．個人用は洗浄後，乾燥させる
尿器	・ベッドパンウォッシャー ・0.01%次亜塩素酸ナトリウム浸漬	個人用は洗浄後，乾燥させる
便器	・ベッドパンウォッシャー ・0.01%次亜塩素酸ナトリウム浸漬	

方法を選択する．

　医療器具に血液，体液などの有機物が付着または固着*していると，消毒効果の低下や滅菌が十分に達成されない要因となる．そのため，有機物の固着を防ぐためにも使用後はすみやかに洗浄する．すみやかに洗浄できない場合に，有機物の固着を予防する方法として，予備洗浄剤を噴霧する方法がある．病棟で使用するケア物品（尿器，便器，陰部洗浄ボトル，ガーグルベースンなど）は，汚物や微生物，薬剤耐性菌により汚染している可能性が高く注意が必要である（**表Ⅳ-2-3**）．病棟などで行う浸漬洗浄や用手洗浄は，作業者が手順を守っていねいに実施しないと洗浄の質にムラが生じてしまう．

　用手洗浄を実施する場合は，防水ガウンや手袋，マスク，ゴーグル，キャップなどの個人防護具（personal protective equipment：PPE）を着用し，感染源への曝露を予防する．また，洗浄時は容易に環境を汚染するため，器材洗浄用シンク周囲など汚染の可能性がある範囲に清潔物品を配置しないことや，水はねを予防する板を設置して環境汚染を予防する．さらに，シンクや洗浄物品は，管理が不適切であるとセラチアや緑膿菌などグラム

---

*付着と固着：付着は単にくっついている状態を指し，固着はしっかりとくっついて定着した状態を指す．たとえば，「付着」した血液は，洗浄によって除去されないまま時間が経過すると，「固着」してしまう．

表Ⅳ-2-4　高水準消毒，中水準消毒，低水準消毒

水　準	消毒薬 （使用濃度）	適用範囲		
		殺滅できる微生物	特　徴	具体例
高水準	グルタラール （2～3.5%）	すべての微生物 ※フタラールは芽胞に対する効果が弱い	・人体には使用不可．毒性が強く，皮膚炎（接触による）や結膜炎（蒸気曝露による）を起こす	内視鏡，気管支鏡
	フタラール（0.55%）		・経尿道器具には使用不可．皮膚・衣類を黒く着色する	
	過酢酸（6%）		・もっとも殺菌力が強い．分解生成物が無害．金属の劣化や変色を起こす	
中水準	次亜塩素酸 ナトリウム（0.01%）	芽胞，B型肝炎ウイルス（HBV），C型肝炎ウイルス（HCV）など一部のウイルスを除く微生物	・液剤による手荒れを起こす．酸性洗剤と混ぜると有毒ガスが発生する．金属腐食性がある．有機物と接触すると殺菌力が低下する．空気，熱，光の影響を受けやすい	食器，ガーグルベースン，環境表面
	次亜塩素酸 ナトリウム（0.1%）			尿器，便器，吸引瓶，血液や吐物などの処理
	ポビドンヨード （原液）		・器材用ではなく，人体に用いる．残留毒性の問題がある	術野，創部，粘膜
	エタノール （76.9～81.4%）		・揮発性が高く，引火を起こすことがある．合成ゴムや樹脂，接着部分などは長期の浸漬で変質することがある	体温計，聴診器，ワゴン，血圧計のマンシェット
低水準	グルコン酸 クロルヘキシジン （0.05～0.1%）	メチシリン耐性黄色ブドウ球菌（MRSA）や緑膿菌などを除く細菌，一部のウイルス，一部の真菌	・皮膚に残留して持続的な抗菌作用を発揮する．粘膜は使用不可．ショックや発疹，蕁麻疹などの過敏症がみられることがある	手指・皮膚，手術部位の皮膚
	第四級アンモニウム塩（0.05～0.2%）		・合成ゴムや樹脂，接着部分，革製製品などは変質することがある	器具，物品，環境表面，手術部位の粘膜
	塩酸アルキルジアミノエチルグリシン （0.05～0.5%）		・石けん成分と混ざると殺菌力が低下する	器具，物品，環境表面，浴槽

（Gram）陰性桿菌が繁殖しやすい．日常的な清掃により清潔を保ち，乾燥させるよう努める．ベッドパンウォッシャー（汚染した尿器や便器などの物品を洗浄する機械）などの機械洗浄を活用すると，業務負担の軽減だけでなく，洗浄の質の担保や環境汚染の防止にもつながる．

b. 消　毒

　消毒は，対象とする微生物に対して，感染症を起こさない水準まで殺滅または減少させる処理方法である．消毒効果を得るには，**適正な消毒薬の濃度，適正な作用（接触）時間，適正な温度**という条件が整うことが重要であり，あらゆるスタッフが同じ手順や方法で統一して実施できるように工夫する．

　消毒方法の種類として，熱水を用いる物理的消毒と消毒薬を用いる化学消毒がある．前者は，効果的かつ経済的で，さらに安全な方法であることから耐熱性の医療器材では第一選択となる．後者は，非耐熱の場合に用いられる消毒で，**高水準消毒，中水準消毒，低水準消毒**の3つに分類され（**表Ⅳ-2-4**），それぞれ消毒薬が殺滅できる微生物の範囲に応じて分類される．臨床でよく使用される消毒方法として消毒薬に浸漬する方法（浸漬消毒）

がある．消毒が不十分にならないよう，消毒薬の濃度や使用期限，完全に消毒薬に浸漬させるなど，消毒効果を低下させないための注意事項を適切に守る必要がある．

c. 滅 菌

滅菌は，芽胞(がほう)を含むすべての微生物を殺滅させる処理方法である．主な滅菌法の種類として高圧蒸気滅菌，過酸化水素ガスプラズマ滅菌，酸化エチレンガス滅菌などがある．滅菌の過程で滅菌不良が生じた場合は，滅菌済みの器材を**リコール（回収）**する必要があり，リコール時の対応を明文化しておく．

また，日常的に滅菌工程をモニタリングするために，物理学的モニタリングと化学的インジケーター，生物学的インジケーターを活用して滅菌を評価する．病棟における滅菌の有効性は化学的インジケーターを確認して判断する（**図Ⅳ-2-1**）．

滅菌物の管理や保管は，以下のような点に留意する必要がある．

- 扉つきの棚は，埃(ほこり)が進入しにくいため滅菌物の保管に適する．不可能な場合は，埃の多い場所，湿気を帯びる可能性のある場所や通行の多い場所は避ける．
- 床から20〜25 cm（床面からの汚染防止），天井から45 cm（天井からの汚染防止），外壁から5 cm以上（結露による汚染防止）距離をおいて保管する．
- 換気状態や清掃を徹底し，人の動きが多い場所に開放棚管理せざるをえない場合においては，カバーなどを利用する．
- 保管棚への収納・払い出し手順を決めておく（例：奥側に補充し手前から使用する，右側に補充し左側から使用するなど）．
- 定期的に定数を見直し，効率的な運用を行う．包装および滅菌物の外観の汚れ，破損はないかをチェックする．

3● 洗浄，消毒，滅菌の実施にあたって

洗浄，消毒，滅菌は，日常的に行われる工程であるがとても重要で，適切に実施されなければ感染につながる可能性が高まることを理解しておく必要がある．また，消毒後の物品の汚染や滅菌の破綻などが生じた場合には使用しないなど，作業にあたる医療従事者の倫理観が問われる．

B. 標準予防策（スタンダード・プリコーション）

1● 標準予防策とは

標準予防策とは，感染症の有無にかかわらずすべての患者に適用する予防策のことである．すべての患者の「血液」「汗を除くすべての体液，分泌物，排泄物」（これらを湿性生体物質と呼ぶ）や，「傷のある皮膚」「粘膜」を感染する可能性があるもの（＝感染源）として取り扱うことで，患者と医療従事者双方の感染のリスクを減少させることを目的としている．標準予防策には，手指衛生，個人防護具の装着，呼吸器衛生／咳エチケット*の

---

*呼吸器衛生／咳エチケット：飛沫や接触により感染する微生物の伝播を患者が自ら防止するための対策である．飛沫の飛散を防止し，汚染された手指やティッシュペーパーなどを介した拡散を防止することを目的としている．

● 高圧蒸気滅菌の場合

〈滅菌パック上のインジケーター〉

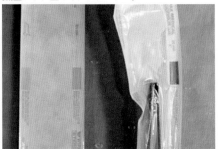

水色■→黄土色■へ

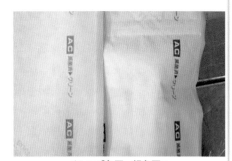

オレンジ色■→緑色■へ

〈滅菌装置内にセットするインジケーター〉

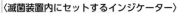

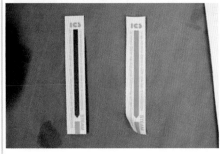

えんじ色■→黄緑色■へ

● 過酸化水素ガスプラズマ滅菌の場合

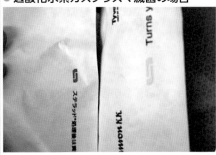

ピンク色■→黄色□へ

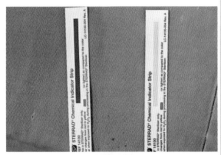

えんじ色■→黄色□へ

● 酸化エチレンガス滅菌の場合

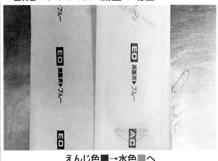

えんじ色■→水色■へ

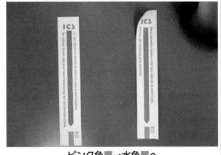

ピンク色■→水色■へ

図Ⅳ-2-1　滅菌インジゲーター（化学的インジケーター）の見方
滅菌前→滅菌後で色が変わる．この色の変化で，滅菌されたかどうかを確認できる．

励行，患者配置，患者ケア用具やリネン類の適切な取り扱い，環境整備，特別な腰椎穿刺手技のための感染予防策などが含まれる．

a. 手指衛生

手指衛生は，医療関連感染を予防する重要な方法である．医療関連感染の多くは医療従事者の手指を介して患者に伝播する．現在において医療現場で行われる手指衛生には，①日常的手洗い，②衛生学的手洗い（手指消毒），③手術時の手洗いの3つがある．

衛生学的手洗い（手指消毒）は，医療従事者の手を介した交差感染を予防するために行う．石けんと流水を用いた手洗いと，手指消毒薬（アルコール製剤）による手指消毒に分かれる．より短時間で実施でき，微生物数を減らす効果が高い手指消毒薬による手指消毒を優先的に選択する．ただし，芽胞を形成する細菌やアルコールに抵抗性のあるウイルスによる汚染，見た目の汚染（血液などの有機物の付着）などがある場合には，石けんと流水を用いた手洗いを実施する．

手指衛生は，医療従事者のみでなく，患者や家族にも実施してもらうことも重要である．

b. 個人防護具

個人防護具（PPE）は，感染症を引き起こす可能性がある病原微生物から自分の身を守るため，また医療従事者自身がもつ病原微生物を他者に伝播させないために装着する．標準予防策の考え方に基づき，感染源に触れる可能性をリスクアセスメントし，曝露が生じないよう適切に装着する．たとえば手の汚染が予想される場合は手袋，衣類の汚染が予想

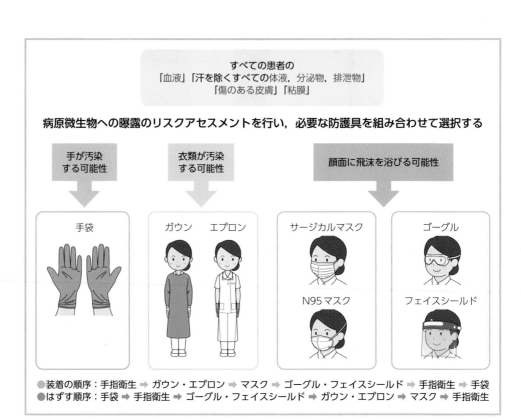

図Ⅳ-2-2　個人防護具の選び方と着脱の順序

される場合はガウン（エプロン可），顔面に飛沫を浴びることが予想される場合はサージカルマスクとゴーグルあるいはフェイスシールドが必要となる（**図Ⅳ-2-2**）．なお，確実に効果が得られるよう，サイズが合ったものを選択し装着することが重要である．

　個人防護具は装着時だけでなく，脱ぐ際に自身を汚染しないことが重要である．個人防護具を取りはずす順番は，①手袋，②ゴーグル・フェイスシールド，③ガウン，④サージカルマスクが基本となる．手袋は，もっとも汚染している可能性が高いため，自分を汚染しないように最初にはずし，手指衛生を行う．手袋とガウンを同時にはずす場合*なども あるが，汚染しない確実な方法を普段から身に着けることが重要である．

コラム

マスクの種類とそれぞれの効果

　マスクにはさまざまな種類があり，それぞれに効果が異なる．
　サージカルマスクは飛沫が飛散するのを防止する道具である．医療現場で使用されているサージカルマスクはフィルター機能があり，不織布が用いられ，3層構造以上になっているものが多い．基本的には，①使い捨て，②鼻の部分にノーズクリップがある（機密性が高い），③プリーツがある（鼻から顎まで覆える）という特徴がある．
　N95マスクは米国労働安全衛生研究所のN95規格を満たした微粒子用マスクで，約0.3μmの粒子径を95％以上捕集できる．もともとは工事現場などで微生物（塵や埃などに含まれる）の多い外気を吸い込まないようにするためのもので，機密性が高く，フィルターの目が非常に細かいため，長時間装着していると息苦しさを感じることがある．
　その他，布マスクやウレタンマスクなどの種類があるが，これらでは微粒子の捕集効果が低く，感染予防には適さない．

C. 感染経路別予防策

　感染経路別予防策とは，標準予防策だけでは伝播を防ぐことができない病原微生物に保菌・感染している患者に対して，標準予防策に追加して行う感染予防策である．接触予防策，飛沫予防策，空気予防策がある（**図Ⅳ-2-3**，**表Ⅳ-2-5**）．

　また，医療従事者の経験に基づき，患者の症状などから感染のリスクアセスメントを行い，診断を待たずに罹患している感染症を予測し必要と思われる予防策を開始することを経験的予防策といい，標準予防策，感染経路別予防策とともに臨床現場では非常に有効な対策となっている．

---

*感染性の高い疾患に対応する場合に，つなぎスーツタイプなど皮膚を完全に被覆する個人防護具を着用することがある．対象者の状況に応じ，つなぎスーツ・インナー手袋の上にガウンを着用し，アウター手袋を着用する．着用したらすべてがしっかり覆えているかパートナーに確認してもらい，自分でも鏡などを用いて確認する．脱ぐ際は，ガウンを引きはがすようにして脱ぎ，一緒にアウター手袋を脱ぐ．着脱は1人ではむずかしいため，必ず2人以上で実施する．

接触予防策	飛沫予防策	空気予防策
対象：接触感染する感染症 例）MRSA などの薬剤耐性菌，単純ヘルペスウイルス，クロストリジオイデス・ディフィシル感染症，疥癬，水痘など	対象：飛沫感染する感染症 例）インフルエンザ，風疹，流行性耳下腺炎，百日咳，マイコプラズマ肺炎，水痘など	対象：空気感染する感染症 例）結核，水痘，麻疹など

感染経路別予防策

標準予防策

感染症の有無にかかわらず，すべての患者に実施

図Ⅳ-2-3　標準予防策と感染経路別予防策

表Ⅳ-2-5　感染経路別予防策

	感染伝播の特徴	患者配置	感染予防のポイント
接触予防策 （contact precautions）	・患者に直接接触，あるいは患者周辺の物品や環境表面を介し間接的に接触することによって伝播する	・個室隔離を基本とする ・個室数が限られる場合は感染伝播のリスクアセスメントに基づき優先的に隔離する患者を選択する ・同じ病原微生物の保菌・感染者を同室に配置する（コホーティング）場合もある	・個人防護具の着脱：患者の皮膚や周囲の物品，環境表面に触れる可能性がある場合は，患者ゾーンに入る時点で手袋とガウン（またはエプロン）を装着する．患者ゾーンを出る前に取りはずし，手指衛生を実施する ・患者搬送：必要な検査などに限り，保菌・感染部位を覆って行う ・患者に使用する器具は，患者専用とするか，単回使用医療器具を用いる ・少なくとも1日1回の環境清掃を行い，とくに高頻度接触表面の清掃は頻繁に行う
飛沫予防策 （droplet precautions）	・咳やくしゃみ，大声を出す際に出る5 μm[*]以上の大きさの飛沫に含まれる微生物が，2〜3 m以内に飛散し，他者の粘膜に接触することで伝播する	・個室隔離が望ましい ・個室数が限られる場合は感染伝播のリスクアセスメントに基づき優先的に隔離する患者を選択する ・同じ病原微生物の保菌・感染者を同室に配置する（コホーティング）場合もある	・個人防護具：患者ゾーンに入る前にサージカルマスクを装着する．患者ゾーンを出てからはずす ・患者搬送：必要な検査などに限り，患者にサージカルマスクを装着してもらい行う
空気予防策 （airborne precautions）	・咳やくしゃみ，会話などの際に口から出る飛沫の水分が蒸発してできる5 μm未満の飛沫核に，微生物が付着した状態で空気中を浮遊し，これを吸入することで起こる ・飛沫核は軽いため，長時間空気中を浮遊できる	・陰圧維持と1時間に6回以上の換気が可能な空調管理された個室（病原微生物を個室外へ流出させない構造となっている）に隔離する	・個人防護具：個室に入る前にN95マスクを装着する．個室を出てからはずす ・患者搬送：必要な検査などに限り，患者にサージカルマスクを装着してもらい，皮膚病変がある場合は被覆して行う ・当該の病原微生物の抗体をもたないスタッフは病室に立ち入らないよう調整する

[*] μm（マイクロメートル）＝100万分の1メートル．μは10^{-6}という意味である．

D. 医療関連感染の予防

1 ● 医療関連感染の種類と予防の基本

　　医療関連感染（HAI）の原因となる病原微生物は，汚染された医療器具や，それらに触れた医療従事者の手指を介して伝播する．医療器具を介して生じる感染には主に，カテーテル関連血流感染，カテーテル関連尿路感染，人工呼吸器関連肺炎が，医療処置によって生じる感染には手術部位感染（surgical site infection：SSI）がある（**表Ⅳ-2-6**）．いずれの感染も無菌操作の破綻や医療器具の汚染が原因となり発生するため，先に述べた「洗浄，消毒，滅菌」や「手指衛生」などの基本的な感染予防技術を適切に実施する．

　　これらの感染の発生により患者が不利益を被らないよう，感染管理として各施設の現状に合ったマニュアルなどを整備し，予防策を遵守する．また，サーベイランスなどにより現状を把握し，感染予防ガイドラインなどを参考に対策を講じることが重要である．エビデンスのある複数の対策をまとめて行うこと（ケアバンドル，p.229参照）で，より効果が発揮される．

2 ● ベッドサイドに持ち込む電子機器を介した感染の予防

　　医療器具以外に感染伝播のリスクとなる物品として，ベッドサイドに持ち込む電子機器（スマートフォンやタブレット端末，ノートパソコンなど）がある．これらは現在，日常的に使用され，複数の医療従事者で共有することも多く，感染源となるリスクが高い．実際，これらの電子機器からは，薬剤耐性菌を含む複数の種類の菌が検出されている．人の手が高頻度に接触することで汚染されやすいが，日常的に使用するため，「感染源となる」という認識が低くなりがちで，また電子機器であるために洗浄や消毒などの処理が行いにくいなどの理由が重なり，対策が不足しやすい．

　　患者間や医療従事者間での共有がもっともリスクになるため，感染予防策としては使用

表Ⅳ-2-6　主な医療関連感染の種類

感染の種類	どのような感染症か	関連する主な医療器具
カテーテル関連血流感染 (catheter-related blood stream infection：CRBSI)	血管内に留置するカテーテルが感染の契機になって発生する感染症	末梢静脈カテーテル 中心静脈カテーテル 血液透析用カテーテル 　　　　　　　　など
カテーテル関連尿路感染 (catheter-associated urinary tract infection：CAUTI)	膀胱内に留置するカテーテルが感染の契機になって発生する感染症	膀胱留置カテーテル 採尿バッグ 　　　　　　　　など
人工呼吸器関連肺炎 (ventilator-associated pneumonia：VAP)	気管内挿管および人工呼吸器の使用が感染の契機になって発生する肺炎	気管チューブ バイトブロック* 人工呼吸器（回路含む） 　　　　　　　　など
手術部位感染 (surgical site infection：SSI)	手術に関連して起こる術後の感染(切開創，手術操作の加わった臓器や体腔に生じる感染)	手術器具 滅菌ガウン 滅菌手袋 　　　　　　　　など

*バイトブロック：挿管チューブの噛み込みを防ぐために，十分な口の開きが確保されるよう患者にくわえてもらうもの．

後に清拭消毒するなど，ほかの人と共有する前に消毒する工夫が必要となる．また，形状によって消毒がしにくかったり，素材によっては消毒薬が使用できなかったりするものが存在するため，購入時に，形状や洗浄・消毒ができる素材であるかなどを確認する．洗浄・消毒できない場合は，カバーをつけるなどして機器そのものを汚染させない対策を実施して使用する．

感染予防における
多職種連携

1. 感染予防策を組織化し実践していくために，さまざまな専門職や医療チームが連携していることを理解する．
2. 地域での感染症対策における，施設間の連携や行政機関による連携支援の仕組みについて学習する．

施設内での多職種連携

A. 多職種連携とは

1 ● 多職種連携の目的

　多職種連携とは，英語ではinter-professional work（**IPW**）といい，「質の高いケアを提供するために，異なった専門的背景をもつ専門職が，共有した目標に向けてともに働くこと」である．世界保健機関（World Health Organization：WHO）は，多職種連携の必要性を示し，多職種連携や多職種連携教育に関する報告書を発表している．日本においては，少子超高齢社会のなか，患者・家族は，質が高く，安心・安全な医療を求めている．一方，医療の高度化・複雑化に伴う業務の増大により医療現場は疲弊しており，医療のあり方が根本的に問われていった．1987年に開催された「新たな医療関係職種の資格制度の在り方に関する検討会」の中間報告では，医療関係職種相互間の協力関係を確立維持する必要性が示され，多職種連携は必要不可欠なものとなった．また，高齢者の尊厳と自立生活支援の目的で，可能な限り住み慣れた地域で自分らしい暮らしを継続できるために，地域の包括的支援・サービス提供体制（地域包括ケアシステム）の構築が推進されている．2005年の「医療提供体制に関する意見」（社会保障審議会医療部会）の報告では，地域における，患者を中心とした協力と連携の体制の構築の必要性が指摘され，地域で医療・介護の関係機関が包括的に協働・連携する体制が整えられていった．医療機関，介護・療養施設，在宅における包括的で切れ目のない医療，ケア，介護を提供するためにも専門職による多職種連携の充実が重要となる．

2 ● チーム医療

　2010年3月に厚生労働省から発表された「チーム医療の推進に関する検討会」の報告書の中で，「チーム医療とは，医療に従事する多種多様な医療スタッフが，各々の高い専門性を前提に，目的と情報を共有し，業務を分担しつつも互いに連携・補完し合い，患者の状況に的確に対応した医療を提供すること」と明記された[1]．つまり，それまでの医師の指示のもとでチームを組んで診療を展開するという伝統的なチームではなく，複数の医療専門職が連携して治療やケアにあたることが，これからの医療の根幹として求められる**チーム医療**である（**図Ⅴ-1-1**）．さまざまな疾患，症状を有する患者に対して，良質な医療・看護サービス提供のためには，専門職間における役割の見直しと連携強化が不可欠であり，現在では多職種からなる医療チームとして患者にかかわることが大前提となっている．看護師は，24時間患者のそばにいて，看護の専門知識と技術を用いて診療の補助や日常生活援助を行うだけではなく，チーム医療のキーパーソンとしての役割を担うことが期待されている．

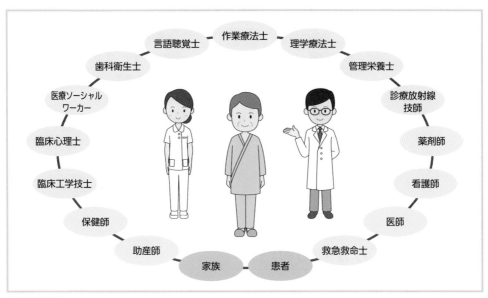

図Ⅴ-1-1　チーム医療のイメージ

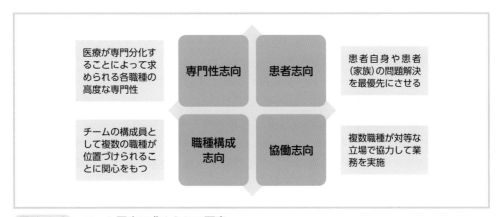

図Ⅴ-1-2　チーム医療に求められる要素
[細田満和子：「チーム医療」の理念と現実―看護に生かす医療社会学からのアプローチ，p.34-56，日本看護協会出版会，2003を参考に作成]

　チーム医療に求められる要素として，①専門性志向，②患者志向，③職種構成志向，④協働志向の4つがある（**図Ⅴ-1-2**）．この4つの要素を調整するために求められるのが，コミュニケーション能力である．

　先の「チーム医療の推進に関する検討会」の報告書には，チーム医療で期待される具体的な効果として「①疾病の早期発見・回復促進・重症化予防など医療・生活の質の向上，②医療の効率性の向上による医療従事者の負担の軽減，③医療の標準化・組織化を通じた医療安全の向上，等」があげられている[1]．また，チーム医療を行うことでどのような効果がもたらされるかを評価するための視点としては，医療の質，患者の視点，医療スタッフの視点，経済的視点が含まれている（**表Ⅴ-1-1**）．

表Ⅴ-1-1　チーム医療の評価の視点

評価の視点	具体的項目
医療の質	治療の効果，合併症の減少，医療安全向上など
患者の視点	早期社会復帰，治療への理解，患者満足度など
医療スタッフの視点	業務負担軽減効果，職員満足度など
経済的視点	費用対効果*（増収，コスト削減効果）など

*かかった費用に対してどれくらいの効果が得られたかという意味（費用には時間や労力なども含まれる）．
［チーム医療推進方策検討ワーキンググループ：チーム医療推進のための基本的な考え方と実践的事例集，平成23年6月，p.14，〔https://www.mhlw.go.jp/stf/shingi/2r9852000001ehf7-att/2r9852000001ehgo.pdf〕（最終確認：2021年12月7日）を参考に作成］

B. 感染予防にかかわる専門職

1 ● 医　師

　医師法には，「医師でなければ，医業をなしてはならない」（第17条）という権利と，「診療に従事する医師は，診療治療の求があつた場合には，正当な事由がなければ，これを拒んではならない」（第19条）という応召の義務が規定されている．また，医師は人格者であることも求められている（第7条）．感染予防に従事する医師も同様である．後述する感染対策チーム／感染管理チーム（infection control team：ICT）や抗菌薬適正使用支援チーム（antimicrobial stewardship team：AST）などのチームリーダーとして他職種と情報を共有し，感染管理や抗菌薬使用についての問題に対応する．とくに，抗菌薬使用については先頭に立ち感染症の診断・治療に関する相談に対応することが重要な業務である．そのためには生涯にわたり，知識・技能の獲得の向上に努めることが求められる．

　感染管理や感染症診療に対して専門的な知識，技術を有する医師として，**インフェクション・コントロール・ドクター**（infection control doctor：**ICD**）や，日本感染症学会が認定する感染症診療を専門に行う**感染症専門医**（infectious disease doctor：**IDD**）がいる．

2 ● 看護師

　看護師とは，保健師助産師看護師法において「厚生労働大臣の免許を受けて，傷病者若しくはじよく婦に対する療養上の世話又は診療の補助を行うことを業とする者」と定められている（第5条）．あらゆる年代の個人，集団，地域社会の健康増進，疾患予防，疾患からの回復ならびに共存を目的に，各個人の生涯を通じて，その人らしく生き抜くことができるよう支援していく．そのため，医療機関内においても患者の日常生活支援と感染予防策を結びつけることが重要な役割として求められ，チームの調整役としての役割，すなわち感染管理責任者となり，活躍することが多い．感染管理プログラムの要素として求められているさまざまな活動を通し，当該施設における感染の現状，問題の把握，必要な対策などをアセスメントし，チーム内のほかの職種にタイムリーに情報共有し，働きかけていく役割を担う．看護師は，当該施設の中でもっとも就労人数が多い集団である．そのた

めチーム医療の方針や対策の周知・徹底のために，**リンクナースを組織し対応することが効果的である**．リンクナースを組織するという考え方は，英国から日本が輸入した組織体制である．感染リンクナースは，各部署の現状を把握し，問題や疑問点を感染管理責任者とともに解決するために活動する．

感染予防策は最新のエビデンスに基づき，チームで組織横断的に活動することが求められる．そのため，チーム内の調整役である看護師は，医師と同様に知識・技能の向上が求められている．感染領域を専門とする看護師として，日本看護協会が認定する**感染症看護専門看護師や感染管理認定看護師**がいる．

3 ● 薬剤師

薬剤師とは，薬剤師法において「調剤，医薬品の供給その他薬事衛生をつかさどることによつて，公衆衛生の向上及び増進に寄与し，もつて国民の健康な生活を確保するもの」と規定されている（第1条）．医療機関に勤務する薬剤師は独占業務である調剤以外に，医薬品の購入，在庫・供給の管理，注射剤の無菌調整・患者別供給，入院患者への総合的な薬学的管理などがその機能として求められている．感染予防にかかわる薬剤師は，抗菌薬の使用状況を把握し，適切に使用されているかの薬物治療モニタリングを行い，感染症治療に対して，医師と協働する．また，消毒薬の管理や適切な使用法について，臨床現場への指導・支援を行う．

日進月歩である抗菌化学療法に関する深い知識をもち，感染症に対し最適な薬物療法について医師に助言することのできる抗菌化学療法認定薬剤師が在籍することで感染症治療を有効かつ安全に行うことができる．また，抗菌化学療法以外にも感染予防に必要な知識，技術，実践能力をもった感染制御認定薬剤師，感染制御専門薬剤師も活躍している．

4 ● 臨床検査技師

臨床検査技師の業務範囲は広く，対応する臨床検査は検体検査と生体検査に大別できる．すべての感染，感染症の確定診断には臨床検査が必要である．そのため，微生物検査を担当する臨床検査技師はICT業務の重要な担い手である．また，薬剤耐性菌の検出状況を把握し，薬剤耐性菌が検出された場合はすみやかに当該部署とICTへ報告し，早期に介入・対応する．検出が多い微生物や効果のある抗菌薬について医師などがわかりやすいよう情報提示することで適切な抗菌薬治療に役立てる．

感染症の治療には微生物検査の結果が大変重要であり，臨床検査技師が感染予防に貢献するためにはより高度な微生物検査の知識・技術が必要となる．この知識・技術を備えているのが感染制御認定臨床微生物検査技師である．

5 ● 事務職員

ICT活動を円滑に遂行するために重要な役割を担っている．各種会議の資料や議事録の作成を行う．ICTの事務作業は年々増加しており，できれば事務職員が専従で感染予防にかかわることが望まれる．

C. 感染予防におけるチーム医療

　　医療関連施設では，施設の規模や役割にかかわらず適切な感染予防策を行うことが求められている．感染予防策を組織横断的に実践するために人員配置を行い，組織化していかなくてはならない．感染予防策を組織化し実践していくためのチームとして，**表Ⅴ-1-2**のようなものがある．

表Ⅴ-1-2　**医療機関において感染予防策を実践する医療チーム**

医療チーム	目的，特徴	構成メンバー（職種）	活動内容
感染対策チーム／感染管理チーム（infection control team：ICT）	・感染管理責任者を明確にし，感染予防策のための管理を行う・感染管理責任者は，多くの場合，看護師が担当する	・医師・看護師・薬剤師・臨床検査技師・事務職員	・感染予防策のための組織・システムの構築：感染管理活動が効果的・効率的に実施できるための組織化・医療関連感染サーベイランス：日常的な感染発生率を把握し集団発生の早期発見や感染予防策の評価と改善のために，持続的にモニタリングする・職員教育：医療関連感染予防のための教育活動を実施する・感染予防技術の周知：感染のリスクが高いケアや処置に対し，統一した感染予防策が行えるようマニュアル整備と実施状況を把握し指導する・職業感染管理：安心して働けるよう職業感染リスクを低減させる・感染予防策に関する相談に対応する：現場で起こる問題に対応していく・病院環境管理：感染の視点で病院環境を評価し，問題を明らかにして最良の療養環境を提供する
抗菌薬適正使用支援チーム（antimicrobial stewardship team：AST）	・感染症に対する治療の効果を高め，薬剤耐性菌の出現を抑えるために抗菌薬の適正な使用を支援する	・医師・看護師・薬剤師・臨床検査技師	・感染症治療の早期モニタリングとフィードバック：抗菌薬使用患者を把握し検査などの情報を経時的に評価し支援する・微生物検査・臨床検査の実施状況把握：感染症治療に関する適切な検査の実施状況を確認し助言する・職員教育：抗菌薬適正使用に関する教育を行い啓発する・抗菌薬適正使用にかかわる評価：抗菌薬使用状況や治療成績，微生物検査の実施状況を評価する・抗菌薬治療に関する相談に対応する：感染症の治療や必要な検査に関する問い合わせに対応する
栄養サポートチーム（nutrition support team：NST）	・患者の栄養状態を把握し栄養管理を実践する	・医師・看護師・管理栄養士・薬剤師・理学療法士，言語聴覚士・臨床検査技師・事務職員	・全入院患者スクリーニング：スクリーニング，栄養状態の評価を行い栄養管理が必要な患者を抽出する・栄養管理：栄養評価を元に栄養療法計画を立案する・定期的な回診：栄養状態の変化を確認し，栄養療法の提案と評価をする・栄養に関する知識の普及：栄養に関する最新の情報発信や勉強会を開催する
褥瘡対策チーム	・危険因子を評価し，褥瘡発生の予防に努める・褥瘡の早期発見・褥瘡に関する知識，意識の向上を図る	・医師・看護師・管理栄養士・薬剤師・理学療法士，作業療法士・事務職員	・予防策実施支援：日常生活自立度を評価し，褥瘡発生リスクが高い患者に対し診療計画の助言をする・褥瘡の治療：定期的に褥瘡の観察を行い治療計画を立案，実施する・褥瘡に関する知識の普及：褥瘡に関する最新の情報発信や勉強会を開催する

‖ **引用文献** ‖

1) 厚生労働省：チーム医療の推進について（チーム医療の推進に関する検討会報告書），平成22年3月19日，〔https://www.mhlw.go.jp/shingi/2010/03/dl/s0319-9a.pdf〕（最終確認：2021年12月7日）

2 地域との連携

　　医療機関や高齢者介護施設などにおける感染予防の目的は，患者や利用者，面会者，そしてスタッフを感染から守り，安心・安全な医療や介護を提供することである．

　　日本は，超高齢社会（高齢化率21％以上）となって10年以上が経過した．それに伴い，医療や介護を提供する場も多様化している．厚生労働省は，2025年をめどに，高齢者の尊厳の保持と自立生活の支援の目的のもとで，可能な限り住み慣れた地域で，自分らしい暮らしを人生の最期まで続けることができるよう，地域での包括的な支援・サービス提供体制（地域包括ケアシステム）の構築を推進している（**図Ⅴ-2-1**）．すなわち，患者や利用者は地域の中を循環することになり，その移動に伴い，感染症（とくに，メチシリン耐性黄色ブドウ球菌などの薬剤耐性菌による感染症）も地域内を循環することが予想される．そのために，感染予防は，単一施設で行うよりも地域内の施設間で連携し，地域全体で取り組むほうが効果的である．以下，現在行われている連携について紹介する．

A. 診療報酬上の感染防止対策加算による連携

　　2011年に厚生労働省より，施設内に感染予防策を行うチーム（感染対策チーム／感染管理チーム［infection control team：ICT］，抗菌薬適正使用支援チーム［antimicrobial stewardship team：AST］，医療安全にかかわる部門など）を設置することが困難な中小規模の病院に対する相談・支援体制を含め，集団感染（アウトブレイク）発生時などに，

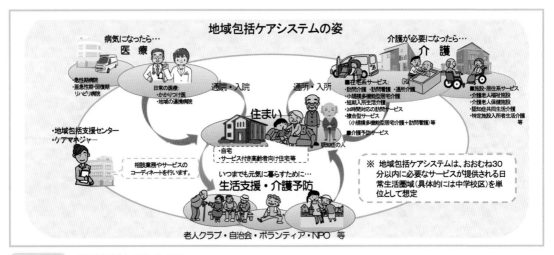

図Ⅴ-2-1　地域包括ケアシステム
［厚生労働省：地域包括ケアシステム，〔https://www.mhlw.go.jp/stf/seisakunitsuite/bunya/hukushi_kaigo/kaigo_koureisha/chiiki-houkatsu/〕（最終確認：2021年12月7日）より引用］

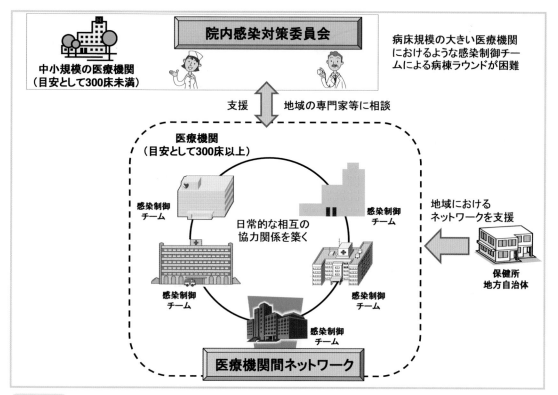

図V-2-2 院内感染対策における医療機関間の連携

［厚生労働省：医療機関等における院内感染対策について，平成23年6月17日，p.142，〔https://www.mhlw.go.jp/topics/2012/01/dl/tp0118-1-76.pdf〕（最終確認：2021年12月7日）より引用］

医療機関同士が連携し，支援を行うなど，医療機関相互のネットワークの構築が提唱された[1]（**図V-2-2**）．それを受けて，2012年の診療報酬改定により，**感染防止対策加算**が新設された．

　感染防止対策加算には，2段階の評価（感染防止対策加算1と感染防止対策加算2）があり，それぞれの施設基準を満たした施設が，診療報酬として算定することができる．加算1施設の場合は，入院初日に1回390点を，加算2施設の場合は，入院初日に1回90点を算定できる．加えて，加算1施設同士が互いの施設を訪問し，院内感染対策を相互評価することで，100点を上乗せすることができる（2021年10月末日時点）．

　これらの支援や診療報酬で算定可能となったことにより，多くの医療機関でICTの設置が促進され，感染防止対策加算を算定している医療機関同士の連携や相互評価が活発に行われるようになり，感染予防策の水準が向上した．

　ただし，感染防止対策加算を算定するためには，人的・設備面での条件を満たす必要があり，すべての医療機関が算定できるわけではない．また，高齢者介護施設などは対象になっていないため算定することができない．

　そのため，感染防止対策加算（とくに加算1）を算定している医療機関は，自施設や連携している医療機関のみではなく，地域内の施設を対象に感染予防策のリーダーシップを発揮することが求められる．

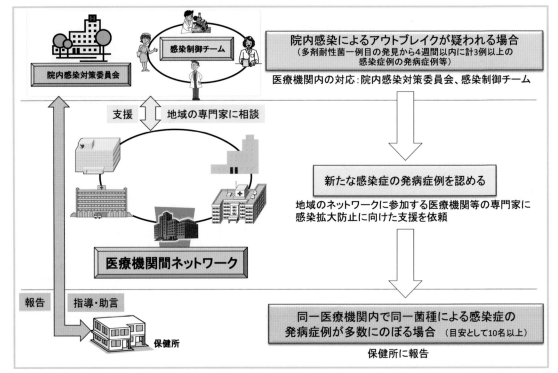

図Ⅴ-2-3　アウトブレイク時の医療機関間の連携
〔厚生労働省：医療機関等における院内感染対策について，平成23年6月17日，p.143，〔https://www.mhlw.go.jp/topics/2012/01/dl/tp0118-1-76.pdf〕（最終確認：2021年12月7日）より引用〕

B. 行政関連機関との連携

　　自治体や保健所，保健福祉事務所などの行政機関も，地域施設の連携支援を行っている．行政機関は，薬剤耐性菌感染の集団発生時（アウトブレイク）にも地域施設への支援（**図Ⅴ-2-3**）を行うなど，さまざまな形で地域支援を行っている．新型コロナウイルス感染症（COVID-19）対策では，地域の医療機関や高齢者介護施設，障害者福祉施設など，感染症に専門的に対応できるスタッフが不在の施設に対する支援も積極的に行っている．

　　また，地域による差はあるが，定期的に会議を開催し，地域医療機関との情報共有や，地域での対応などの検討も行っている．

C. 職能団体による連携支援

　　日本看護協会などの看護職能団体も地域施設への支援を行っている．日本看護協会では，感染症の対策を専門的に学んだ，感染症看護専門看護師や感染管理認定看護師などを，感染予防策の専門家が常駐していない施設へ紹介，または，施設からの依頼を受けて派遣している．

　　このような職能団体は，医療，看護や介護を提供する現場における実践的な支援が必要と考え支援を行っている．また，可能な限り，支援を行う施設の近隣の施設に所属する看

護師を派遣し，継続的な地域支援が行えるような対応を行っている．

┃引用文献┃

1) 厚生労働省：医療機関等における院内感染対策について，平成23年6月17日，〔https://www.mhlw.go.jp/topics/2012/01/dl/tp0118-1-76.pdf〕（最終確認：2021年12月7日）

感染看護と倫理

1 倫理と人権

A. 倫理（ethics）が目指すもの

　Ethicsの語源はギリシャ語の「ethikos-ethos（習慣，人格，性質）」であり，その起源は古代ギリシャ時代およびそれ以前の時代にまでさかのぼる．人が生きていくうえでの倫理的課題について最初に言及したのは，ソクラテス（Socrates）である．ソクラテスの残した言葉，「生きるために食べよ，食べるために生きるな」「ただ生きるということではなく，善く生きることこそもっとも大切にしなければならない」は，耳にしたことがあるかもしれない．このように「人間はいかに行為するべきか」「人々にとって最善の生き方とはどのようなものか」への理解が，倫理の始まりである．

　日本語の倫理も，「倫」は「なかま」を意味し，「理」は「すじみち」「ことわり」，風習・秩序としての「きまり」を意味する．つまり，倫理とは，人類が誕生して集団生活を営み始めて以降，仲間同士でどう仲よく生きていくか，生きていくべきかを考え，自然発生的に生まれた規則である．その後，倫理学として発展し，自分の人生をどのように最善に生きるか，他者を扱うかを系統的に探究する哲学の1つの派となっている[1]．この倫理が目指すものは，人権ならびに自律性の尊重である．

B. 人権を守る：法と倫理

　人権についての考え方が注目され始めたのは，1948年の第3回国際連合総会で採択された，すべての人民とすべての国が達成すべき基本的人権について宣言した，世界人権宣言（the Universal Declaration of Human Rights）である[2]．人権は，法律と倫理によって保障されている．

　日本においては，次のように日本国憲法で人権が保障されている．

　第13条　すべて国民は，個人として尊重される．生命，自由及び幸福追求に対する
　　　　　国民の権利については，公共の福祉に反しない限り，立法その他の国政の上で，最
　　　　　大の尊重を必要とする．
　第25条　すべて国民は，健康で文化的な最低限度の生活を営む権利を有する．

　では，人権を保障する法律と倫理はどのように違うのであろうか．日本国憲法は日本という国が定めたものであり，日本という社会全体で公認された行動基準である．その適用を受けるすべての人に対して，遵守が要求され，強制される社会規範である．それゆえ，遵守しなければ罰を受けることとなる．一方，倫理は，上述した通り，人類が集団生活を送るようになり，よりよく生活するための決まりとして自然発生的に生まれたものである．

表Ⅵ-1-1　倫理原則

自己決定（自律）の原則 autonomy	人は，自律しあるいは自律しうる存在として自己を管理する能力をもっており，自分で選択した計画に基づいて行為を決定し，実行する個人的な自由が許されていること．また行為の過程あるいは結果において，この自由が尊重されること
善行の原則 beneficence	行為の対象となる他者にとって，善あるいは利益を生み出すものであり，「よきこと」をなさねばならないこと．これには次の「無害の原則」を同時に満たす必要がある
無害の原則 nonmaleficence	行為の対象となる他者にとって，有害なことをしないこと
正義（公正）の原則 justice	行為の対象となる人を対等に扱うこと．社会における負担や利益の分配の公平性や平等性の確保の局面で問われる
誠実（真実）の原則 veracity	真実を告げること，あるいは嘘をつかないこと．患者には，「説明に基づく判断を行うために必要な，正確な情報を与えられる権利」がある
忠誠の原則 fidelity	プライバシー保護や秘密の厳守（守秘義務の遵守），あるいは約束を守ること

［小西美恵子：原則の倫理．看護学テキストNiCE 看護倫理，p.35-38，南江堂，2020およびシャムー・AE，キン-マウン-ギイ・FA，川島紘一郎ほか（訳）：臨床倫理学，p.5-14，朝倉書店，2004を参考に作成］

遵守するかどうかは個々人の判断により，さらに遵守せずとも罰は与えられない．

この人権の保障は，すべての人々に適用されるものであり，いうまでもなく感染症患者，病原微生物の保菌状態の者を含むすべての患者に適用されなければならない．医療・看護を受ける患者の権利として，法的側面では日本国憲法のほか，医療法においても保障されている．倫理的側面では，全米病院協会から発表された「**患者の権利章典**」（1973年），第34回世界医師会総会で採択された「**リスボン宣言**」（1981年），「**患者の諸権利を定める法律案要綱**」（1991年）などがあげられる．

C. 倫理原則

患者の人権ならびに自律性の保障のために定められている**倫理原則**を**表Ⅵ-1-1**に示す[3,4]．この原則は患者の権利の保障と同時に，さまざまな医療現場で医療従事者の行為の正当性を裏づける理由として重要とされるものである．

┃引用文献┃

1) Rozmus CL, Spike JP : Ethical theories and principles. Theoretical Basis for Nursing, 5th ed（McEwen M, Wills EM ed），p.356-375，Wolters Kluwer，2018
2) 国際連合：世界人権宣言，1948，〔https://www.unic.or.jp/activities/humanrights/document/bill_of_rights/universal_declaration/〕（最終確認：2021年12月7日）
3) 小西美恵子：原則の倫理．看護学テキストNiCE 看護倫理，p.35-38，南江堂，2020
4) シャムー・AE，キン-マウン-ギイ・FA，川島紘一郎ほか（訳）：臨床倫理学，p.5-14，朝倉書店，2004

2 感染症に伴う倫理的課題

A. 感染から患者を守ることと，患者の権利の保障

　たとえば，麻疹疑いの小児患者が病棟に入院となった場合，標準予防策に加え飛沫予防策，空気予防策がとられる．結核疑いの高齢患者の場合は，標準予防策に加え，空気予防策が講じられる．多剤耐性のアシネトバクター・バウマニ（*Acinetobacter baumannii*）という細菌が検出された人工呼吸器装着中の患者には，個室隔離をはじめとする接触予防策が適用される．いずれの隔離予防策も，感染源の患者から感染が伝播しないため，感染からほかの患者を守るために実施される，エビデンスに基づいた予防策である．各患者を担当する医療従事者には，必要とされる予防策の遵守の徹底が求められる．

　では，隔離予防策を適用されている側，すなわち感染症患者にとって，この対策はどのようなものだろうか――．面会者の制限，動静の制限（個室隔離の場合，個室から自由に出ることはむずかしい）は，自由に人と会い，会話をし，移動するという本来ならば当たり前の社会生活を制限されることになる．これに加え，部屋を訪れる医療従事者や面会者は個人防護具（personal protective equipment：PPE）を着用しており，患者自身に与える心理的な影響，ストレスも少なくない．

　個室隔離をされている多剤耐性アシネトバクターが検出されている患者が人工呼吸器から離脱し，リハビリテーション室でリハビリテーションを開始することになった場合，この患者はリハビリテーション室にほかの患者と同じように通うことができるのだろうか．

　社会的によいとされる隔離予防策の徹底は，感染からほかの患者，医療従事者を守ることになるが，その一方で，感染し隔離されている患者にとっては，制限を与えられ，差別されていると感じざるをえない状況をもたらすことになる[1]．つまり，社会的に「よい」とされ求められる予防策と，患者の権利を保障する個別ケアの両立はむずかしいということも覚えておく必要がある．前節で述べた倫理原則の中の，「無害の原則」と「正義（公正）の原則」が対立している状況にあるともいえるであろう．看護職として，「正しいことは何か」を常に考え，患者の権利を保障する努力を怠ってはならない．

B. 感染症と差別・偏見

1 ● 新型コロナウイルス感染症（COVID-19）の流行にみる，差別や偏見

　2019年に出現し，2020年に世界中にまん延し私たちの日常生活を一変させた新型コロナウイルス（SARS-CoV-2）は，変異を続け，ウイルス対人類の戦いに終わりはみえてこない．もともと風邪のウイルスの一種であったコロナウイルスが，人類にとって最初に脅威をもたらしたのは，2002～2003年にかけて流行した重症急性呼吸器症候群（severe acute respiratory syndrome：SARS）である．しかし，幸いにも日本ではSARS患者は発生せず，その流行の脅威におびえることなく，今回の新型コロナウイルスの流行を迎えてしまった．そのためか，新型コロナウイルス感染症（COVID-19）患者への人々の差別的な行動が，しばしば取りざたされてきた．

2● 感染症患者への差別や偏見の歴史から，私たちが考え直したいこと

感染症に対する差別，偏見は，今回のCOVID-19の流行以前から問題とされている（p.53参照）．ハンセン（Hansen）病，ヒト免疫不全ウイルス（human immunodeficiency virus：HIV）感染症，B型肝炎などである．

ハンセン病は，抗酸菌の一種であるらい菌（*Mycobacterium leprae*）によって引き起こされる感染症である．らい菌の感染力は非常に低く，現在では治療法も確立しており，たとえ感染をしても重篤な後遺症を残すことや感染源になることはない．しかしながら，日本において本感染症への理解が少なかった時代は，適切な治療を受けられない患者も多く，皮膚に重度の病変が生じ，二次感染のリスクがあった．かつて，日本では「癩病」と呼ばれ，社会的隔離措置が法律でも定められていた．やがて，この呼称は差別的であると指摘されるようになり，現在ではハンセン病と呼ばれている．その理由として，一般の人々が医療や疾患への理解が乏しい時代に，患者の外見や二次感染への恐怖心などから，患者への過剰な差別が生じたときに使われた呼称であるためだとされている．

集団予防接種でB型肝炎に感染してしまった人々も，その人生において多くの差別や偏見を受けている．集団接種時の注射針の使い回しが原因でB型肝炎ウイルスに感染したということは後に明らかになったが，当時は医療従事者側にも専門知識が乏しかったため，母子感染が原因であると医師から言われ，その後，母親を恨み，絶縁状態が数十年続いたという患者の体験を耳にしたことがある．

B型肝炎，HIV感染症を含む血液媒介感染症は，現在，多くの医療現場で入院あるいは手術前にウイルス感染の有無を検査し，院内における伝播を予防する対策がとられている．標準予防策の徹底によって伝播は防ぐことができるという知識をもっているにもかかわらず，こうしたほかの患者や医療現場のスタッフらを守るための医療従事者の対応・行動が，当該患者にとっては差別，偏見と受け取られることがある．スタッフステーションで，血液媒介感染症の患者を識別するために，患者リストにマグネットやシールでマークをつけてはいないだろうか．清掃担当者がわかるように，ベッドサイドに印をつけていないだろうか．こうした合理的ともいえる光景を目の当たりにしたときにはぜひ，倫理原則を思い出してみてほしい．

> ⓒⓞⓛⓤⓜ
> ### ハンセン病患者の実情に触れて
>
> 　筆者はかつて，奄美大島のハンセン病患者の療養所を訪問したことがある．友人がそこで働いており，旅の途中で立ち寄った．療養所はとても広く，静かで，庭には奄美特産の美しい花々があふれていた．きれいな花の写真を撮影していると，友人から「療養者さんは写してはダメよ」と言われたのだ．その言葉にハッとしたのを鮮明に覚えている．「らい病」と言われ差別を受けていた時代のことをまったく知らなかったが，療養者にとっての差別や偏見は，今なお現実として続いているのだと思った瞬間であった．
>
> 　2018年に亡くなった樹木希林主演の映画『あん』では，治療法が確立され，法律も改正された現在においてもなお，ハンセン病患者が一般社会で受け入れられることのむずかしさが描かれている．本作の公開は2015年であったが，COVID-19のパンデミックの体験があってこそ，いっそう見えてくるものがあるかもしれない．

3●感染看護の実践において求められる視点

　差別とは，「差をつけて取りあつかうこと．わけへだて．正当な理由なく劣ったものとして不当に扱うこと」[2]，偏見とは，「かたよった見解．中正でない意見」と定義されている[3]．人はなぜ差別をするのであろうか　日本では，かつてトイレは「ご不浄」と呼ばれていた．時代劇などを見ると，お侍さんが「ちょっとご不浄へ」とトイレに行く光景が描かれている．自分の外に出るものは不浄のものであり，それを自分とは区別することで自分が汚れた存在ではないことを確認するという意味合いがあったのであろう．米国の社会学者も日本人の不浄の扱いへの意識を指摘している[4]．こうした不浄への意識からか，「感染」＝「不浄」と考えられ，それゆえ自分の生活圏から不浄なものを取り除くための措置が，残念ながら日本でも実施されていたといえる．感染は不浄なのだろうか．感染は劣った状況なのだろうか――．

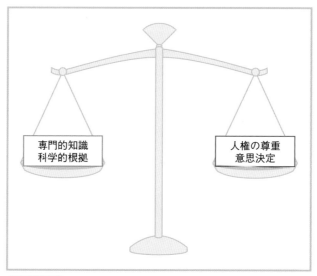

図Ⅵ-2-1　求められる科学的視点と倫理的視点：看護実践の構成要素

　差別，偏見が起こってしまう理由には，正しい情報不足による不安があげられるであろう．とくに現代は，IT化が進み，さまざまな情報を簡単に入手することができる．それゆえ，情報を収集する側に情報リテラシーが求められ，情報の取捨選択を行う能力も必要となっている．

　正しいことを行うという考え方は，看護学の基盤である．感染予防，感染症患者への看護という実践には，本来的に倫理という概念が組み込まれている．感染予防，感染症看護には，看護の基礎的知識に加え，エビデンスに基づいた感染予防，感染症に関する専門的知識，予防のための技術の修得（科学的視点）が求められる．しかし，それだけでは，感染を予防する，感染症患者・保菌者をケアするという看護としては不十分である．感染という特徴上，どうしても自身も感染症患者・保菌者となりうる．その際，「不浄な存在」「劣った存在」として扱われたいか，正しい知識が不足しているがゆえの差別を受けたいか，と今一度考え，眼前の感染症患者・保菌者の人権を尊重するという態度（倫理的視点）をもって接しなければ，看護実践は成立しない（**図Ⅵ-2-1**）．

▌引用文献▐

1)　Millar M：Patient rights and healthcare-associated infection．the Journal of Hospital Infection 79（2）：99-102，2011
2)　新村　出（編）：広辞苑，第7版，p.1192，岩波書店，2018
3)　前掲2)，p.2652
4)　ヘンリ・S：はばかりながら「トイレと文化」考，p.62-80，文藝春秋，1993

さまざまな状況における感染看護の実際

1. 臨床におけるさまざまな場・状況の特徴をふまえた感染予防上の問題点および課題を理解し，それぞれに応じた感染予防のための情報収集・アセスメントの視点を学ぶ.
2. さまざまな臨床場面を通して，各々の場・状況に特有の感染リスクアセスメントの着眼点や，感染予防のための具体的なケアを理解する.

1 一般病棟における感染看護の実際

1-1 一般入院患者

A. 一般入院患者における感染予防上の今日的問題・課題

1 ● 一般入院患者の特徴と感染予防上の問題点

　一般入院患者とは，病院の一般病棟に入院しており，高度の免疫不全状態にない患者とする．病棟によって患者の特徴，疾患，行われている治療や処置には違いがある．感染症の患者も入院しているが，多くは循環器疾患，呼吸器疾患，消化器疾患などの非感染性疾患の患者である．このように一般入院患者は個々に，疾患，治療に特有の感染リスクを有している．疾患や治療経過に伴い，入院中に医療関連感染（healthcare-associated infection：HAI）を起こすことがある．

　一般病棟には青年期から老年期まで幅広い年齢層の患者が入院しており，近年は高齢患者の割合が増加している．また患者の健康レベルは，急性期から回復期，慢性期，終末期と多様である．感染予防には患者自身による健康管理，セルフケアの獲得・向上が必要であるが，高齢患者や日常生活動作（activities of daily living：ADL）の自立度が低下している患者では困難なことがあり，感染症罹患のリスクが高まる．

　一般病棟の療養環境は個室または2人以上の多床室であり，入院患者は通常，共用のトイレ，洗面所，浴室を使用する．入院患者の中には，薬剤耐性菌の保菌・感染者やその他の感染症患者もいるが，無症状か検査をしていない場合は気づかれないことがある．さらに，看護師は複数の患者を受け持っている．そのため，医療従事者の手指や病棟内の環境，物品を介して患者間で感染伝播する可能性がある．

2 ● 一般入院患者の感染予防上の課題

　以上の特徴と問題から，一般入院患者の感染予防上の課題として次の3点があげられる．

①患者の特徴および疾患や治療経過から生じる個別的な感染リスクを予測し，感染予防策を実施する．

②患者が退院後の日常生活の中で感染予防に関するセルフケアが行えるよう教育・支援を行う．セルフケアが困難な場合は，家族や社会資源サービスの支援が受けられるよう調整する．

③患者とかかわるときや看護ケアを行うとき，標準予防策の実施を徹底する．

B. 情報収集・アセスメントの視点

　一般入院患者への感染看護では，患者の身体的側面，心理・社会的側面，環境面から包括的にアセスメントし，予測される感染症と個別的な感染リスクを明らかにする．患者の個別的な感染リスクの低減によって感染を予防することを目標に，看護計画を立案・実施・評価する．情報収集および感染リスクアセスメントの視点は次の通りである．

1● 身体的側面

　身体面の情報より，現在の状態，疾患の進行や治療経過を予測し，患者の感染防御機能や感染リスクを高める要因をアセスメントする．多くの患者では，これらは複合的に存在する．

　感染防御機能の障害には，①皮膚・粘膜バリア障害，②生体機能の異常，③免疫系の異常がある[1]．

a. 皮膚・粘膜バリア障害

　身体の加齢変化，疾患，治療（主に手術，医療器具，薬物，放射線），セルフケア不足に伴い皮膚や粘膜の障害が生じる．運動機能の低下によって動作や姿勢保持が困難となり，褥瘡（じょくそう）などの皮膚バリア障害をきたす．皮膚・粘膜の障害部位から病原微生物が侵入して感染を起こす．

b. 生体機能の異常

　がんなどにより消化管，気管，尿管などの管腔に通過障害が生じると，感染症が起こりやすくなる．また，高齢者や中枢神経疾患患者，意識レベルが低下した患者では，嚥下（えんげ）機能低下による誤嚥（ごえん），気管支粘膜の線毛運動低下に伴う気道浄化機能の低下，咳嗽反射の低下により，呼吸器感染症のリスクが高まる．

c. 免疫系の異常

　免疫系の異常には，好中球減少・機能異常，細胞性免疫不全，液性免疫不全がある．糖尿病，抗がん薬治療中，白血病・悪性リンパ腫などの血液疾患，ステロイド投与中，脾臓摘出後の患者に，このような免疫系の異常が生じることがある．

d. その他の要因

　低栄養，BMI 18.5未満の低体重では，皮膚・粘膜バリア機能の低下，筋肉量減少に伴う生体機能異常，免疫機能低下をきたす．また，BMI 30以上（肥満2度以上）では，BMI 18.5以上25未満（普通体重）よりも感染リスクが高まる[2]．

2● 心理・社会的側面

　患者の知覚・認知，感情，行動面から，感染リスクを高める要因をアセスメントする．患者自身の感染リスクの認識，感染予防の知識，日常生活での感染予防行動（食事前や排泄後の手洗い，身体の清潔保持のための入浴・整容，口腔ケアの実施状況や習慣，ワクチン接種状況），嗜好（しこう）（喫煙習慣）を把握する．疾患・治療に応じて感染予防の知識や新たな生活様式の獲得が必要になるため，患者の学習能力や自己管理への関心，意欲，能力を評価する．

　　認知機能低下，抑うつ状態，せん妄状態にある場合，患者は食事，排泄，活動，身体の清潔に関する意欲や自立度が低下し清潔保持が困難となるため，精神面の状態にも着目する．

　　加えて家庭内および社会的役割，生活状況，経済状況から，感染リスクをアセスメントする．頻繁に海外渡航の機会がある職業に従事しているなど，日常的な感染症への罹患リスクについて情報を得る．ADL自立度が低下している場合，感染予防において家族の協力あるいは社会的な支援が受けられるか，といった点も考慮する．

3 ● 環境面

　　入院中の療養環境や自宅などの居住環境から，感染リスクをアセスメントする．入院中は患者の病室やベッドの位置，同室者，オーバーベッドテーブルや床頭台・ベッド周囲の整理整頓や環境整備の状況，患者の持ち物（歯ブラシ，コップなど）の衛生状態，室温や湿度を観察する．

C. 臨床場面で考える，一般入院患者の感染看護

　　ここまで解説した内容をふまえ，次の臨床場面における感染看護について考えてみよう．

> **臨床場面**
>
> 　　Aさんは68歳の女性である．既往歴に高血圧がある．身長153cm，体重67kg，BMI 28.6である．70歳代の夫と自宅で2人で暮らしている．
>
> 　　1年前より右股関節の疼痛が出現し，右変形性股関節症*と診断された．自宅近くの整形外科クリニックへ通院していたが，疼痛が徐々に増強し歩行が困難となったため，今回，近隣の総合病院の整形外科病棟へ入院し右人工股関節全置換術（total hip arthroplasty：THA）を受けることになった．入院翌日に手術が行われ，術後はリハビリテーションを行うことになっている．入院期間は約3週間の予定である．Aさんは「手術を受けて早くよくなりたい」と話すが，手術を受けるのははじめてであり，手術や術後の生活を不安に思っている．
>
> 　　Aさんが入院した病室は4床室であり，室外の洗面所やトイレまでの距離が遠い．同室患者の1名は膀胱留置カテーテルが長期間留置されており，尿から薬剤耐性菌が検出されている．

1 ● Aさんの感染リスクのアセスメント

a. 予測される感染の問題

（1）手術部位感染・人工関節周囲感染

　　Aさんは右THAが予定されている．THAは皮膚を切開して人工関節（インプラント）を埋め込み，股関節を形成する手術である．手術部位感染（surgical site infection：

---

*変形性股関節症：先天性の臼蓋形成不全や老化による股関節の関節軟骨変性と摩耗のため，股関節の変形が生じる疾患である．進行に伴い股関節の疼痛，関節可動域制限が生じ，日常生活動作が困難となる．

表Ⅶ-1-1　Aさんの感染リスクのアセスメント（入院時）

アセスメントの視点	感染リスクを高める要因	アセスメント
身体的側面	・68歳，BMI 28.6（肥満1度） ・手術による皮膚切開 ・人工関節（インプラント）の挿入 ・術後のドレーン，末梢静脈カテーテル，膀胱留置カテーテルの挿入・留置 ・術後は外転枕による肢位保持のため，一時的にADL自立度が低下する ・術後の疼痛，疲労	Aさんは68歳と高齢であること，BMI 28.6と肥満であることから感染防御機能が低下しており，創傷治癒遅延の可能性が考えられ，SSIのリスクとなる．さらに，人工関節周囲は血流が乏しく，免疫細胞や抗菌薬が到達しにくいため，感染リスクが高い． 　末梢静脈カテーテル，膀胱留置カテーテル挿入に関連した感染の可能性がある． 　術後は疼痛や脱臼予防のため自己での体位変換が困難となり，褥瘡などの皮膚バリア障害が起こりやすい．さらに一時的なADLの低下により，身体の清潔保持や排泄のセルフケアが困難となり，感染リスクを高める．
心理・社会的側面	・68歳 ・手術や術後の不安がある ・術後疼痛やADLが制限されることによるストレス	SSI予防のために，適切な感染予防が求められる．しかしAさんは高齢で，新たな知識や生活習慣の獲得が困難，あるいは不十分となることが予測される． 　加えて，手術や術後への不安があること，術後は疼痛や身体の不快感により，ストレスが生じやすい．日常生活のニーズ充足が優先され，Aさんが感染予防に関心をもてない可能性がある．
環境面	・同室患者のカテーテル尿から薬剤耐性菌が検出 ・病室から洗面所やトイレへの距離が遠い	同室患者の尿から検出されている薬剤耐性菌が，医療従事者の手指やドアノブ，ベッドなどの表面，物品を介して感染伝播する可能性がある． 　トイレへの移動に時間がかかるため，膀胱留置カテーテル抜去後，水分摂取を控え排尿を我慢すると，膀胱炎など尿路感染のリスクとなる．

SSI）は術後合併症の1つで，THAの場合，術後3ヵ月以内の早期感染と，術後3ヵ月から数年経過後に起こる晩期感染がある．主要な起因菌は皮膚に存在する黄色ブドウ球菌である．

　早期感染は，手術切開創やドレーンより細菌が侵入して起こる表層・深部切開創感染が多い．晩期感染は主に人工関節周囲感染であり，インプラント表面への細菌の被膜（バイオフィルム）形成が直接的な原因である．感染のルートは，呼吸器感染症，尿路感染症やう歯・歯周病による細菌の，人工関節周囲への血行性の移行である．初回THAのSSI発生率は約0.2〜3.8％であり[3]，なかでも人工関節周囲感染の発生率は0.9％と推定されている[4]．

　人工関節周囲感染の治療は，インプラントを抜去しない保存的治療として抗菌薬投与や感染部位の洗浄を行うこともあるが，保存的治療が困難な場合は人工股関節再置換術が必要となる．このように，とくに人工関節周囲感染に対する治療は侵襲が大きく数ヵ月を要するため，日常生活の中での予防が重要である．

(2) その他の感染

　全身麻酔の場合，まれに術後肺炎が起こる．術前から術後にかけ末梢静脈カテーテル，膀胱留置カテーテルが長期的に挿入された場合，血流感染や尿路感染が起こる可能性がある．

b. 感染リスクアセスメントの結果

　表Ⅶ-1-1に，入院時のAさんの感染リスクについてアセスメントを行った結果を示す．

2●Aさんへの看護

a. 術後の早期感染予防

術後の早期感染を予防できることを目標に，Aさんへの看護を行う．

(1) 皮膚・粘膜の清潔

手術前日にシャワー浴を行い，全身の皮膚を清潔にする．医師の指示により手術切開部位周辺の除毛を行う場合は，サージカルクリッパーを使用し必要最小限とする．皮膚の乾燥や瘙痒（そうよう）が強い場合は保湿し，掻破（そうは）を予防する．術後は安静度に応じて清拭，シャワー浴を行う．

術後肺炎予防のために，セルフケアの状況に応じて歯磨き・口腔ケアを援助する．

(2) 創傷・ドレーン管理

創部は，術後7～10日後の抜鈎までドレッシング材で覆う．創部の感染徴候（発赤，熱感，疼痛，腫脹（しゅちょう），滲出液）の有無を毎日観察する．ドレーンは通常，術後48～72時間以内に抜去される．ドレーン排液の混濁や，挿入部の感染徴候の有無を観察する．バイタルサイン，感染を示唆する検査値（白血球数，CRP）の変化を確認する．

(3) 創傷治癒・術後回復の促進

創傷治癒や術後回復の促進，筋力低下予防のために，栄養状態を良好に保てるよう援助する．疼痛や疲労による食欲低下に伴い食事摂取量が減少するため，術後の疼痛緩和，疲労軽減に努めながら安楽な状態で食事を摂取できるように支援する．

(4) リハビリテーション，ADL拡大に向けた支援

THAの場合，術後1日目より，脱臼を予防しながらベッドサイドでリハビリテーションが開始される．坐位，車椅子移乗，歩行と段階的に進めADLを拡大する．膀胱留置カテーテルを早期に抜去しトイレでの排泄自立を支援することで，尿路感染を予防する．

(5) 精神的援助

術前はAさんへ術前準備と術後の経過について説明し，不安の傾聴，睡眠確保を援助する．術後は身体の苦痛緩和に努め，Aさんが術後の回復への意欲を高められるようにかかわる．

(6) 標準予防策の遵守

同室患者からの薬剤耐性菌伝播予防のために，医療従事者は標準予防策を遵守（じゅんしゅ）する．また，患者のベッド周囲の環境整備，清拭・清掃を行う．Aさんに対しても，食事前や排泄後の手指衛生を指導する．

b. 術後の晩期感染予防と退院に向けた患者教育

退院に向けて，感染予防の必要性と方法を習得し，退院後も継続して感染予防策を実施できることを目標にAさんの看護を行う．

(1) 創部の自己管理と皮膚の清潔

退院後は脱臼を予防しながら入浴またはシャワー浴を行い，創部，皮膚の清潔を保つことを説明する．創部の感染徴候（発赤，熱感，疼痛，腫脹，排膿（はいのう），滲出液など），発熱の有無を自身で観察し，異常を認めたときの受診を指導する．

(2) う歯・歯周病予防

毎日歯磨きを行い，口腔内の清潔を保つ．定期的に歯科検診を受け，歯周病があれば早

期に治療を行うよう指導する.

(3) 感冒予防

　食事前・排泄後・帰宅時の手指衛生，マスク着用，混雑を避ける，適切な湿度保持（40〜60%）によって感冒を予防する．毎年11月中旬までに，インフルエンザワクチン接種を受けるよう指導する．感冒予防は，夫も一緒に取り組むことを指導する.

(4) 尿路感染予防

　適切な水分摂取と排泄による尿路感染予防を指導する.

(5) 体重管理

　肥満は人工関節周囲感染のリスク因子である．さらに，肥満による人工関節への負担から弛みが生じ，ADL低下や再置換術に伴う感染リスクが高まる．そのため，食事・運動による体重管理を指導する.

(6) 生活環境の調整・家族の協力

　退院後の日常生活自立に向け，夫の協力を求め生活環境を整えることで，自宅でも感染予防を実施しやすくなる.

▌引用文献▌

1) 大曲貴夫：易感染状態とは．感染管理・感染症看護テキスト（大曲貴夫，操　華子編），p.236-238，照林社，2015
2) Huttunen R, SyrjänenJ：Obesity and the risk and outcome of infection. International Journal of Obesity 37（3）：333-340, 2013
3) 日本整形外科学会診療ガイドライン委員会，骨・関節術後感染予防ガイドライン策定委員会（編）：CQ 2 SSI発生率は．骨・関節術後感染ガイドライン2015，改訂第2版，p.18-20，南江堂，2015
4) Lindeque B, Hartman Z, Noshchenko A et al：Infection after primary total hip arthroplasty. Orthopedics 37（4）：257-265, 2014

1-2 易感染状態の患者

A. 易感染状態の患者における感染予防上の今日的問題・課題

1 ● 易感染状態の特徴と感染予防上の問題点

　感染に対する生体の防御機構には，皮膚・粘膜のバリア，貪食細胞，細胞性免疫，液性免疫がある[1]．**易感染状態**とは，こうした生体防御機構が障害され，感染しやすい状態となっていることを指す．

　易感染状態を構成する要素は，「皮膚・粘膜バリア障害」「免疫機能の低下，免疫不全（好中球減少，細胞性免疫障害，液性免疫障害）」「生体機能（構造）の異常」に分けられ，これらの要素は単独ではなく重複して存在していることが多い[2]．

　易感染状態を招く原因には，**疾患**（白血病や悪性リンパ腫などの血液がん，ヒト免疫不全ウイルス［human immunodeficiency virus：HIV］感染症，糖尿病，腎不全，熱傷，外傷，腫瘍による管腔臓器の閉塞など）や**医療行為**が含まれる．医療行為としては，がん化学療法，放射線療法，造血幹細胞移植，免疫抑制薬，ステロイド使用などの免疫機能低下をきたす治療や，外科的処置，医療器具類（血管内留置カテーテル，膀胱留置カテーテルなど）の挿入・留置などが該当する．すなわち，すべての患者に易感染状態になる可能性があるということである．

　易感染状態で引き起こされる感染には，外界から微生物が侵入して起こる外因性感染と，**内因性感染**がある（p.32参照）．内因性感染には，通常であれば病原性のない微生物によって引き起こされる日和見感染，常在菌が生体の別の場所で感染を引き起こす異所性感染，抗菌薬などによって正常細菌叢のバランスが崩れる**菌交代症**がある．また，過去に感染し体内に潜伏していた微生物が再び活性化し生じる場合もある．このように，感染予防策を講じていても，内因性感染のために感染症の発症を完全に防ぐことは困難である．

2 ● 易感染状態の患者の感染予防上の課題

　以上の特徴と問題から，易感染状態の患者の感染予防上の課題として次の3点があげられる．

①患者の既往歴や現病歴（疾患，疾患部位，経過など），医療行為（治療内容，医療器具類の留置の有無など），症状（皮膚・粘膜障害の有無，発赤，疼痛など），バイタルサイン，検査結果などから，易感染状態を構成する要素をとらえ，感染リスクを予測し，感染予防策を実践する．

②患者自身が感染しやすい状態であることを認識し，療養生活において感染予防のセルフケアが実践できるよう教育・支援する．

③患者とかかわるときや看護ケアを行うとき，標準予防策の実施を徹底する．

B. 情報収集・アセスメントの視点

　易感染状態の患者の感染看護では，易感染状態の要素や原因，感染徴候の有無，患者自身の易感染状態に対する認識，感染予防のセルフケア行動について，身体的側面，心理・社会的側面，環境面から包括的にアセスメントする．そして，感染を予防し，患者自身で感染予防のセルフケアが実践できること，感染を予防する生活環境を整えられることを目標に看護計画を立案する．

　情報収集およびアセスメントの視点は次の通りである．

1 ● 身体的側面

　易感染状態で引き起こされる感染，および原因となる微生物は，易感染状態を構成する要素によって異なる．したがって，これらの要素を整理して知ることで感染リスクを予測でき感染予防のためのケアに役立てられる．

　既往歴や現病歴（疾患，疾患部位，症状，これまでの治療経過など），現在の治療内容，医療器具類の使用の有無，皮膚・粘膜の状況，検査結果（白血球数，好中球数など），バイタルサインなどの身体的情報から，どのような要因で易感染状態にあるか，すでに感染を起こしていないかアセスメントする．

a. 皮膚・粘膜バリア障害

　皮膚・粘膜バリアの障害では，障害された部位が侵入門戸（病原微生物が侵入する部位）となり感染を生じる．

　皮膚バリア障害での感染は，皮膚常在菌が原因となることが多い．粘膜バリア障害での感染では，口腔内の細菌やカンジダが問題となることが多い．これらの感染は，侵入門戸となった皮膚・粘膜の局所の感染から全身に病原微生物が繁殖し菌血症（血流に細菌が存在する状態）へ移行する場合がある．

b. 免疫機能の低下

　免疫機能の低下の種類は，**好中球減少**，**細胞性免疫低下**，**液性免疫低下**に分けられ，各々の原因，感染症を引き起こす病原微生物が異なる．代表的な原因，感染の原因となりやすい病原微生物について**表Ⅶ-1-2**に示す．

　このほかに，免疫機能低下の状況には，感染症に対する抗菌薬治療によって菌交代現象を生じ別の感染症を引き起こす場合がある．代表的なものにクロストリジオイデス・ディフィシル感染症（*Clostridioides difficile* infection：CDI）がある．CDIは抗菌薬によって正常な腸内細菌のバランスが乱れ，腸内に定着していた嫌気性菌のクロストリジオイデス・ディフィシルが増殖し，毒素（CDトキシン）を産生し腸炎を起こす．主な症状は水様性の下痢である．

c. 生体機能の異常

　感染につながる生体機能の異常には，管腔臓器の通過障害や，嚥下障害・誤嚥などがある．

　管腔臓器の通過障害による感染では，気道閉塞による肺炎，胆道閉塞による胆道感染症，尿路閉塞による尿路感染症[3]などが起こりやすい．嚥下障害・誤嚥は，脳血管障害，意識

表Ⅶ-1-2　免疫低下の種類別の代表的な原因，感染の原因となりやすい病原微生物

免疫低下の種類	代表的な原因		原因となりやすい病原微生物
	疾患	治療・医療行為	
好中球減少	・骨髄の疾患・病変 ・感染症 ・免疫反応 　　　　　など	・薬剤（抗甲状腺薬，抗てんかん薬，消化性潰瘍薬など） ・がん化学療法 ・放射線療法	・黄色ブドウ球菌 ・コアグラーゼ陰性ブドウ球菌（表皮ブドウ球菌など） ・腸球菌 ・グラム陰性桿菌 ・真菌（好中球減少の期間が長期化の場合）
細胞性免疫低下	・急性リンパ性白血病 ・悪性リンパ腫 ・HIV感染症 　　　　　など	・ステロイド ・免疫抑制薬 ・造血幹細胞移植	・黄色ブドウ球菌 ・リステリア ・ノカルジア ・レジオネラ ・単純ヘルペスウイルス ・水痘-帯状疱疹ウイルス ・サイトメガロウイルス ・EBウイルス ・抗酸菌（結核菌，非結核性抗酸菌） ・真菌（カンジダ，ニューモシスチスなど）
液性免疫低下	・多発性骨髄腫 ・慢性リンパ性白血病 ・HIV感染症 　　　　　など	・造血幹細胞移植 ・脾臓摘出 　　　　　など	・莢膜を有する細菌（肺炎球菌，インフルエンザ菌など）

［倉井華子：感染症診療のロジック（がん患者編）．がん患者の感染症診療マニュアル，改訂第2版（大曲貴夫監），p.13-19，南山堂，2012を参考に作成］

障害，筋力の低下，頭頸部がん術後など，鼻腔・口腔内の微生物が気道に落ち込み呼吸器感染症を生じやすい．

2 ● 心理・社会的側面

　易感染状態の患者は，感染への不安や，どのように感染予防すればよいかわからない戸惑いなどさまざまな不安・戸惑いを抱く．これらの心理的状態によって，患者自身の感染リスクへの認識の低下や感染予防のセルフケア不足を招くため，以下の点をアセスメントする．

a. 感染への不安

　易感染状態の患者の心理的状態は，易感染状態の期間や基礎疾患の治療経過によっても変化する．がん治療中で易感染状態が長期化する場合などでは，感染を起こすことによってがん治療の中断・延期，それに伴うがんの進行への不安などが生じる．

b. 易感染状態への認識の不足

　易感染状態にある患者は，自身が易感染状態であることを認識できない，または認識が不十分な場合がある．その要因には，身体・精神的な苦痛により易感染状態への関心が優先されない状況や，加齢，抑うつ，意欲の低下，せん妄などに伴う認知機能の低下がある．一方で，これまで発熱など感染に苦痛症状の経験がないため感染を脅威としてとらえていない状況もある．また，感染そのものが，せん妄など精神面へ影響するリスク因子でもある[4]．

c. どのように感染予防策を実践すればよいかわからない戸惑い

患者が自分で易感染状態であることを認識していても，具体的に感染予防をどのように実践すればよいかわからず戸惑いを抱いている場合は，一方的に感染予防策に関する情報を提供するのではなく，どんなところに戸惑いを抱いているかを理解する．

d. セルフケアに影響する社会的状況

感染予防のセルフケアにおいては，普段の生活状況や社会背景（仕事内容，職場での役割，家庭内での役割など）が大きく影響する．そのため，患者がどのような社会生活を送っているか（生活習慣，家庭内での役割，家族のサポート状況，職業，職場での役割，経済状況，社会での役割など），自宅での支援状況はどうかをアセスメントする．

3 ● 環境面

患者が高度の易感染状態（同種造血幹細胞移植や好中球減少が長期間続いている状況など）や，病院内で改修工事が行われている場合では，環境中の病原微生物（アスペルギルスなど）による感染リスクが高まる．

a. 病棟の環境

病室内の環境整備は，標準予防策に準じ，手の触れる環境表面を重点的に清拭するなど日常的な掃除が徹底できているか確認する．

生花やドライフラワーは，埃の集積，虫の混入，花瓶の水・土の中の菌繁殖の点から，易感染状態の患者の療養環境へ持ち込まれないようにする[5]．

また，石けん皿の使用などによる水の停滞や湿った環境では，緑膿菌やレジオネラによる感染リスクが高まるため，湿潤環境をつくらないよう注意する．

b. 防護環境（無菌室やクリーンルーム）

室内の清浄度，気流・気圧設定を含むさまざまな条件を満たした防護環境での管理が必要な患者は，同種造血幹細胞移植や長期のナディア（がん化学療法などによって好中球が最低値になった状態）など高度の易感染状態にある．これらの患者は，環境の汚染空気による侵襲性アスペルギルス症の発症リスクが高いため，防護環境が適切に保たれるよう管理する[5,6]．

c. 自宅の環境

易感染状態の患者の自宅では，定期的に室内を清掃しているか，清掃に際して埃が舞い上がらないよう注意できているか，マスクを着用しているか，清掃後には手洗いを実施しているかを確認する．

ペットを飼っている場合，易感染状態にある期間中は，ペットとの直接的な接触機会を減らせているか，排泄物に直接触れることはないかなども確認する．

C. 臨床場面で考える，易感染状態の患者の感染看護

ここまで解説した内容をふまえ，次の臨床場面における感染看護について考えてみよう．

臨床場面

　Bさんは49歳の男性.頸部のリンパ節腫脹を自覚し近医を受診.T総合病院を紹介され精査の結果,原発不明の悪性リンパ腫*と診断された.特記すべき既往歴はない.身長172 cm,体重64 kg,BMI 21.6.45歳の妻と中学生の長女と3人で暮らしている.会社員である.

　現在,BさんはT総合病院に入院し抗がん薬治療中で,初回投与から8日目である.左前胸部にCVポートが留置され,抗がん薬,輸液が投与されている.

　抗がん薬の影響で倦怠感,食欲不振,悪心,口内炎がある.血液検査では好中球数が430/μLである.3日前に悪寒を伴う38℃の発熱があり,抗菌薬治療が開始された.発熱時に採取した血液培養検査では黄色ブドウ球菌が同定された.現在のバイタルサインは,血圧130/80 mmHg,脈拍86回/分,体温37.3℃,呼吸数20回/分である.主治医はCVポートの抜去を検討している.また,新たに下痢が出現し,便の迅速検査でCDトキシンが検出された.

　BさんはCVポートの抜去に対して,「痛い思いをして入れたので抜きたくない」「抜いたら抗がん薬治療ができなくなる」など,がん治療の中断に対する不安の言葉が聞かれていた.下痢症状の出現に対して「こんなにつらい思いをして抗がん薬治療を受けているのに,治るどころか別の症状(下痢)が出てきた」「治らないのなら,このまま抗がん薬治療を続ける意味がない」など,治療が順調にいかないことへの苛立ちや消極的な気持ちを妻に訴えていた.

　Bさんの病室は,血液内科病棟の四人部屋で,同室者3名もBさんと同様に抗がん薬治療を受けている.Bさんは,トイレつきの個室が空き次第,部屋の移動が予定されている.

1 ● Bさんの感染リスクのアセスメント

a. 予測される感染の問題

(1) 疾患(悪性リンパ腫)による感染リスク

　Bさんは,悪性リンパ腫で抗がん薬による治療を受けている.疾患や治療の影響から,免疫低下による易感染状態となりうる.

(2) 治療(抗がん薬治療)による感染リスク

　抗がん薬治療の副作用は骨髄抑制による好中球減少の発生頻度が高い.好中球数が500/μL以下に減少し,腋窩温で37.5℃以上の状況は,発熱性好中球減少症(febrile neutropenia:FN)と呼ばれ,感染症の発生,敗血症など重症化のリスクが高い.

　また抗がん薬治療は,がん細胞だけでなく細胞分裂が盛んな正常な皮膚や粘膜に障害を生じるため,バリア障害を起こす.

(3) 医療器具(CVポート)に関連した感染

　CVポート(皮下埋込型ポートといわれる中心静脈カテーテルの一種)に関連した感染が起こった場合は,CVポートの抜去が基本となるが,Bさんは血液培養から黄色ブドウ球菌が同定され,抜去が検討されている.これは穿刺部位に皮膚バリア障害を生じ,穿刺

---

*悪性リンパ腫:血液がんの1つで,免疫系を司るリンパ球ががん化した疾患である.悪性リンパ腫には型が多くあり,その型によって病勢,治療法,予後が異なる.

表Ⅶ-1-3　Bさんの感染リスクのアセスメント

アセスメントの視点	感染リスクを高める要因	アセスメント
身体的側面	・原発不明の悪性リンパ腫 ・抗がん薬治療中 ・好中球数430/μL ・CVポート留置 ・口内炎 ・抗菌薬治療が開始 ・水溶性下痢 ・CDトキシン陽性	Bさんは疾患（悪性リンパ腫）および治療（抗がん薬）が原因で易感染状態である. 　易感染状態を構成する要素は，抗がん薬による骨髄抑制での「好中球減少」，CVポート挿入による「皮膚バリア障害」，口内炎による「粘膜バリア障害」を有している. 　現状は発熱性好中球減少症（FN）の状況で，CVポートの刺入部から常在菌の黄色ブドウ球菌が侵入し菌血症を引き起こしたと考えられる. 今後，敗血症など全身性の重篤な感染への移行のリスクがある. 　水様性下痢は，菌血症に対する抗菌薬治療によって腸管内の菌交代現象が生じCDIを発症したと考える.
心理・社会的側面	・抗がん薬による副作用がつらい ・感染が起こったことでがん治療ができなくなることへの不安がある ・治療が順調に進まないことへの苛立ち	Bさんは，感染が起こったことやそのことでがんの治療が順調に進まないことに不安や苛立ちを抱いている. さらに，抗がん薬副作用症状による苦痛を有している. そのため，自身の感染予防のセルフケアへの関心が優先してもてない，または，十分に実践できない可能性がある.
環境面	・四人部屋（個室への移動が予定されている） ・Bさんの糞便からCDトキシン検出	同室者もBさんと同様に易感染状態の患者と考えられる. 　BさんはCDIを発症し，下痢が続いている状況であるため，環境表面を介しクロストリジオイデス・ディフィシルが同室者へ伝播する可能性がある.

部位から血管内に黄色ブドウ球菌が侵入し，カテーテル関連血流感染（catheter-related blood stream infection：CRBSI）を引き起こしていると考えられるためである.

(4) 菌交代現象による感染（CDI）

　Bさんは，抗がん薬治療中の抗菌薬開始後に水様性下痢が出現し，便中からCDトキシンが検出されている. 抗がん薬や抗菌薬投与により，腸管内の菌交代現象を生じ，腸管内に定着していた嫌気性菌のクロストリジオイデス・ディフィシルがCDトキシンを放出し，CDIを起こしていると考えられる. なお，CDI患者の同室者は，環境表面や医療従事者を介してクロストリジオイデス・ディフィシルの感染リスクが高まるため，CDI患者は下痢の症状がある期間は個室隔離が推奨される.

b. 感染リスクアセスメントの結果

　表Ⅶ-1-3に入院時のBさんの感染リスクについてアセスメントを行った結果を示す.

2 ● Bさんへの看護

a. 感染の予防

　CVポートに関連した感染や，CDIの悪化を防ぐため，感染徴候をすみやかに察知し重篤な感染を予防することを目標に，Bさんへの看護を行う.

(1) 感染徴候の確認

　バイタルサイン，感染を示唆する検査結果（培養結果，好中球数など），CVポート留置部の皮膚状況（発赤，腫脹，疼痛など）を確認する. また，敗血症などの重傷な感染徴候を早期に察知するため，qSOFAスコア（p.147参照）を用いて評価する.

便の性状については，観察者による表現に差異がないよう，ブリストル便性状スケール*を用いて確認する．

(2) 口腔内の清潔

抗がん薬による口内炎や口腔粘膜障害は口腔内微生物の侵入門戸になるため，口腔内を清潔に保ち，口腔粘膜に傷をつけないようにする．食後は毎回歯磨きする．歯磨きができない場合は，含嗽（がんそう）で口の中に食物残渣（ざんさ）が残らないよう症状に応じて口腔ケアを行う．

(3) 皮膚のケア

皮膚常在菌による内因性感染のリスクが高いため，皮膚の状態を観察し，Bさんの症状に応じてシャワー浴，清拭で全身の皮膚を清潔にする．また，爪切りや髭剃（ひげそ）りなどでの皮膚の損傷を予防する．

(4) 排泄のケア

倦怠感や下痢で室内トイレまでの移動が困難な場合は，Bさんの症状や意思を確認しながら一次的にポータブルトイレの使用やベッド上排泄を検討する．その際は，Bさんの自尊心（じゅうちしん）や羞恥心に配慮してかかわる．

糞便で衣類や環境表面を汚染した場合はすみやかに更衣し，環境表面は排泄物を除去し0.1〜0.5％次亜塩素酸ナトリウムで清拭・清掃する．

(5) 精神的支援

疾患や医療行為に伴い易感染状態であることを説明し，不安などの訴えを傾聴する．新たに出現した下痢については，抗がん薬や抗菌薬治療との関連，適切な処置によって改善することを説明する．そして，身体的症状の緩和に努め療養生活に対して意欲をもてるようかかわる．

b. 感染予防のセルフケア実践への指導と退院に向けた教育

Bさん自身が感染しやすい状態であることを認識し，療養生活において感染予防のセルフケアが実践できることを目標に，Bさんと妻への指導を行う．

(1) 感染リスクの認識

Bさんは通常は問題とならないような微生物や常在菌などでも感染を起こしやすいことを説明する．その原因は，疾患（悪性リンパ腫），医療処置（抗がん薬，CVポート）の影響であることを説明する．

(2) 感染徴候への対処

現在起こっている感染徴候（CVポートからの菌血症による発熱，CDIによる下痢），今後予測される感染の徴候について説明し，発熱や体調に変化がある場合はすみやかに申し出るよう指導する．CVポートの抜去の必要性，抜去処置の経過についても説明する．

(3) 清潔保持

手指衛生が必要な場面（排泄後，食事の前後，外出後など）や方法を具体的に示し，手指衛生を実施するよう説明する．口腔内は，粘膜を損傷しないよう注意して定期的に含嗽や歯磨きを実施するよう指導する．入浴やシャワー浴で全身の清潔を保つこと，シャワー浴ができない場合は清拭を行うことを説明する．

---

*ブリストル便性状スケール（Bristol Stool Scale）：便の性状を，スコア1（硬いコロコロ便）〜スコア7（固形物を含まない液状の便）の7段階で評価する．

(4) 食　事

微生物が繁殖しやすい食品（刺身，生野菜など）は避け，なるべく加熱した食事をとるよう指導する．また，ペットボトルの飲料水などは，直接口をつけないようコップに移して飲み，他者との回し飲みはしないよう指導する．

(5) 排　便

CDIによる下痢や抗がん薬の副作用による皮膚粘膜障害により，肛門部に感染を生じやすいことを説明する．排便後の肛門部は刺激を与えないような拭き取り方を説明し，清潔を保つよう指導する．便で環境を汚染した際の清掃方法について説明する．

(6) スキンケア

皮膚の常在菌などでも感染しやすい状況を説明し，爪切り，髭剃り，その他，皮膚に傷をつけないよう注意することを指導する．

(7) 行動範囲

環境中の汚染された空気による感染リスクがあることを説明し，人が密集している場所や埃がある場所などへの移動は避け，外出時はマスクを着用するよう指導する．

(8) 自宅環境

室内は定期的に清掃し，清掃に際しては，埃が舞い上がらないように実施するよう指導する．

引用文献

1) 斧　康雄：易感染性をきたす生体防御機構の欠損．感染症学雑誌80（5）：475-479，2006
2) 倉井華子：感染症診療のロジック（がん患者編）．がん患者の感染症診療マニュアル，改訂第2版（大曲貴夫監），p.13-19，南山堂，2012
3) Rolston KV：Infections in cancer patients with solid tumors：a review．Infectious Diseases and Therapy 6（1）：69-83，2017
4) 小川朝生：せん妄 適確にアセスメントをし，せん妄を予防する．看護科学研究 15（2）：45-49，2017
5) 日本造血細胞移植学会（編）：環境の管理．造血細胞移植ガイドライン 造血細胞移植後の感染管理，第4版，p.2-5，2017
6) CDC：Guidelines for Environmental Infection Control in Health-Care Facilities，2003（July 2019 Updated），〔https://www.cdc.gov/infectioncontrol/pdf/guidelines/environmental-guidelines-p.pdf〕（最終確認：2021年12月7日）

1-3 隔離予防策実施中の患者

A. 隔離予防策実施中の患者における感染予防上の今日的問題・課題

1 ● 隔離予防策実施中の患者の特徴と感染予防上の問題点

　一般医療機関の病棟に感染症患者が入院する場合，他者への感染伝播を防ぐために隔離予防策を実施する．そこで，隔離予防策実施中の患者とは，病原微生物の保菌・感染により，標準予防策に加えて感染経路別予防策を実施している患者とする．

　感染経路別予防策は，病原微生物の感染経路に応じて接触予防策，飛沫予防策，空気予防策のいずれか，または複数の予防策を組み合わせて実施し，原則として個室配置とする．病棟では，インフルエンザ，ノロウイルスなどの流行性ウイルス感染症患者や薬剤耐性菌の保菌・感染患者に隔離予防策を実施することが多い[1]．血管内留置カテーテル，膀胱留置カテーテルなどの医療器具挿入や手術などの侵襲的医療処置に伴い，血流感染，尿路感染，肺炎，手術部位感染（SSI）などを引き起こし，感染防御機能が低下している患者では重症化することがある．医療従事者の感染予防策の実施が不十分であると，病棟内で他患者や医療従事者に伝播し集団感染を起こすことがある．

　感染伝播予防のために，隔離予防策実施中の患者は病室外へ出ることや，家族などの面会を制限されることがある．隔離予防策の実施に伴い，褥瘡[2]，深部静脈血栓症[3] などの二次障害，不安や抑うつ状態などの精神状態の変化[4] を招くことが報告されている．高齢者では，隔離予防策による活動減少や生活リズムの変調から筋力低下やせん妄[5] が生じ，疾患の回復過程や日常生活に影響を及ぼすことがある．

2 ● 隔離予防策実施中の患者の感染予防上の課題

　以上の特徴と問題から，隔離予防策実施中の患者の感染予防上の課題として次の3点があげられる．

　①感染症の重症化を予防し，回復・治癒を支援する．
　②隔離予防策に伴って生じる二次障害を予防する．
　③他者（他患者，面会者，医療従事者，その他の職員など）への感染伝播を予防する．

B. 情報収集・アセスメントの視点

　隔離予防策実施中の患者への感染看護では，病原微生物の特性，患者の身体的側面，心理・社会的側面，環境面から感染伝播リスクをアセスメントし，隔離予防策の内容を決定する．さらに，感染症重症化の可能性，隔離予防策に伴う二次障害のリスクをアセスメントする．感染症の回復・治癒，二次障害の予防，他者への感染伝播予防を目標に看護計画を立案・実施・評価する．情報収集およびアセスメントの視点は次の通りである．

1 ● 病原微生物の特性

　微生物検査の結果や症状から，感染症を起こしている病原微生物の種類を確認する．感染から発症までの潜伏期間，病原性，感染経路，感染力，感染性がある期間，抗菌薬への耐性についてアセスメントし，隔離予防策の内容や実施期間を決定する．

2 ● 身体的側面

a. 感染部位と感染症の症状

　患者の症状や経過，細菌培養や抗原・抗体検査，画像検査などから身体の感染部位・感染臓器を明らかにし，感染症の重篤性や患者の苦痛，感染伝播リスクをアセスメントする．呼吸器感染症では呼吸困難感・咳嗽・喀痰（かくたん），消化器感染症では腹痛・悪心・嘔吐・下痢，皮膚・創傷感染では発疹・水疱・発赤・腫脹・滲出液・排膿というように，感染症によって特有の症状がみられる．症状が強い場合は患者の苦痛が強く，病原微生物が拡散しやすいため，他者への感染伝播リスクが高まる可能性がある．

b. 感染防御機能の状態

　隔離予防策実施中の患者は，とくに薬剤耐性菌の保菌・感染患者の多くが易感染状態にある．原疾患の治療経過で皮膚・粘膜バリア障害，生体機能の異常，免疫系の異常をきたすことや，基礎疾患に糖尿病，心血管疾患，呼吸器疾患，腎疾患を有していると，感染症重症化の可能性がある．ドレーンやカテーテルの留置，創傷や褥瘡などの皮膚損傷があれば，これらの部位へ新たな感染を引き起こすことがある．このような視点から患者の感染防御機能をアセスメントし，感染症の重症化リスクを評価する．

c. 隔離予防策による身体への影響

　隔離予防策の実施により活動範囲が病室内に制限され，筋力低下をはじめとする廃用症候群を招くことがある．とくに高齢者では短期間で身体への影響が生じやすいため，隔離予防策による二次障害の可能性を評価する．

3 ● 心理・社会的側面

　隔離予防策が必要となった場合，まずは患者・家族に対して医師から病状や治療，隔離予防策の必要性について説明する．医師の説明内容や隔離予防策実施に対する患者・家族の理解状況，受け止め方を把握する．隔離予防策実施中の患者は，病室外へ出ることの制限，医療従事者の個人防護具（PPE）着用や訪室機会の減少，家族の面会制限を契機に，不安の増強，抑うつ，せん妄状態になることがある．そのため，患者の言葉や行動，表情，睡眠状況などを観察し，心理面のアセスメントを行う．

　隔離予防策実施中でも患者の身体機能を維持し，感染予防のセルフケア能力を高められるよう，感染予防に関する知識や日常生活での感染予防行動・習慣を評価する．また，隔離予防策によって本来受けられるはずの治療やケアが制限され，患者に不利益が生じていないかを検討する．隔離予防策実施中は家族の面会が制限され，身の回りの生活用品が不足することや，家族との通信が困難になるため，療養上での患者の困りごとがないかを確認する．

4 ● 環境面

　患者から排出される喀痰や飛沫，排泄物，滲出液などで汚染されやすい病室内の場所や環境表面をアセスメントする．感染経路別予防策に応じて，病室前の使いやすい場所に手指消毒薬，必要な個人防護具が設置されているかを確認する．病室内は感染予防物品や患者の生活用品などで物が多くなるため整理整頓できているか，安全面に配慮した環境整備ができているかを確認する．空気予防策の場合は，病室の陰圧維持・換気を行う空調設備が適切に作動しているかを確認する．

C. 臨床場面で考える，隔離予防策実施中の患者の感染看護

　ここまで解説した内容をふまえ，次の臨床場面における感染看護について考えてみよう．

> **臨床場面**
>
> 　Cさんは45歳の女性である．交通事故により大学病院の救命救急センターに搬送され，末梢静脈カテーテル，膀胱留置カテーテルが挿入された．頭部外傷，右大腿骨骨幹部骨折，左脛骨骨折の診断で入院，2日後に骨折手術が行われ，術後3日目に救命救急センターから整形外科病棟へ転棟した．体動時の疼痛が強く，離床が進んでいない．転棟した翌日，悪寒戦慄（おかんせんりつ），38.5℃の発熱が出現した．脈拍数90回/分，血圧108/64 mmHg，呼吸数18回/分，SpO$_2$ 98%，意識レベルは清明であった．血液検査結果はWBC 10.8×10^3/μL，CRP 11.3 mg/dL，尿検査では尿タンパク（+），尿赤血球10/毎視野，尿白血球 >100/毎視野，尿グラム（Gram）染色でグラム陰性桿菌（3+）により尿路感染が疑われ，抗菌薬投与が開始となり，膀胱留置カテーテルを交換した．その後，尿培養でカルバペネム耐性腸内細菌科細菌（carbapenem-resistant *enterobacteriaceae*：CRE）の大腸菌（*E. coli*）が検出され，CREを起因菌とする尿路感染症と診断された．Cさんは4床室から個室へ移動し隔離予防策を実施することになった．個室移動後も離床が進まずリハビリテーションへの意欲が低下しており，看護師に「今後のことが心配で夜は眠れていない」と話していた．

1 ● Cさんの感染リスクのアセスメント

a. 予測される感染の問題

（1）尿路感染症の重症化と敗血症の可能性

　Cさんは交通事故により両下肢の骨折手術を受けた．骨折手術後であることや疼痛により術後の離床が進んでおらず，膀胱留置カテーテルを抜去できていない．一般病棟へ転棟した翌日にCREを起因菌とするカテーテル関連尿路感染（catheter-associated urinary tract infection：CAUTI）を発症したことから，救命救急センターでの感染が考えられる．CREはカルバペネム系抗菌薬および広域β-ラクタム薬に対して耐性を示す腸内細菌科細菌であり，接触感染で伝播する．本来の病原性は弱いが，易感染性患者が感染すると重篤な日和見（ひよりみ）感染症を起こすことがある．尿中のCREが血管内へ移動し敗血症を起こす可能性があるが，CREに対する有効な抗菌薬は限られ治療が困難になりやすい．カテーテル留置そのものが尿路感染症のリスク要因であり，長期留置は尿路感染症の重症化および敗

表VII-1-4 Cさんの感染リスクのアセスメント

アセスメントの視点	感染リスクを高める要因	アセスメント
病原微生物の特性	・カルバペネム耐性腸内細菌科細菌（CRE）の大腸菌（*E. coli*）が尿培養より検出	CREは接触感染で伝播する．カルバペネム系抗菌薬などの広域抗菌薬への耐性があり，有効な抗菌薬の種類が限られ，治療が困難となる．
身体的側面	・交通事故による多発外傷（頭部外傷，右大腿骨骨幹部骨折，左脛骨骨折） ・両下肢骨折手術後 ・体動時の疼痛で離床が進まない ・膀胱留置カテーテルが抜去できていない ・カテーテル関連尿路感染症を発症	Cさんは多発外傷により救命救急センターへ搬送後，膀胱留置カテーテルが挿入された．膀胱留置カテーテルを通じてCREが尿路へ侵入し，尿路感染症を発症したと考えられる．尿中のCREが血管内へ移動し，敗血症にいたる可能性が高い状態である． 　膀胱留置カテーテルの挿入自体が尿路感染症のリスクを高めるが，Cさんは両下肢骨折手術後，疼痛のため離床が進まないことから，カテーテルが抜去できていない．セルフケア能力が低下し，身体の清潔保持が困難になる． 　骨折手術後であり，尿中のCREが創部や創周囲の皮膚を汚染し手術部位感染を起こすリスクも考えられる．
心理・社会的側面	・個室移動後に離床が進まずリハビリテーションへの意欲が低下 ・夜眠れないと話す	個室で隔離予防策を実施しており，病室外へ出ることが制限される．交通事故や手術などの危機的状況に加え，尿路感染症や個室隔離といった状況の変化に対応できず，抑うつ状態や不眠となり，ますます離床が進まないことや，回復の遅延が生じる可能性がある．
環境面	・尿よりCREが検出	膀胱留置カテーテルの採尿バッグから尿を排出する際に尿が飛び散ると環境が汚染され，環境表面を介した感染伝播が起こりやすい．

血症のリスクを高める．

(2) 他患者へのCREの感染伝播

CREは接触感染で伝播する．Cさんの場合，膀胱留置カテーテル挿入時，または採尿バッグの排液口から医療従事者の手指やケア物品を介してCREに感染した可能性がある．膀胱留置カテーテルからの尿排出時に尿が飛び散ると，病室内の環境面を汚染する．日常生活援助やリハビリテーションで医療従事者が密接にかかわり，環境表面や物品，医療従事者の手指を介した他患者への感染伝播が起こりやすい．そのため，標準予防策と接触予防策を実施し，CREの感染伝播を予防する必要がある．

b. 感染リスクアセスメントの結果

表VII-1-4に，Cさんの感染リスクについてアセスメントを行った結果を示す．

2 ● Cさんへの看護

a. 尿路感染症重症化および敗血症の予防と回復への支援

尿路感染症重症化および敗血症の予防と早期回復を目標に，Cさんへの看護を行う．

(1) 尿路感染症治療の実施

医師の指示により，抗菌薬による薬物療法を行う．バイタルサイン，全身状態，尿の性状の観察を行い，尿路感染症の重症化や敗血症の可能性を早期に察知して悪化を予防する．膀胱留置カテーテルの必要性をアセスメントしたうえでカテーテルの抜去を検討する．自然排尿により尿路の病原微生物を排出できるよう，水分摂取を促す．

(2) 発熱や疼痛，身体可動性低下による苦痛の軽減

　発熱による体力消耗を最小限にするため，室温や寝具の調整，冷罨法で体温の正常化を図る．疼痛緩和のため鎮痛薬を使用し，安楽な体位保持，下肢の良肢位を保つ援助を行う．

(3) 身体の清潔保持・排泄自立に向けた援助

　身体・陰部の清潔保持などの日常生活援助を行う．とくに創周囲の皮膚の清潔を保ち，CREによる創部感染を予防する．膀胱留置カテーテル抜去後は疼痛の程度やADLに合わせて，床上または病室内のトイレでの排泄を介助する．

(4) 二次障害の予防

　隔離予防策実施による活動減少に伴って生じる筋力低下，深部静脈血栓症が予測されるため，予防のための援助や段階的なリハビリテーションを進める．

(5) 精神的ケア

　身体的な苦痛軽減により休息がとれるようにする．さらに，医療従事者は適宜訪室し，Cさんの話を傾聴しながら不安を軽減できるようにかかわる．家族に対して手指衛生や個人防護具着用を指導し，可能な範囲で面会ができるよう調整する．

b. CRE防止に向けた患者教育

　尿路感染症の改善やCRE伝播予防を目的にCさんへの教育を行う．尿からCREが検出されていること，膀胱留置カテーテルが尿路感染症のリスクになるためカテーテル抜去とトイレでの排泄が望ましいことを説明する．疼痛によってトイレへの移動が困難である場合，飲水を控えることが予測される．しかし，尿路感染症改善には尿の排泄が効果的であるため，水分摂取の必要性を説明する．CRE伝播予防のために，食事前や排泄後の手指衛生を徹底してもらう．

c. 病棟内でのCRE感染伝播予防

　病棟内でのCRE感染伝播予防のため，標準予防策と接触予防策を実施する．Cさんに説明をしたうえで，CREが検出されている期間は個室配置とする．病室へ入室する医療従事者は手指衛生を行い，マスク，ガウン，手袋を着用したうえでCさんのケアを行う．膀胱留置カテーテル留置中は採尿バッグからの尿排出時にゴーグルを使用する．手指衛生はWHOの5つのタイミング（p.71参照）で実施する．

　病室内は整理整頓を行い，ベッド柵やオーバーベッドテーブルなど，患者や医療従事者がよく手を触れる場所（高頻度接触表面）を，環境清拭用クロスなどで1日1回以上清拭・清掃する．Cさんに直接接触して使用する血圧計などの物品はCさん専用とする．

引用文献

1) 川上和美，操　華子：隔離予防策決定支援アプリケーション・プログラムの使用による感染管理実践および医療関連感染防止への効果の検討．日本環境感染学会誌31（4）：230-234，2016

2) Gandra S, Barysauskas CM, Mack DA et al：Impact of contact precautions on falls, pressure ulcers and transmission of MRSA and VRE in hospitalized patients. The Journal of Hospital Infection 88（3）：170-176, 2014

3) Reed CR, Ferguson RA, Peng Y et al：Contact isolation is a risk factor for venous thromboembolism in trauma patients. The Journal of Trauma and Acute Care Surgery 79（5）：833-837, 2015

4) Day HR, Perencevich EN, Harris AD et al：Depression, anxiety, and moods of hospitalized patients under contact precautions. Infection Control and Hospital Epidemiology 34（3）：251-258, 2013

5) Day HR, Perencevich EN, Harris AD et al：Association between contact precautions and delirium at a tertiary care center. Infection Control and Hospital Epidemiology 33（1）：34-39, 2012

2　外来における感染看護の実際

A. 外来における感染予防上の今日的問題・課題

1 ● 外来の特徴と感染予防上の問題点

　　外来は，地域で療養・社会生活している患者が，通院して医療・看護を受ける場所である．訪れる患者の背景（身体的，心理・社会的，環境的背景）はさまざまで，その中には感染症に罹患していることがわかっている患者，感染症疑いの患者，易感染状態の患者などが混在している．また，患者や医療従事者のみならず，付き添いの者など，多くの人が出入りする環境である．こうした外来での感染リスクには，患者と患者，患者と医療従事者の間などでの病原微生物の伝播がある．そのため，感染が疑われる症状（発熱，呼吸器症状，下痢など）を有している場合は，予測される感染症に応じてすみやかに隔離するなどトリアージが必要にもなる．

　　一方で，外来では患者とかかわる時間が限られており，短い時間で効率よく情報収集し患者の感染リスクをアセスメントすることが求められる．患者の感染症罹患の可能性や易感染性を把握するために，問診票での症状や感染症患者との接触状況の確認や，施設入り口での検温などが実施される．

　　また近年は，自宅で生活する医療依存度の高い患者や，一人暮らしの高齢患者などの増加に伴い，易感染状態や感染予防のセルフケア支援が必要な外来患者が増加している．

2 ● 外来における感染予防上の課題

　　以上の特徴と問題から，外来での感染予防上の課題として次の3点があげられる．

①患者の状況（症状，治療内容，経過，行われている医療処置など）と，感染症の流行状況（居住地域，家庭内，施設，職場等）などから，患者がかかっている可能性のある感染症，易感染性，患者に必要な感染予防のセルフケアについてアセスメントする．
②地域（自宅，施設など）での療養生活において，感染予防のセルフケアが実践できるよう支援する．セルフケアが困難な場合は，家族や社会資源サービスとの調整を図る．
③患者とかかわるときや看護ケアを行うとき，標準予防策の実施を徹底する．また，予測される感染症により，環境を整え感染経路別予防策を加えて実践する．

B. 情報収集・アセスメントの視点

　　外来における感染看護では，患者の身体的側面（症状，既往歴，経過など），心理・社会的側面，環境面から包括的にアセスメントし，感染症の罹患の可能性，予測される感染

症，易感染状態を明らかにする．そして患者の個別的な感染リスクの低減によって患者が感染予防のセルフケアを実践できることを目標に，看護計画を立案・実施・評価する．

　情報収集および感染リスクアセスメントの視点は次の通りである．

1 ● 身体的側面

　患者の身体的情報（年齢，症状，疾患，症状の出現時期，既往歴，現在受けている治療・医療処置など）から，感染症罹患の可能性，可能性のある感染症，易感染の状況，感染リスクを高める要因をアセスメントする．

a. 外来患者が感染症にかかっている可能性

　身体的情報から感染症罹患の有無や可能性のある感染症を予測し，疑われる感染症の潜伏期，病原性，感染経路，周囲への感染可能性についてアセスメントする．

　外来でみられる感染には市中感染が多い[1]．市中感染とは，通常の社会生活の中で起こる感染症であり，病院内で起こる感染症と異なる点がある．たとえば高齢者で問題となる肺炎では，院内で起こるものと市中で起こるものとでは原因の微生物が異なる．高齢者では，症状が乏しいことがあり，症状が出現して外来を訪れたときには重症化している場合もある．

　また，市中感染症には，季節性に流行する感染症（インフルエンザ，ノロウイルスによる感染性胃腸炎など）や，流行性の感染症（伝染性紅斑や流行性耳下腺炎など，流行周期が年単位の感染症）がある[2,3]．

　また，海外渡航歴のある患者では，日本国内では珍しい輸入感染症のリスク，ペットと一緒に暮らしている場合は，動物由来の感染症のリスクもある．これらの感染症の初期症状は，インフルエンザなど一般的によくみられる感染症とよく似ている．

b. 外来患者の易感染性

　さまざまな背景をもつ外来患者について，易感染状態となる原因（p.118参照）の有無を確認し，易感染性をアセスメントする．

　近年は，自宅でも中心静脈カテーテルや膀胱留置カテーテルの挿入など医療処置・治療を受けながら生活を送る医療依存度の高い患者が増えている．こうした患者は，易感染状態であり医療関連感染（healthcare-associated infection：HAI）のリスクがある．医療関連感染の中でもカテーテルなどの医療器具に関連した感染の割合が高い[4]ことも念頭におく．ほかにも，外来でがん化学療法を受けている患者やステロイド使用中の患者などでは，免疫系の障害（好中球減少，細胞性免疫低下，液性免疫低下）により感染リスクが高まる．

2 ● 心理・社会的側面

　心理・社会的側面の情報は，感染予防のセルフケア状況を評価するうえで重要である．

　外来患者の受診時の状況は，症状，経過，治療・検査内容，病状の説明内容などによって多種多様で，その状況によって患者の心理状態も大きく変わる．発熱，咳といった感染症で生じるごく一般的な症状であっても，状況により疾患に対する不安，緊張，動揺を生じる．その一方で，治療の必要性の理解，自分自身の疾患・易感染状態への関心，感染リスクに関する患者自身の認識（自分が感染症をもっている可能性への意識や，他人へうつしてはいけないという意識やマナーのレディネスなど）が不足している場合がある．こう

した心理状況は，感染予防のセルフケア不足につながるため，患者の疾患や治療に関する不安，関心，認識，理解度を把握する．

また，患者の普段の生活の中での役割，家族構成，職業・通勤状況の情報から，感染予防行動（毎日の歯磨きや食事前や排泄後の手洗い習慣，入浴，ワクチンの接種状況など）を把握する．

併せて，患者・家族を取り巻く社会（居住地域，職場，学校など）の感染症の流行状況や，周囲に感染症にかかった人がいないか，その人との接触状況も重要な情報であるため把握する．

3 ● 環境面

患者が暮らす自宅や施設などの居住環境の情報は，感染リスクをアセスメントするうえで重要であるため，可能な限り情報を得る．状況によって，飼っているペットの有無や動物との接触の有無などの情報が必要な場合がある．

外来の待合室や診察室の環境では，手指消毒薬の設置場所や，手がよく触れる環境表面の清掃状況，患者の動線などから，外来での微生物の伝播リスクをアセスメントする．

C. 臨床現場で考える，外来での感染看護

ここまで解説した内容をふまえ，次の臨床場面における感染看護について考えてみよう．

臨床場面

Dさん，46歳，男性．身長173 cm，体重80 kg，BMI 26.7．妻（43歳），長女（中学3年生，1ヵ月後に高校受験を控えている），長男（中学1年生）の4人で暮らしている．既往歴に気管支喘息がある．職業は会社員で，毎日バス・電車を乗り継いで通勤している．

Dさんは，昨日（1月20日）仕事から帰宅後，悪寒を伴う38.5℃の発熱があった．今朝（1月21日）は37.3℃に下がっていたが，全身の倦怠感・関節痛・筋肉痛が出現したため，仕事を休み，妻に車で送ってもらい，かかりつけのPクリニックを受診した．

Pクリニックは，Dさんのほかにも小児から高齢者まで多くの患者が来院していた．クリニックの入り口では，発熱の有無で感染症の疑いがある患者をトリアージしており，Dさんは感染症疑いとして発熱外来の診察室に誘導された．

受診時のDさんのバイタルサインは，体温38.1℃，呼吸数20回/分，血圧130/95 mmHg，脈拍110回/分であった．症状は，今朝と比べて全身の倦怠感と筋肉痛が強くなっていた．診察・検査の結果，インフルエンザA型と診断され，抗インフルエンザ薬が処方された．診察医からは，十分に栄養と休息をとること，自宅でもマスクを着用し，こまめに手洗いをするよう自宅での感染予防策について簡単に指導を受けた．

インフルエンザの診断を受け，待合室に戻ったDさんは，「わるい病気ではなくてよかった」と安心した様子であった．一方で，「うちには受験生がいるのに，家族にうつしたら大変だ」「家族にうつさないようにするにはどうしたらよいのだろう」「インフルエンザワクチンを打っていたのに，なぜ感染したのだろう」と家庭内感染への心配やインフルエンザを発症したことへの疑問を看護師に話していた．

表Ⅶ-2-1　Ｄさんの感染リスクのアセスメント

アセスメントの視点	感染リスクを高める要因	アセスメント
身体的側面	・気管支喘息の既往 ・インフルエンザの診断 ・前日に38.5℃の発熱で発症 ・全身倦怠感，関節痛，筋肉痛の症状あり	Ｄさんは慢性呼吸器疾患（喘息）の既往があるため，インフルエンザの重症化や細菌性の二次感染のリスクがある． 　現在，発症2日目であり，ウイルスを排出し，他者に感染させることが可能な期間である．そのため，同居家族への感染リスクがある．
心理・社会的側面	・家庭内感染を心配している ・自宅での感染予防策について説明を受けたが，「家族にうつさないようにするにはどうしたらよいのだろう」との発言が聞かれている ・「わるい病気ではなくてよかった」との発言がある	Ｄさんは自分がインフルエンザを発症したことで，家庭内感染，とくに受験を控えた長女に感染させることを心配している． 　診察医から，自宅での感染予防策について指導を受けているが，家庭内の具体的な場面でどのような対策を実行すればよいか戸惑いがある．Ｄさんは，インフルエンザの症状（発熱，倦怠感，関節痛，筋肉痛）が強いため，身体的苦痛により説明されたことを十分に整理して判断できない可能性がある．
環境面	・会社員であり，毎日バス・電車を利用し通勤している ・家族4人で同居 ・長女は1ヵ月後に高校受験を控えている	Ｄさんは，狭い空間で人々が密集しやすい通勤バスや電車を毎日利用しており，感染の機会が多い状況であった． 　自宅では家族4人が同じ環境で生活しているため，共有で触れる環境表面を介した感染リスクがある．食事の場面など，マスクをはずし，飛沫を吸い込むリスクのある環境では，感染リスクが高い．

1●Ｄさんの感染リスクのアセスメント

a. 予測される感染の問題

(1) インフルエンザの重症化や二次感染のリスク

　インフルエンザの重症化や二次感染のリスクは，高齢者や妊婦のほか，慢性呼吸器疾患，慢性心不全，糖尿病，腎障害，ステロイド内服などによる免疫不全（免疫機能低下）をきたす基礎疾患のある患者で高くなる．Ｄさんは慢性呼吸器疾患である気管支喘息の既往歴があり，重症化や細菌による二次感染のリスクがある．

　インフルエンザワクチンの効果は，接種していない人と比べて発症をある程度抑え，肺炎などの重症化の防止や死亡率を低下させる，というものである[5]．Ｄさんのようにワクチンを接種しても発症する場合があるため，感染予防の対策は必要である．

(2) 周囲へ感染させるリスク

　インフルエンザの主な感染経路は飛沫感染で，飛沫が付着した物に触れた手指を介した接触感染もある．そのため，同じ部屋や食卓などで飛沫を吸い込んだり，飛沫が付着したドアノブなどの共用部に触れた手で目や鼻，口に触れて感染するリスクがある．インフルエンザの潜伏期間は1〜3日で，体外へウイルスを排出する期間は，発症前1日から発症後3〜7日である．そのため，症状がなくても感染しウイルスを排出している可能性がある．

　Ｄさんは1月20日の夜に発熱の症状で発症している．よって，感染した時期は1月17〜19日と考えられる．今現在は発症2日目であり，周囲に感染させることが可能な期間である．すなわち，発症1日前から現在までに接触した同居家族や会社の同僚らは，現在，症状がなくとも感染している可能性がある．

b. 感染リスクアセスメントの結果

　表Ⅶ-2-1に，Ｄさんの現在の感染リスクを高める要因についてのアセスメントを行っ

た結果を示す.

2●Dさんへの看護

インフルエンザの重症化を予防し，家庭内感染を起こさず治癒することを目標に，Dさんおよび家族への看護を行う.

a. 重症化の予防

(1) 体調管理

自身の体調の変化に注意して生活するよう指導する. 体調に悪化がみられた場合は，すみやかに受診するよう説明する.

また，処方された薬は，症状が軽快しても自己判断で中断せず，医師の指示に従って服用するよう指導する.

(2) 栄養と休息

バランスのよい食事をとるよう説明する. 食欲がわかない場合は，そのとき自分が摂取できそうなものを少しずつとるようにし，水分はなるべく意識して摂取するよう指導する.

睡眠を十分にとり，症状が回復するまでは自宅で安静にして休息するよう説明する.

(3) 二次感染予防

歯磨きは毎日行い，口腔内を清潔に保つよう指導する. 食事前，排泄後，外出から帰宅した場合は手洗いを実施するよう指導する.

(4) 精神的支援

Dさんは気管支喘息の既往があるため，他者と比べて重症化や二次的な細菌感染による肺炎のリスクが高いことを説明する. そして，Dさんが不安や困っていることを表出しやすいようかかわり，安心して自宅での生活が過ごせるよう支援する.

b. 家庭内感染予防に向けた支援・教育

Dさんと家族（妻）に，具体的な生活場面に合わせた家庭内感染予防のための支援・指導を行う.

(1) 手指衛生

Dさんだけでなく同居家族全員が，食前，排泄後，外出から帰宅後，鼻をかんだ後などは必ず手洗いをするよう指導する. 手洗いの後のタオルは，共用しないよう指導する.

流水と石けんでの手洗いだけでなく，市販されている手指消毒薬での手指消毒も有効であることを説明する.

(2) マスクの着用，咳エチケット

咳・くしゃみがあればマスクを着用する. 咳やくしゃみがない場合でも可能な限り自宅でもマスクを着用するよう指導する.

(3) 清　掃

家族が共用で頻回に触れる部分（ドアノブ，スイッチ，テーブルなど）は，家庭用洗剤を薄めた液を含ませたタオルや，市販の除菌クリーナーなどで清拭するよう説明する.

(4) 部　屋

周囲に感染させることが可能な期間は，なるべく家族で一緒にいる時間を減らし，Dさんとほかの家族の部屋を分ける. 部屋を分けることができなければ，仕切りで部屋を区切

る，またはなるべく物理的な距離をとるよう説明する．

(5) 食卓・食器

　食事のときは，マスクをはずし飛沫が拡散するリスクが高いため，周囲に感染させることが可能な期間は，なるべく家族と食卓を分けるようにする．食卓を分けることがむずかしい場合は，大皿から取り分けたり，食べ物を分け合ったりすることを避けるよう指導する．使用後の食器洗浄に関しては，通常の食器用洗剤での洗浄で十分なことを説明する．

(6) 換　気

　室内は定期的に窓を開けて換気を行う．空気の流れをつくるため，複数の窓がある場合，二方向の壁の窓を開放することが効果的であることを説明する．

(7) トイレ

　自宅にトイレが複数ある場合は，Dさんと家族が使用するトイレを分けると管理しやすいことを説明する．トイレが1ヵ所の場合は，使用後に，手すり，ドアノブ，電気のスイッチ，水洗レバーなどを清拭・清掃することを指導する．

(8) 洗　濯

　衣類の洗濯は，いつも通りの洗濯で問題ないこと，ただし，痰などが付着している場合は，ほかとは別にして洗濯するよう指導する．

(9) 入　浴

　Dさんが入浴した後は，扉，電気のスイッチ類など手の触れるところを清拭・清掃することを説明する．

(10) 家族の体調管理

　家族の症状（咳，咽頭痛，倦怠感など）の有無や体温を毎日確認し，異常がある場合はインフルエンザを疑ってすみやかに医療機関を受診するよう指導する．

(11) 家族の協力

　自宅での感染予防策を実施するにあたっては，家族の協力を得ることで，家庭内感染を予防しやすくなることを説明する．

3● クリニック内での感染予防

　クリニック内での院内感染や職業感染を予防するため，次のような対策を行う．

(1) 受診患者のトリアージ

　感染症を疑う情報（症状，周囲の感染症患者の有無，症状がある人との接触など）は問診票など用いて収集する．また，これらの情報を患者本人から申し出てもらうよう，入り口に貼り紙などで案内しトリアージする．そこで感染症が疑われた場合は，待合室や診察・検査の動線をほかの患者と分ける．

(2) 感染経路別予防策

　医療者は標準予防策（手指衛生，個人防護具［personal protective equipment：PPE］の着用，環境整備など）を遵守し，感染症が疑われる患者にはマスクを着用してもらう．さらに，疑われる感染症の感染経路に合わせ，感染経路別予防策（接触予防策，飛沫予防策，空気予防策）を加える．インフルエンザの場合は飛沫予防策，接触予防策を追加する．

(3) ワクチン接種

　医療従事者は，患者からの感染を予防するため，毎年，インフルエンザが流行する前にワクチン接種を済ませておく．

▌引用文献▐

1) 乾　啓洋：外来や診療所における感染対策．臨床感染症ブックレット8 感染症の予防や制御に必要なことを実践する（前崎繁文，大曲貴夫，上原由紀編），p.78-82，文光堂，2013
2) 国立感染症研究所：伝染性紅斑とは，〔https://www.niid.go.jp/niid/ja/kansennohanashi/443-5th-disease.html〕（最終確認：2021年12月7日）
3) 国立感染症研究所：流行性耳下腺炎（ムンプス，おたふくかぜ），〔https://www.niid.go.jp/niid/ja/kansenno-hanashi/529-mumps.html〕（最終確認：2021年12月7日）
4) Suetens C, Latour K, Kärki T et al：Prevalence of healthcare-associated infections, estimated incidence and composite antimicrobial resistance index in acute care hospitals and long-term care facilities：results from two European point prevalence surveys, 2016 to 2017. Euro Surveillance 23（46）：1800516, 2018
5) Reichert TA, Sugaya N, Fedson DS et al：The Japanese experience with vaccinating schoolchildren against influenza. The New England Journal of Medicine 344（12）：889-896, 2001

3 救急外来における感染看護の実際

A. 救急外来における感染予防上の今日的問題・課題

1 ● 救急外来の特徴と感染予防上の問題点

　救急外来は，医療体制により次の3つに区分されている．**一次救急**（初期救急）は入院の必要がなく帰宅可能な軽症，**二次救急**は24時間体制で手術治療も含めた入院治療を提供，**三次救急**は一次・二次救急では対応できない重症・重篤患者に対し，より高度な救急医療を提供する．病院規模や立地などによっても受診する患者はさまざまであるが，救急外来を訪れる患者は一般的には重症度・緊急度が高い場合が多い．1人の患者に対し複数の医療従事者が同時にかかわり，迅速に侵襲的な処置や検査などがなされる．その状況下では，針刺し・切創や血液・体液曝露のリスクがあり，周囲環境の汚染拡大などが発生しやすい．

　救急外来への搬送形態は，救急車以外で来院する「ウォークイン」，救急車搬送，他医療機関からの転送，海外からの医療搬送など多岐にわたる．よって，患者背景や感染症に関する事前情報が十分でないことも多い．また意識障害や認知機能の低下，救命のための処置が優先されることなどにより，情報収集にも限界がある．このような状況のなか，搬送された患者がなんらかの感染症にかかっていたとしてもその把握は容易ではなく，感染経路別予防策の追加の要否の判断が遅れ，同じ空間にいるほかの患者や医療従事者への二次感染リスクが高まる．

　海外からの医療搬送や海外渡航歴のある患者では，新興感染症や輸入感染症，海外からの薬剤耐性菌などの持ち込みの可能性がある．救急外来は最初の侵入門戸（病原微生物の入り口）であり，当該地域の感染症に関する流行情報やその特徴などを十分に把握したうえで診療に臨む必要がある．

　また，複数の患者が似たような症状を呈し「何かおかしいのでは？」と感じるようなことがあれば，バイオテロリズムなどの人為的な原因の可能性までを考慮し対応する．さらに昨今の医療提供体制から，在院日数の短縮や在宅医療の推進を背景に，在宅での治療継続中に状態が悪化し，受診するケースが増加している．

2 ● 救急外来における感染予防上の課題

　以上の特徴と問題から，救急外来における感染予防上の課題として次の3点があげられる．

①あらゆる状態にある患者・医療従事者を，高い感染リスクの状況から守るため，標準予防策の実施，資器材などを含め環境整備の徹底を図る．

②トリアージと並行して，事前情報や観察をもとに感染リスクアセスメントを行い，感染経路別予防策の追加などを適切に実施することで，二次感染予防を図る．

③救命処置が最優先されるなかにおいても，治療などで生じる個別的な感染リスクを予測して感染予防策を実施し，患者自身が最大限安全・安心に必要な治療や検査などを受けられるよう支援する．

B. 情報収集・アセスメントの視点

　救急外来における情報収集は，来院依頼の連絡から始まる．救急車による来院であれば救急隊からの情報を整理し状態を予測し，感染予防策を含む必要な準備につなげる．来院直後には院内トリアージのため，患者の症状を評価し緊急度・重症度を見極めなければならない．短時間での症状把握，バイタルサインとその評価などが重要な情報となる．救急外来の特徴として，年齢や性別，言語などの問題で症状をうまく説明できない場合もあることに留意し，事前に準備した問診票の使用など，状況に合わせて情報収集方法を考慮する．また救急外来の構造や人的環境から，同じ空間にいるほかの患者や医療関係者など，周囲状況が感染リスクに大きな影響を及ぼす可能性をふまえ，救急外来全体を視野に入れた情報収集および感染リスクアセスメントを行う．

1 ● 身体的側面

　全身観察や問診などで得た情報により，現在の状態把握，治療経過予測をすみやかに行い，患者の感染防御機能や感染リスクを高める要因をアセスメントする．多くの患者では感染リスクを高める要因は複合的に存在する．また，刻々と状態が変化する可能性も念頭におき情報収集する．

a. 皮膚・粘膜バリア障害

　皮膚は微生物侵入を防ぐ最大のバリア機能を有しており，損傷するとその機能が十分に働かなくなる．清潔な環境で意図的に形成される手術創と異なり，熱傷や外傷では，汚染された環境・状況で皮膚および粘膜に損傷が生じるため，より感染を引き起こしやすくなる．そのリスクがあるなかで，気管挿管や血管内留置カテーテル挿入などの処置（医原性の皮膚・粘膜バリア障害）を必要とすることも多い．その際にも最優先されるのは救命であり，病原微生物を減少させるための洗浄や消毒，清潔・不潔を十分に意識した清潔操作などが不十分になりやすく，患者の感染リスクはさらに高まる．

b. 生体機能の異常

　呼吸・循環・代謝を中心に，大きな生体侵襲を生じている場合も多い．診療の主眼は，それらをいかに管理し生体機能を回復させ救命するかにおかれる．そのために生命維持装置（人工呼吸器，体外循環装置，血液浄化装置など）の使用頻度も高く，感染リスクは高まる．

c. 免疫系の異常

　在宅などでの治療継続が増加するなかで，抗がん薬やステロイド使用中の患者，白血病などの血液疾患や糖尿病の患者などは，免疫系の異常をきたしやすい．そのような患者が感染症を発症した場合，臨床症状が出現しにくく診断が遅れる，いったん発症すると重症

化するまでの進行が速いなどの特徴があり，救急外来を受診したときには重篤化している場合もある．免疫機能に関する検査結果や，免疫正常者ではあまり問題にならない病原微生物による感染症などにも留意する．

2 ● 心理・社会的側面

　　患者は「救急受診」という思いがけない状況に際し，現状認知が十分にできず，不安・混乱状態にある場合が多い．それは患者の家族なども同様であり，精神面の状態に着目する．また生活状況，社会的役割，海外渡航歴，日常的な感染症への罹患リスクなどに関する情報は，感染リスクアセスメントや診断・治療において重要である．

　　感染症を疑うような場合，感染源や感染経路の特定につながる生活背景や職業などに関する情報はとくに重要となる．その一方で感染症に対する否定的なイメージがあり，言いたくない，周囲に知られたくないといった心情から，正確な情報が提供されにくい場合もあることに留意する．

3 ● 環境面

a. 人的環境

　　救急外来は24時間365日稼働し，来院患者・付き添い者・病院関係者のみならず，救急隊，場合によっては警察関係者など，きわめて多くの人の出入りがあり，ヒト由来の感染リスクが高い．

b. 構造・設備・物品などの環境

　　侵襲度の高い処置による血液・体液汚染，患者に付随する吐物や排泄物などにより環境汚染が生じやすく，標準予防策の破綻があれば即座に汚染拡大する．またCT撮影装置や超音波検査機器など，共用する機器類も多く使用後の整備不良は交差感染のリスクになる．感染リスク低減のため，環境整備の徹底は基本だが，時間的制約のなかで困難なことも多い．しかし，その不備が患者個々の感染リスクにつながることを考慮し，患者個々の環境を適切にアセスメントし対策につなげる．

C. 臨床場面で考える，救急外来での感染看護

　　ここまで解説した内容をふまえ，次の臨床場面における感染看護について考えてみよう．

臨床場面

　　自動車同士の正面衝突事故により，胸部に打撲痕を認める男性が，13時10分に救急搬送された．所持品からEさん，43歳と確認された．家族への連絡を試みているが，連絡はとれていない．病院到着時，大声で呼びかけると開眼，発声は「あー，うー」程度のみで意識障害を認めた（ジャパン・コーマ・スケールⅡ-20）．呼吸数は30回/分以上で浅い．脈拍は110回/分，橈骨で弱く触れた．血圧60/38 mmHgで皮膚は湿潤しており，ショック状態であった．気管挿管，末梢静脈カテーテルを挿入し輸液開始，膀胱留置カテーテルを挿入した．身体所見，X線検査，超音波検査，CT検査にて胸部大動脈損傷[*1]との診断で，

救急外来の手術室で緊急開胸手術となった.

　Ｅさんの来院時, 同じフロアで喀血(かっけつ)を主訴に来院した85歳の男性が, 内視鏡による処置を受けていた. 家族への問診で咳嗽と微熱症状が数週間続いていることが判明した. また, フロアに隣接する待合室では, 額に解熱シートを貼った2歳児が母親に抱かれており, 顔面や四肢に発疹(はっそう)を認めた.

1 ● Ｅさんの感染リスクのアセスメント

a. 予測される感染の問題

(1) 救急処置における感染

　救急手術時の挿管手技中の主な感染にかかわる合併症として誤嚥(ごえん)がある. Ｅさんの場合, 食事直後で胃内に食物が多く残留していることも考えられ誤嚥リスクは高まる. さらに搬送直後でＥさんに関する感染症関連の情報はほとんどない状況であるため, 挿管手技で発生するエアロゾルの汚染拡散リスクも考慮する.

　緊急での末梢静脈カテーテルや膀胱留置カテーテルといった医療器具挿入手技では, 皮膚消毒不十分, 滅菌器具が不潔部位に接触し汚染するなど, 清潔操作あるいは無菌操作の破綻により医療関連感染（healthcare-associated infection：HAI, カテーテル関連血流感染, カテーテル関連尿路感染など）を引き起こす可能性がある.

(2) 緊急での開胸手術による感染

　手術部位感染（surgical site infection：SSI）が発生するリスク因子[1]で, Ｅさんに該当する因子は, 緊急かつ複雑性の高い手術である, 直視下手術[*2]であるなどがあげられる. さらに術前情報が不十分であることから, さらなるリスク因子が考えられSSI発生の高リスク状態といえる.

　ショック状態では院内手術室へ搬送する余裕はなく, Ｅさんは救急外来手術室で開胸手術施行となった. その手術を取り巻く環境は一般手術室と比べ, 構造上そして体制上も劣る可能性が高い. SSI対策は術中から術後数時間が最重要となることから, 救急外来手術室での開胸手術は感染リスクを高める.

(3) 同じ空間にいる患者からの感染

　救急外来では, 同じ空間に存在するほかの患者などからの感染リスクも考慮しなければならない. Ｅさんの場合, 同じフロアにいる患者は結核の可能性を考慮し, 空気予防策をとるべきと判断される. また待合室の患者は小児であり, 麻疹・水痘などのウイルス感染症, 川崎病, 溶連菌感染症などを考慮し感染経路別予防策を追加し, 適切な場所に隔離する必要がある. それらの対応の遅れは, Ｅさんや医療従事者などへの二次感染リスクを増大させることになる.

[*1]胸部大動脈損傷：鈍的外傷（刃物などによる切創や刺創などの鋭的外傷に対し, 交通事故や転倒, 転落などによる外傷を指す）による胸部大動脈損傷は, 交通事故による死亡原因として頭部外傷の次に多く, 病院に到着する前に死亡するケースも多い. 診断はCTにより行い, 早期に外科的介入を検討することが重要である. 外科的修復方法としては, 開胸による人工血管置換術を行う. 肺損傷の合併に伴う呼吸不全を認める場合は, 待機的に治療を行う場合もある. また最近では血管内治療を積極的に行う施設もある.

[*2]直視下手術：開腹手術や開胸手術など, 皮膚をメスで大きく切開し, 体の中を直接目で見て, 手袋をした手で触りながら行う手術のこと. 対して, 内視鏡を腹部や胸部の中に入れ, モニターを見ながら手術を行うのが鏡視下手術で, 内視鏡と手術器械を入れるための小さな切開で行える. 直視下手術は術創が大きくなるぶん, 感染リスクが高まる可能性がある.

表Ⅶ-3-1　Eさんの感染リスクアセスメント（救急搬送時）

アセスメントの視点	感染リスクを高める要因	アセスメント
身体的側面	・ショックバイタルの状態 ・患者情報が不十分な状況 ・緊急処置 　気管挿管 　末梢静脈路確保 　膀胱留置カテーテル挿入 ・緊急開胸手術実施	Eさんは胸部外傷により生命にかかわる状態である. 意識障害およびショック状態から，気管挿管による気道確保と呼吸管理，静脈路確保による循環の安定化を図るなど，外傷に対する迅速な初期診療が必要な状態である. 緊急処置での誤嚥のリスク，清潔操作の破綻による感染リスク，侵襲度の高い開胸手術を救急外来手術室で実施することから，SSIのハイリスク状態である. 基礎疾患や既往歴などの情報がないため，感染リスクを十分に考慮する必要がある.
心理・社会的側面	・家族への連絡がとれていない	感染リスクを考えるうえで重要な基礎疾患（高血圧や糖尿病など）や既往歴などの情報を得るために，家族への連絡アプローチを強化する必要がある.
環境面	・救急外来手術室で緊急開胸手術を行う ・同フロアに結核を疑う高齢患者がいる ・隣接する待合室になんらかの感染症を疑う小児患者がいる	救急外来手術室での緊急開胸手術であり，最大限の環境整備と，その他の準備を行う必要がある. Eさんと同じ空間にいた患者からの感染リスクがある.とくに結核およびウイルス感染症など，空気予防策をとるべき感染症を考慮する.

b. 感染リスクアセスメントの結果

　表Ⅶ-3-1に，救急搬送されたEさんの感染リスクについてアセスメントを行った結果を示す.

2●Eさんへの看護

a. 緊急開胸手術に際しての感染予防

　開胸手術が完了でき，生体機能が維持されるまでの間の感染リスクの低減を図ることを目標に，Eさんへの看護を行う.

(1) 標準予防策の徹底

　交通外傷であるEさんの搬送連絡を受けた段階では，感染症関連の情報を得ることはほぼ困難である.患者搬送後は処置・診察が優先され，個人防護具（personal protective equipment：PPE）の装着が省略されがちにもなることから，到着前から装備しておく.また，適切なタイミングで交換・廃棄する.

　Eさんの状態から検査・処置が急がれる.その状況では，複数の医療従事者が同時に動き，針刺し・切創や血液・体液曝露のリスクが高まるため，声をかけ合い注意して行動する.鋭利物は使用者自らが責任をもって廃棄することを原則とし，廃棄容器の設置場所なども留意する.

　手指衛生も基本であり，Eさんのように緊急度・重症度が高い場合においてもその必要性は変わらない.必要なタイミングで適切に実施できるよう，動線を考慮した手指消毒薬の設置などを工夫しておく.

(2) スクリーニングと適切な感染経路別予防策の実施

　Eさんの到着と同時に，感染予防策上のスクリーニングを迅速・確実に行う.事前に

「感染症を認知するために聴取する質問項目」をチェックリスト形式[2]にまとめておき，患者に最初に接触する医療従事者はそのチェックリストを用いてスクリーニングを行うなども考慮する.

　また，Eさんと同じ空間にいた患者からの感染リスクに留意し，新たに判明する情報に基づき感染経路別予防策の追加などの必要性を常に意識し行動する. すべての患者において，症状の有無だけでなく感染症患者との接触歴の聴取も行い，迅速な判断につなげる. 救急外来全体を視野に入れ，可能性のある感染症の予見から必要な対策をタイムリーに講じ，Eさんの感染リスクを最小限にする.

(3) 救急処置および手術による感染リスクの低減

　救命に必要な処置などが迅速に行われることから，無菌操作，清潔操作の破綻などが生じやすい. その感染リスクが最大限低減できるよう，処置に必要な医療器具や機器などの準備，および介助を行う. 適切な範囲を十分に消毒し，滅菌器具などが汚染しないよう取り扱いに注意する. 適宜，Eさんに声かけし意識レベルの確認とともに精神的安定を図る.

　緊急で実施する開胸手術では，医療従事者の手術時手洗い，ガウンテクニックなどの無菌操作，患者の全身の清浄化，使用する手術器材や機器の準備などをすみやかに行う.

(4) 環境整備・調整による感染リスクの低減

　Eさんの状態から救急外来の手術室を使用する必然性がある. その環境が最大限，良好な状態となるよう準備する. 救急外来はそもそも外からアクセスしやすい場所に設置されており，その手術室も外の環境と直接つながってしまうような環境である場合も少なくない. よって手術室を使用する可能性が考えらえた時点で，手術室の陽圧換気状態の確認，手術室に直面する場所のアクセス停止，手術室内の環境を再チェックのうえ，高頻度接触表面であるスイッチ・輸液などの準備台・麻酔台車・監視モニターのパネルなどの清拭消毒を心がける. また空気吸い込み口の前に物品などがないか確認し調整する. 手術器械のコンテナ類は扉つきの保管棚に収納管理されたものが使用できるよう，日常管理に留意する.

b. 家族への対応

　家族が来院した場合には，突然のことで現状認知が困難な状況など，心情に配慮しながら患者に関する情報収集を迅速に行う. Eさんの緊急手術に際し重要な情報となる既往歴，内服中の薬物，アレルギーなどについて家族から情報を確認する. 治療に関するインフォームド・コンセントを確実に行うとともに，家族への声かけを積極的に行い不安の表出などを図る.

引用文献

1) Asia Pacific Society of Infection Control（APSIC）：The APSIC Guidelines for the Prevention of Surgical Site Infections, 〔https://apsic-apac.org/wp-content/uploads/2019/02/APSIC-SSI-Prevention-guideline-Feb-2019.pdf〕（最終確認：2021年12月7日）
2) 佐々木淳一，椎野泰和，加藤康幸ほか：救急外来部門における感染対策チェックリスト. 日本救急医学会雑誌 31（3）：73-111, 2020

4 集中治療領域における感染看護の実際

A. 集中治療領域における感染予防上の今日的問題・課題

1 ● 集中治療領域の特徴と感染予防上の問題点

　集中治療室（intensive care unit：ICU）や心臓病集中治療室・冠疾患集中治療室（cardiac care unit, coronary care unit：CCU）に入室している患者は，循環器，呼吸器，脳神経系，腎臓や肝臓，血液凝固系など主要臓器・機能の障害により生命の危機的状況にさらされている．このような患者には，生命を維持するために複数の薬剤投与，人工呼吸器や補助循環装置などの使用により，各種モニタリング機器を観察しながら早期回復を目指した全身管理が行われる．

　ICUやCCU患者の内因性感染リスクとして，手術や炎症などの侵襲による炎症反応や免疫機能の低下状態，皮膚の脆弱性の高まりがある．また，不安定な循環や呼吸状態による体位・体動制限による褥瘡（図Ⅶ-4-1）発生リスク，さらに，鎮痛薬や鎮静薬投与の影響，意識障害のために，患者自身で感染予防行動が行えないこともあげられる．

　外因性感染リスクとして，医師や看護師のみならず，臨床工学技士，理学療法士など複数の医療従事者の介入が不可欠である点や，複数のカテーテル類や人工呼吸器の使用などによる医療関連感染（healthcare-associated infection：HAI）の発生リスクがあげられる．また，近年ではICUの個室化が進んできているが，日本ではオープンフロアのICUが多い．オープンフロアのICUでは，患者のベッド間はパーテーションなどで仕切られるものの，感染症を有する患者と易感染性の重症患者が同一フロアで共通の医療従事者の介入を受け

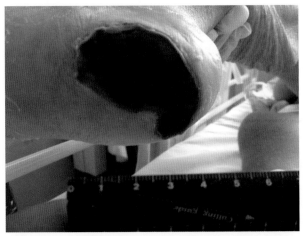

図Ⅶ-4-1 褥瘡の例（ICU入室中の患者の踵部に発生した褥瘡）

るため，医療従事者の手指，環境・物品を介して感染が水平伝播する可能性がある.

2 ● 集中治療領域における感染予防上の課題

以上の特徴と問題から，集中治療領域における感染予防上の課題として次の3点があげられる.

①高免疫反応・易感染性のため，感染リスクを予測し，感染をきっかけに敗血症・多臓器障害へ進展しないよう対策を講じる.

②医療関連感染の発生リスクが高いため，エビデンスに基づく医療関連感染予防策を適切に実施する.

③オープンフロアで複数の医療従事者がかかわるため，適切に標準予防策，経路別予防策を実施する.

B. 情報収集・アセスメントの視点

集中治療領域の患者への感染看護では，過大侵襲に伴う生体反応，感染防御機能の低下により感染を起こしやすく重篤化することをふまえ，医療関連感染など新たな感染症を起こさないことを目標に，患者の身体的側面，心理・社会的側面，環境面から包括的にアセスメントする. そのうえで予測される感染症と個別的な感染リスクを明らかにし，感染予防策を行うことが重要となる. 情報収集および感染リスクアセスメントの視点は次の通りである.

1 ● 身体的側面

入院前の患者の基礎情報，患者に使用されている医療機器・機材，バイタルサインや血液検査データなどから，患者の感染防御機能や感染リスクをアセスメントする.

a. 皮膚・粘膜バリア機能

侵襲による血管透過性亢進や水・電解質異常，人工呼吸の陽圧換気による静脈還流量減少などにより全身に浮腫を生じやすく，皮膚の脆弱性が高まる. また，意識障害や鎮静薬などの使用による不動や，カテーテル類の物理的刺激により皮膚や粘膜損傷のリスクがある.

b. 生体機能の異常

人工呼吸管理中や鎮痛薬・鎮静薬投与中の患者，意識障害患者は，咳嗽反射の低下などによって口腔内分泌物の気管内への流入が起こりやすく誤嚥リスクがある. また，不動や鎮痛・鎮静薬の影響による腸管蠕動運動の機能低下をきたす. さらに重症病態下では，腸管バリアの破綻や腸管細菌叢の異常増殖によりバクテリアルトランスロケーション*が起こる可能性や，栄養の吸収障害や抗菌薬投与による下痢などからも感染リスクは高まる.

---

*バクテリアルトランスロケーション：長期の絶食や腸管運動障害による腸管細菌の異常増殖，全身性・局所性の免疫機能の低下，腸管粘膜の萎縮や脱落による生態防御能力の破綻，糖尿病や外傷などの全身性の消耗性疾患，免疫抑制薬の投与などにより，腸管内細菌やその毒素が腸管表皮を通過して腸管以下の臓器に移行する現象.

加えて重症度が増すほど，炎症性サイトカインの分泌亢進，グルカゴン，コルチゾールなどのインスリン拮抗ホルモンの分泌増加によるインスリン抵抗性から高血糖となり，易感染性はさらに高まる．

c. 免疫系の異常

重症病態下では，炎症性サイトカインなど情報伝達物質の放出により，好中球やマクロファージなどが関与し生体の防御システムが働く．生体の防御システムが最大限働いている状態で新たな感染や炎症が加わると，過剰なサイトカインの放出から高免疫反応を引き起こし（サイトカインストーム），心臓，肺，腎臓などの主要臓器の機能不全を起こし重篤化する可能性が高まる．

d. その他の要因

多臓器不全や高血糖，不動化などの因子が関連することでICU関連筋力低下（ICU-acquired weakness：ICU-AW）が発症する．患者の筋肉量の低下や筋萎縮は人工呼吸器装着期間やICU滞在期間の長期化をもたらすため感染のリスク状態の長期化にもつながる．

2●心理・社会的側面

集中治療領域の患者は，気管チューブ留置，鎮痛薬・鎮静薬投与，意識障害などの状況のために，直接本人から入院前の生活様式や感染予防の知識・行動に関する十分な情報収集ができない場合がある．そのため，同居家族からの情報収集に加え，患者の身なり，皮膚や爪の汚染状態や匂い，口腔内の衛生状態などからも入院前の様子を推測する．また，患者の多くは気管チューブ留置のためにコミュニケーション手段が限られ，意思を十分に伝えることができない場合がある．さらに，薬剤耐性菌などの検出時の個室隔離，個人防護具（personal protective equipment：PPE）を着用した医療従事者に囲まれる状況が，患者のストレスや不安を助長させる可能性もある．ストレス負荷はコルチゾールなどのホルモン分泌を亢進させ高血糖から易感染性を高めるリスクになりうるため，患者のストレス状態を観察する．

集中治療領域での感染症への罹患は，ICU在室日数や人工呼吸器装着期間の長期化や，抗菌薬などの薬剤投与による薬剤耐性や保菌，新たな感染症への罹患など負の連鎖をもたらし，患者の闘病意欲に影響する可能性もある．近年では，患者の重症度やICU環境などの要因が集中治療後症候群（post intensive care symdrome：PICS）*の発症に関連するといわれており，敗血症患者に高率に発症する[2]．

3●環境面

ICUは清浄度クラスⅢ（準清潔区域）に該当し（p.66参照），一般病棟よりも清浄度の高い空気環境の区分けにより効果的な感染予防ができるようにゾーニングされている[3]．しかし，ICUでは感染症の罹患者や保菌者を隔離できる個室は限られていたり，オープンフロアで感染症罹患者と易感染性の重症患者を同時に管理する場合もある．また，生体情

---

*PICS：ICU在室中あるいはICU退室後，さらには退院後に生じる身体障害，認知機能障害，精神の障害をいう．ICU患者の長期予後のみならず，患者家族の精神にも影響を及ぼすことから，近年の集中治療医学における重要課題の1つになっている[1]．

報モニターや複数の医療機器が装着されていることで，ベッド周囲や使用機器の清掃，環境整備も行いにくい．さらに，共通の医療従事者が複数の患者に介入するため，医療関連感染の水平伝播の可能性がある．これらを念頭におき，環境面からの感染リスクをアセスメントする．

C. 臨床場面で考える，集中治療領域での感染看護

ここまで解説した内容をふまえ，次の臨床場面における感染看護について考えてみよう．

> **臨床場面**
>
> 　Fさんは52歳の男性である．既往歴なし．身長175 cm，体重78 kg，BMI 25.5（肥満1度）である．80歳代の母，50歳代の妻と3人で暮らしている．喫煙歴なし．飲酒は毎日ビール2 L，焼酎2.5合を20年以上続けている．
>
> 　心窩部痛と嘔吐を主訴に救急車で来院した．来院時の体温38.0℃，脈拍130回/分，血圧82/54 mmHg，呼吸数25回/分，意識レベルはグラスゴー・コーマ・スケール（Glasgow Coma Scale：GCS）13点（E3，V5，M6）であり，qSOFA[*1]スコア3点であった．アルコール性重症急性膵炎[*2]の診断でICUに入室した．動脈ラインが挿入され，呼吸・循環動態のモニタリング，動脈血液酸素飽和度（SaO$_2$），動脈血液ガス・酸塩基平衡の経時的観察を実施．膀胱留置カテーテルを挿入．右内頸静脈に中心静脈カテーテルが留置され輸液投与，予防的抗菌薬投与，鎮痛薬投与が行われた．
>
> 　入院後から乏尿（尿量400 mL/日以下）があり，また呼吸状態の悪化のため人工呼吸器管理となった．その後，無尿（尿量100 mL/日以下）や入院後の大量輸液のため，現在（入院5日目）は入院時と比較し，10 kg以上の体重増加と全身の皮膚・粘膜の浮腫が認められた．血圧低下予防のため仰臥位が長く，鎮痛薬・鎮静薬投与中である．鎮静評価は RASS[*3]-4〜-1であった（傾眠〜深い鎮静状態）．痰の性状は膿性へと変化し，痰培養からグラム（Gram）陰性桿菌（*Klebsiella pneumoniae*）が分離され，基質拡張型βラクタマーゼ（extended-spectrum β-lactamase：ESBL）産生菌が同定され，個室隔離となった．酸素化能や人工呼吸器設定，血液検査データの推移から，人工呼吸器関連肺炎（ventilator-associated pneumonia：VAP，p. 81参照）と診断された．空腸内に経管栄養カテーテルを留置し，持続経腸栄養投与がされた．多職種による肺理学療法も開始となった．

[*1]qSOFA：SOFA（sequential organ failure assessment）は，敗血症の診断に際し臓器障害を評価するスコアで，ICUでの重症度の評価に広く活用されている．qSOFA（quick SOFA）は，ICU以外の場で敗血症をスクリーニングするために用いられる簡便な基準であり，呼吸数，意識変容，収縮期血圧を評価する．2項目以上で基準を満たすと（2点以上で）陽性と判定する．

[*2]重症急性膵炎：成因は，アルコール，胆石のほか外傷，薬剤などがあげられるが，1/3は原因不明（特発性）である．発症早期には循環不全，呼吸不全，腎不全をはじめとする多臓器障害や感染性膵壊死，発症後期には敗血症や膵膿瘍，膵仮性囊胞などの合併症による重篤化のため死亡率が増加することから，ICUでの綿密な全身管理が重要となる．

[*3]RASS（Richmond Agitation-Sedation Scale）：鎮静レベルの評価法で，『人工呼吸中の鎮静のためのガイドライン』（日本呼吸療法医学会）において使用が推奨されている．興奮状態や意識状態を+4（好戦的な）〜-5（昏睡）の10段階で評価する．

1 ● Fさんの感染リスクのアセスメント

a. 予測される感染の問題

(1) 医療関連感染による敗血症, 多臓器障害

　重症病態下にあるFさんには, 血管内への動脈ラインや中心静脈カテーテルの留置に伴うカテーテル関連血流感染 (catheter-related blood stream infection : CRBSI), 膀胱留置カテーテル挿入によるカテーテル関連尿路感染 (catheter-associated urinary tract infection : CAUTI) など, さまざまな医療関連感染のリスクがある. すでに人工呼吸器関連肺炎を発症していることから, 新たな感染症の発症により, 敗血症のリスク, 多臓器障害への進展から生命の危機的状態に陥る可能性がある.

(2) その他の感染症

　Fさんは重症急性膵炎をはじめとする複数の疾患の治療などによる侵襲のため交感神経系が亢進した状態にある. 副交感神経系の活動が抑制されていることや, 鎮痛薬・鎮静薬投与, 不動化などから消化管の蠕動運動低下による嘔吐や誤嚥のリスクがある.

　体動制限や鎮痛薬・鎮静薬投与による知覚認知の低下による褥瘡発生リスク, オムツ使用による湿潤環境や排泄物の刺激による浸軟などから皮膚障害のリスクがある. さらに, 全身の皮膚・粘膜の浮腫が生じていることから, 皮膚の生理機能や組織耐久性が低下した状態にもあるため, 各種カテーテル類の接触や固定のテープ類の粘着性による物理的刺激も表皮剥離などの皮膚障害をもたらす.

b. 感染リスクアセスメントの結果

　表Ⅶ-4-1にICU入室後のFさんの感染リスクについてアセスメントを行った結果を示す.

2 ● Fさんへの看護

　ICU入室中のFさんが新たな感染を起こさず, 敗血症・多臓器障害に進行しないことを目標にFさんの看護を行う.

a. 人工呼吸器関連肺炎の悪化予防と新たな医療関連感染の予防

(1) 人工呼吸器関連肺炎の悪化予防

　吸引前後での手指衛生の徹底, (循環動態が維持できていれば) 30度以上の頭位挙上, 医師や理学療法士と協力し早期離床に向け段階的な肺理学療法を計画・実施する. 適宜口腔内やカフ上部吸引を行い誤嚥の防止に努めるとともに, 口腔内乾燥を避け, 口腔内の衛生状態が保てるように口腔ケアを実施する.

(2) 血管内留置カテーテルの管理

　刺入部の消毒および適切なドレッシング材の使用により刺入部の清潔保持に努める. また, 刺入部の発赤や疼痛などの感染徴候の有無を経時的に観察し記録に残す. 輸液ルートの交換や側管からの薬液の注入などの際は, エビデンスに基づいた管理を徹底する.

(3) 尿路感染予防

　全身状態が安定化するまでは膀胱留置カテーテルの抜去はむずかしい. そのため, 尿の性状変化の経時的な観察と, 汚染時は陰部洗浄による清潔保持, カテーテルと採尿バッグの管理に留意する.

表Ⅶ-4-1　Ｆさんの感染リスクのアセスメント（現在：入院5日目）

アセスメントの視点	感染リスクを高める要因	アセスメント
身体的側面	・52歳 ・動脈ライン，中心静脈カテーテル，気管チューブ，膀胱留置カテーテル，経管栄養カテーテルが留置されている ・鎮痛薬・鎮静薬が持続投与されている ・床上安静 ・大量輸液後の全身の浮腫を認めている ・人工呼吸器関連肺炎（VAP）と診断された	Ｆさんは，重症急性膵炎に伴う侵襲から好中球や炎症性サイトカインなど免疫機能が活性化し，易感染性が高まっている．Ｆさんは中心静脈カテーテル，膀胱留置カテーテルが挿入され，気管チューブを用いた人工呼吸管理がされているため，医療関連感染発生・悪化のリスクがある．また，多種多様な医療機器の使用や複数のルート留置，鎮痛薬や鎮静薬使用による不動化，皮膚の脆弱化，皮膚バリア機能障害も感染のリスクになりうる．易感染性の高い状況での新たな感染から，敗血症，多臓器障害に移行することで，さらなる生命の危機的状況に陥る可能性もある．
心理・社会的側面	・重症急性膵炎の診断で緊急入院 ・気管挿管（気管チューブ留置），鎮痛薬・鎮静薬投与にて鎮静下にある ・多種多様なチューブ類の留置 ・面会時間の制限 ・テレビや携帯電話などの通信機器の使用制限 ・ESBL産生菌による接触予防策実施中	Ｆさんは，1日のほとんどを床上で過ごし，清拭や口腔ケアなどの清潔ケアは看護師主導で行われることからも，本人が入院生活の中で感染予防の知識や行動を獲得することは困難な状況にある． 　またESBL産生菌に対する接触予防策はＦさんと家族の不安を助長する可能性もある．
環境面	・痰培養からESBL産生菌検出 ・床上安静のため日常生活動作は全介助．環境整備も医療従事者が実施している ・多職種による肺理学療法が実施されている	Ｆさんには個室隔離をはじめ接触予防策が実施されているが，清潔ケアや肺理学療法時に複数の医療従事者がかかわることで，医療従事者の手指やＦさんの周辺環境，物品を介して感染が伝播するリスクがある．

b. 新たな感染予防と他患者への感染拡大予防

（1）皮膚・粘膜の清潔と保護

　皮膚・粘膜の損傷をきたさないように，摩擦などを避け清潔ケアは愛護的に行う．カテーテル類の圧迫による皮膚・粘膜損傷を避けるために，固定の工夫，接触部分の観察を行う．皮膚にテープ類を貼る際には，はがす・貼るの繰り返しが皮膚損傷リスクを高めるため，剝離材や被膜材を用いて皮膚損傷予防に努める．

（2）環境整備の徹底

　Ｆさんは個室隔離中ではあるが，出入りする医療従事者はICU内外のあらゆるスペースを行き来している．また日常生活動作が全介助であるため，医療従事者の手指などを介して新たな感染が起こる可能性がある．このため，口腔ケア物品や吸引物品が汚染されないような管理方法の検討，ICUや個室の入り口のドアノブやベッド柵など，高頻度接触表面の清拭・清掃などの方法をルール化し実施を徹底する．

（3）標準予防策および接触予防策の遵守

　Ｆさんの痰培養からはESBL産生菌が検出されていることから，医療従事者の手指を介して他患者に感染を拡大させないように，介入する全スタッフが標準予防策および接触予防策を遵守できるように周知徹底を図る．

c. Ｆさんや家族への精神的支援

　Ｆさんは，床上安静や医療機器・カテーテル類による身体拘束，コミュニケーション制限，感染症のための個室隔離をはじめとした接触予防策が施されている状況から，苦痛や

不安が増大する可能性が考えられる．Ｆさんの家族も同様である．Ｆさんや家族の不安などを増大させないことを目標に，小まめな声かけや状況説明，見通しなどを伝え精神的苦痛の緩和に努めていく．

▌引用文献▌

1)　日本集中治療医学会：PICSとは，〔https://www.jsicm.org/provider/pics/pics01.html〕（最終確認日：2021年12月7日）

2)　日本救急医学会，日本集中治療医学会（編）：日本版敗血症診療ガイドライン2020, p.620-711, 〔https://www.jstage.jst.go.jp/article/jsicm/advpub/0/advpub_27S0001/_article/-char/ja〕（最終確認日：2021年12月7日）

3)　国立大学病院集中治療部協議会，ICU感染制御CPG改定委員会（編）：ICUの清浄度・清掃．ICU感染防止ガイドライン，改訂第2版，p.6-7, じほう，2013

5 周産期領域・NICUにおける感染看護の実際

A. 周産期領域・NICUにおける感染予防上の今日的問題・課題

1 ● 周産期領域・NICUの特徴と感染予防上の問題点

　周産期とは妊娠22週から出生後7日未満までの期間を指し，周産期医療では妊娠，分娩にかかわる母体・胎児管理と出生後の新生児管理を主に対象にしている．妊産褥婦の多くは疾患を抱えていないが，妊娠中は免疫寛容*1状態[1]にあり，感染症に罹患した場合に重症化しやすい．産婦人科感染症の特徴として，妊娠中に罹患した感染症が母子に影響を及ぼし，子どもの成長発達にも影響する場合があることがあげられる．新生児の感染防御機能は細胞性免疫および液性免疫ともに未発達であり，病原微生物の侵入門戸である皮膚は脆弱で，早産児ほどそれらの傾向は顕著である．

　母子感染は，その感染様式と感染経路に特徴がある．母子感染の感染様式は垂直感染（胎内感染・分娩時感染，母乳感染）である．胎内感染は胎盤で増殖した病原微生物または感染した母体血が胎児に移行する経胎盤感染，病原微生物が腟内・子宮頸管から子宮内へ感染する上行性感染がある．分娩時感染は産道に存在する病原微生物が胎児に感染し（産道感染），また子宮収縮時の胎盤の変形によって母体血が胎児内に流入する母児間輸血で感染することもある．母乳感染では，授乳によって母乳中や母体血中の病原微生物が児に感染する．母子感染が成立してしまった場合，小児科をはじめとする多くの診療科での長期的なフォローアップが必要となる．母子感染は妊娠前・妊娠中・分娩時の対策と管理で予防可能な疾患も多く，妊娠前のワクチン接種や妊娠中の感染予防策を行い，適切な時期に妊婦健診時の検査（表Ⅶ-5-1）を実施する．

　産婦人科外来では，易感染状態の妊婦が集まる環境に外部から感染症が持ち込まれ，感染拡大するリスクがある．感染症の疑いのある妊婦を早期に発見しトリアージする．妊婦の感染予防のために，妊婦の家族には麻疹，風疹，水痘，流行性耳下腺炎の抗体検査とワクチン接種を勧め，本人へは日常生活においても感染の機会をなくすように指導する．性感染症やTORCH症候群*2に代表されるような周産期で問題になる感染症は，夫や胎児・新生児の同胞（きょうだい）からも影響を受ける．

　産婦人科病棟では分娩の立ち会い者や面会者からの感染リスクがある．来院者の体調不良時は不可または感染症流行時には制限をし，児のきょうだいについては必要時予防接種

---

*1免疫寛容：自己を構成する生体分子や腸内細菌などの共生細菌，食物，母体における胎児といった異物に対して過剰に免疫応答しないように誘導される現象のこと．妊娠中の母体内では，免疫応答を抑制し免疫系恒常性の維持や免疫寛容の誘導に働く細胞が妊娠初期から増加する．このため妊娠期には，免疫機能が低下して易感染状態となる．

*2TORCH症候群：妊娠中の母親の感染によって経胎盤感染し，胎児の発育不全や先天異常を起こす感染症．トキソプラズマ（Toxoplasma gondii），その他（other:梅毒トレポネーマ，HIV，B型肝炎ウイルス，ヒトパルボウイルスB19など），風疹（Rubella virus），サイトメガロウイルス（cytomegalovirus），単純ヘルペスウイルス（Herpes simplex virus）の頭文字をとってTORCH症候群と呼ばれる．

表Ⅶ-5-1 妊婦健診で検査を実施する感染症（母子感染）

検査の実施時期		検査項目・疾患名	特徴，リスク
必須検査	妊娠初期	B型肝炎ウイルス（HBV）[*1]	妊婦がHBVキャリアの場合，母子感染予防策が必要であり，小児科と連携して行う．
		C型肝炎ウイルス（HCV）[*1]	母乳保育と母子感染率には関連がないとされるため，母子感染予防目的のために授乳を制限する必要はない． 児は小児科で出生後フォローアップされ，感染の陰性化を確認していく．
		梅毒トレポネーマ[*1]	無症候期でも母体から経胎盤的に胎児に感染し，先天梅毒を発症する可能性がある．未治療の場合，妊娠中の初期梅毒では40%が胎児・周産期死亡にいたる．
		ヒト免疫不全ウイルス（HIV）[*1]	HIV感染妊婦がきわめて少ない現状では，エイズ治療拠点病院などHIV感染者の診療経験を有する施設での妊娠・分娩管理が望ましい．
		風疹ウイルス[*1]	妊娠中に母親が初感染した場合，胎内感染により児に先天性風疹症候群（聴力障害，視力障害，先天性心疾患など）を起こす危険性がある．
	妊娠初期から30週まで	クラミジア・トラコマティス[*1]	クラミジア陽性妊婦では，パートナーからの再感染を防ぐため，パートナーに検査と治療を受けることを勧める．産道感染により新生児クラミジア感染症（新生児クラミジア結膜炎，咽頭炎，肺炎など）を起こす可能性がある．
		HTLV-1感染症（ヒトT細胞白血病ウイルス1型：HTLV-1）[*1]	母親が感染している場合，母乳感染により児に感染するおそれがあり，母乳栄養を中止するなど授乳方法の工夫が必要となる．
	妊娠33週から37週まで	B群溶血性連鎖球菌（GBS）[*1]	GBS培養の検体採取は，綿棒で腟入口部の検体採取後（できれば腟鏡を用いない），同綿棒（もしくはもう1本の別の綿棒で）を肛門内にも挿入し肛門内部からも採取する．GBS陽性の場合，または未実施（保菌不明）の場合は分娩時に抗菌薬投与を行う． 新生児GBS感染症は早発型と遅発型に分けられるが，とくに早発型は重篤である．
任意検査[*2]	妊娠初期	トキソプラズマ	未感染妊婦のトキソプラズマ初感染後に垂直感染する．トキソプラズマ特異性IgG抗体陰性妊婦には感染予防のための日常生活の指導が重要である．先天性トキソプラズマ症（脈絡網膜炎，水頭症，脳内石灰化など）を起こす危険性がある．
		サイトメガロウイルス（CMV）	CMVに初感染する場合と，CMV抗体陽性妊婦がCMV再活性化・再感染する場合がある．先天性CMV感染児の重症例では胎児・新生児死亡，重度の精神運動障害や難聴など神経学的異常を起こす．母乳や輸血から後天性CMV感染を起こすこともある．
感染が疑われる場合		性器ヘルペス	児に感染しヘルペスを発症した場合は新生児ヘルペスとなり予後がわるいため，感染の時期によっては帝王切開が選択される．病型は，①皮膚，眼，口腔局型，②中枢神経型，③全身感染に分けられる．
		伝染性紅斑（ヒトパルボウイルスB19）	ヒトパルボウイルスB19（PB19）に曝露したと疑われる妊婦にはPB19 IgM（およびIgG）抗体検査を実施する．感染妊婦の約40%で胎児感染が成立するが，胎児水腫を合併するのはそのうち約2〜10%とされる．妊娠中は超音波検査を用いて胎児・胎盤を観察していく．
		ジカウイルス感染症	ジカウイルス感染症は無症状であることが多く（70〜80%），有症状であっても症状が多彩で，感染を疑うことが困難である．そのため地域での感染状況や他疾患の鑑別診断として診断検査が行われることが多い．また感染者は長期間にわたり性交渉による感染性を維持する． 妊娠中（とくに妊娠初期）の垂直感染では出生時の20〜30%が先天性ジカウイルス感染症（脳の構造的異常，胎児水腫，関節症，目の異常などの重度の神経学的異常）を起こす．

[*1]「妊婦に対する健康診査についての望ましい基準」平成27年3月31日厚生労働省告示第226号に基づく．
[*2]施設によっては初期セットで行う場合もある．

歴や罹患歴などを聴取する．また妊娠・分娩中には破水，絨毛膜羊膜炎，子宮内感染などの周産期特有かつ回避が困難な感染リスクもある．産後は子宮内膜炎や乳腺炎を起こすこともある．分娩時や産後のケア，授乳介助時には医療従事者の血液・体液曝露の機会が非常に多い．療養環境としては，母体胎児集中治療室（maternal fetal intensive care unit：MFICU）を有するハイリスクの妊産褥婦と胎児の管理を行う施設がある一方で，産婦人科との混合病棟となっている施設もあり，後者ではハイリスク妊婦や胎児の感染リスクはより高くなる．

　新生児集中治療室（neonatal intensive care unit：NICU）では早産児や疾患を合併している新生児が主に入院しており，多くは元からの感染防御機能の未熟性に加え，出生してまもなく開始される医療従事者からの治療やケア，呼吸器や点滴などの医療器具管理の影響により，さらに感染症に罹患するリスクが高い状態にある．またNICUの環境の特徴として，保育器の中で食事・排泄・ケア・治療などすべてが実施されること，生体モニターのアラーム対応が多いことがあげられ，医療従事者の手指や環境，共有物品を介した感染伝播のリスクがある．

2 ● 周産期領域・NICU における感染予防上の課題

　以上の特徴と問題から，周産期領域・NICUでの感染看護の課題として次の3点があげられる．

①母子感染を引き起こす可能性のある病原微生物を理解し，家庭環境や日常生活から生じる感染リスクを予測し，感染予防策の教育・指導を行う．
②周産期領域・NICUの対象とその環境の特性を理解し，感染予防策を実施する．
③スタッフは血液・体液曝露に対し正しい個人防護具（personal protective equipment：PPE）を着用し，職業感染予防を行う．

B. 情報収集・アセスメントの視点

　周産期領域・NICUの感染看護では夫やきょうだいなどの家族も情報収集・アセスメントの対象に入れ，身体的側面，心理・社会的側面，環境面から包括的にアセスメントする．妊産婦に対しては日常生活における母子感染症予防の理解とその行動がとられているかを確認する．妊娠経過において正常から逸脱している，妊娠経過に影響を及ぼす問題がある場合はその感染リスクを明らかにする．新生児，NICU入院児に対しては予測される感染症と個別的な感染リスクを明らかにする．情報収集および感染リスクアセスメントの視点は次の通りである．

1 ● 身体的側面

　次のような身体面の情報より，現在の状態，感染防御機能や感染リスクを高める要因をアセスメントする．

a. 皮膚・粘膜バリアの特徴

(1) 母体の感染リスク

　妊娠中は腟内の乳酸桿菌（*Lactobacillus*）が非妊時と比較して増加し，腟内をpH 3.5〜4程度の酸性に維持し上行性感染のリスクを大きく減少させている．なんらかの原因で腟内の乳酸桿菌が減少し腟内の正常細菌叢が乱れ非特異的な細菌が増殖（細菌性腟症，bacterial vaginosis：BV）すると，子宮頸管炎や子宮内感染，絨毛膜羊膜炎の原因となる場合がある．

(2) 児の感染リスク

　新生児，とくに早産児の皮膚は角質細胞層が少ないため脆弱であり，病原微生物の侵入門戸となりうる．また，管理上モニターやテープなどを貼付することも多く，皮膚損傷が起こりやすい．

b. 生体機能の特徴

(1) 母体の感染リスク

　母体には妊娠に伴い著しい生理的変化が起こる．たとえば泌尿器系では子宮や胎児先進部の圧迫を受け血流のうっ滞を起こし，尿路感染を起こしやすい．

(2) 児の感染リスク

　新生児は常在細菌叢が確立していない状態で出生するため，その後定着する細菌叢は環境に大きく影響される．

c. 免疫系の特徴

(1) 母体の感染リスク

　母体は妊娠週数が進むにつれて自然免疫系の機能は上昇するが，細胞性免疫と液性免疫の機能は低下し，妊娠維持のため免疫寛容状態となる．

(2) 児の感染リスク

　新生児は好中球・リンパ球・単球マクロファージの機能が成人に比べて劣る．経胎盤の受動免疫（IgG）に依存しているが，早産児ではより血中IgG量が少ない状態で出生する．

d. 検査・治療による影響

(1) 母体の感染リスク

　妊娠中の入院管理時には血管内留置カテーテルを使用することが多く，血流感染のリスクが高くなる．帝王切開術後は手術部位感染（surgical site infection：SSI）を起こす可能性がある．

(2) 児の感染リスク

　NICUに入院している児は血管内留置カテーテルや気管チューブの使用の機会が多く，医療関連感染（healthcare‐associated infection：HAI）の頻度が増加する．

2 ● 心理・社会的側面

　妊産褥婦本人とその家族のワクチン接種状況，母子感染症や感染予防の知識や理解度を把握する．そこから，手洗い・うがいなどの基本的な感染予防策の遵守状況や，児のきょうだいの年齢や養育環境，家庭環境（食生活，ガーデニングなどの趣味，ネコの飼育等）など，感染リスクを高める要因をアセスメントする．

3● 環境面

診療時の共有機器や物品からの感染リスクをアセスメントする.

産婦人科外来の経腟超音波検査機器のプローブ,内診台座面などの共有物品は,1人の妊産褥婦に使用するたびに清拭消毒する.とくにNICUでは体重計,聴診器など日常的に使用する物品はすべて,可能な限り児ごとに個別管理にするなどの対応が必要である.またNICUで使用される閉鎖式保育器は,保育器内で治療・排泄・授乳などすべてのケアが行われるため汚染を受けやすく,とくに適切な感染管理が必要である.周辺環境も含めた日常清掃やターミナルクリーニング(転棟や退院後などに行う清掃)はルールの遵守を徹底しなくてはならない.これらの実施状況を把握し,感染リスクのアセスメントに役立てる.

C. 臨床場面で考える,周産期領域・NICUでの感染看護

ここまで解説した内容をふまえ,次の臨床場面における感染看護について考えてみよう.

> 臨床場面
>
> 　1月某日,Gさん(30歳)は妊娠30週0日の妊婦健診で来院した.Gさんは夫,長男(3歳)との3人で暮らしている.長男の妊娠分娩に異常はなく,今回の妊娠経過も異常はなかった.現在Gさんは会社員として勤務しており,通勤時には片道30分ほど満員電車に乗っている.あと4週間で産前休業に入る予定である.
>
> 　健診時,血圧100/70 mmHg,浮腫なし,尿タンパク(−),尿糖(−),体重は2週間前の健診より0.7 kg増加,児の推定体重1,500 g,胎児異常なし,切迫早産の所見もなかった.妊婦健診時に本人から,「上の子の保育園でりんご病が流行していて,感染していないかすごく心配です.感染予防で気をつけることは何ですか.自分が感染しているかを調べることはできますか」と質問があった.現在,Gさんに発熱,発疹などの症状はない.

1● Gさんの感染リスクのアセスメント

a. 予測される感染の問題

(1) 伝染性紅斑(ヒトパルボウイルスB19)感染の可能性

小児の伝染性紅斑(通称りんご病)の原因ウイルスは,ヒトパルボウイルスB19(human parvovirus B19:PB19)で,感染経路は飛沫感染である.ワクチンはない[2].一般の健康な人では軽症で合併症も少ない一方で,妊婦から胎児に感染が波及した場合は胎児に溶血性貧血が生じ,これが高度になると心不全,胎児水腫,子宮内胎児死亡にいたることがある[3].PB19感染成立後,潜伏期間(5〜10日)の後にウイルス血症へ移行し,5日程度の持続の後,ウイルス血症が改善したころに紅斑や関節症状が出現する[4].つまり伝染性紅斑は潜伏期間から感染力をもち,感染力があるのは紅斑出現の約1週間前からであり,症状出現の時点では周囲への感染力はなくなっている.

現在Gさんに発疹はみられないが,状況から,感染している可能性や,感染していれば感染力のある時期にあることも考えられる.

表Ⅶ-5-2　Gさんの感染リスクのアセスメント（妊娠30週の定期健診時）

アセスメントの視点	感染リスクを高める要因	アセスメント
身体的側面	・妊娠30週0日の妊婦 ・妊婦健診の所見は異常なし ・長男が通う保育所で伝染性紅斑が流行している	Gさんは妊婦であり，妊娠中のPB19への初感染によって胎児水腫や胎児死亡を引き起こす可能性がある．日本人妊婦の抗体保有率は20～50%[5]とされるが，多くの産婦人科では必要検査として抗体検査を行っていない． 　妊娠早期に感染するほうが，後期に感染するよりも児に症状が出やすいとされる．GさんがPB19に感染しているかどうかの検査が必要である．
心理・社会的側面	・妊娠30週0日の経産婦 ・伝染性紅斑に感染している可能性をとても不安に感じている ・現在は1月 ・片道30分かけて満員電車で通勤している	妊娠経過のなかで伝染性紅斑罹患の可能性について強い不安を抱えており，そのストレス自体が妊娠経過に影響を及ぼす可能性がある．精神的なサポートと今後の経過について，ていねいな説明と援助が必要である． 　また，換気がわるい環境でさまざまな年代・状態の人と密接に接触することになる冬季の満員電車での通勤は，感染症のリスクが高いと考えられる．通勤時のマスク着用や職場での手洗いなど感染予防策が必要である．
環境面	・3歳の長男が通園中の保育所で伝染性紅斑の流行あり ・1月はインフルエンザやノロウイルス感染症，ロタウイルス感染症，RSウイルス感染症などの流行時期である	PB19感染症の流行時には，妊婦の感染率は非流行時に比べて約10倍に増加することが報告されている[6]．3歳の長男の日常生活援助をGさんが担っていることが予想され，PB19感染リスクは高いと考えられる．また冬季に流行する小児の感染症は多く，かつ長男は保育所で不特定多数の園児との接触機会もあり，長男の流行性感染症罹患の可能性は非常に高いと考えられる．Gさんは長男からの感染リスクの低減のために，手洗いやマスク着用などの感染予防策を行うことが必要である．

（2）その他の感染症罹患のリスク

　現在は1月で，インフルエンザをはじめとした種々の感染症の流行時期である．Gさんは片道30分かけて満員電車で通勤しており，市中で感染症に罹患する可能性がある．

b. 感染リスクアセスメントの結果

　表Ⅶ-5-2に，来院（妊娠30週の定期健診）時のGさんの感染リスクについてアセスメントを行った結果を示す．

2 ● Gさんへの看護

　伝染性紅斑への感染に関する不安の軽減や，正しい感染予防行動をとりながら出産を迎えることを目標に，Gさんへの看護を行う．

a. 検査結果が出るまでの看護

（1）感染症の有無を調べる検査の実施

　PB19感染症発症者あるいは感染の疑いがある者と接触した妊婦は検査の対象となり，接触時期を考慮して検査が行われる．IgM検出までの潜伏期間を10日とし，接触後10日以降の早い時期にPB19 IgMとIgGを測定する．Gさんは伝染性紅斑の感染者と接触機会があった可能性が考えられるため，すみやかに医師に報告相談し，医師からGさんに対し検査内容と今後の方針について説明を受けられるようにする．

（2）心理的サポート

　PB19に妊婦が感染しても重症化することは少ない一方で，母体感染していた場合は胎

児の感染徴候を定期的にフォローしなくてはならず，Gさんは自責の念に駆られる可能性
がある．疑問や不安点などをGさんが表出できるように，支持的にかかわる．

(3) その他

　保育所で伝染性紅斑の流行があることから，Gさんの長男をはじめ周囲に感染力がある
発症前の者がいる可能性が高いため，マスク着用や手洗い励行の必要性を説明する．また
伝染性紅斑以外の母子感染症や，インフルエンザ，ノロウイルス感染症などの流行性疾患
についての注意を確認し，通勤時や長男とのかかわりなどにおいて日常生活で改善すべき
点を整理する．

b. 検査結果が判明してからの看護

　抗体価検査の結果Gさんは PB19 IgM，IgG ともに陰性で，2週間後の再検査もともに陰
性であった．よって感染はしていなかったが，抗体をもっていないことがわかった．

(1) 伝染性紅斑の感染予防

　PB19 は罹患者の唾液，痰，鼻汁中に存在する．周辺での流行がある場合，紅斑の出現
約1週間前から感染力があるため，長男に感冒様症状がある場合や流行期には，子どもに
キスをしない，食事や食器を共有しない，オムツ交換・食事介助・鼻汁や唾液に触れた後
などはとくに手指衛生の励行を意識して行う必要があることを指導する．

(2) その他の母子感染予防に向けた患者教育

　Gさんとその家族が母子感染症の感染予防策について理解し，自ら感染予防行動がとれ
るよう情報提供を行い，日常生活のなかで母子感染・流行性感染症に罹患するリスクを低
減できるように援助する．

引用文献

1) 津田さやか，齋藤　滋：制御性T細胞が母児間免疫寛容に果たす役割．周産期医学 47（12）：1555-1560，2017
2) 国立感染症研究所：伝染性紅斑（ヒトパルボウイルスB19感染症），〔https://www.niid.go.jp/niid/ja/id/642-dis-ease-based/ta/5th-diseasc/idsc/iasr-topic/6213-tpc431-j.html〕（最終確認：2021年12月7日）
3) 長柄俊佑，臼井新治，上田真子ほか：周産期におけるヒトパルボウイルスB19感染症—感染妊婦の胎児6例．日本周産期・新生児医学会雑誌 56（2）：343-346，2020
4) 日本産科婦人科学会，日本産婦人科医会（編）：CQ614 パルボウイルスB19感染症（伝染性紅斑，リンゴ病）の診断と管理は？ 産婦人科診療ガイドライン産科編2020，日本産科婦人科学会，p.334-337，2020
5) 国立感染症研究所：ヒトパルボウイルスB19母子感染の実態，〔https://www.niid.go.jp/niid/ja/iasr-sp/2340-re-lated-articles/related-articles-431/6180-dj4314.html〕（最終確認：2021年12月7日）
6) 藤田恭之，加藤聖子：パルボウイルスB19．周産期医学 46：127-128，2016

6 手術室における感染看護の実際

A. 手術室における感染予防上の今日的問題・課題

1 ● 手術室の特徴と感染予防上の問題点

　　手術は疾患に対する治療として，組織や臓器の切除・修復などを目的に行われる．多くの手術で，組織や臓器の切除に伴い皮膚や粘膜を切開するため，皮膚や粘膜のバリア機能が低下し感染のリスクが非常に高くなる．また，手術に伴う全身麻酔は生体防御機構の働きを低下させることから，感染のリスクを高める．そのため，一般的に感染経路とされる接触感染・飛沫感染・空気感染について，手術室においてもそれぞれ対策を講じる必要がある．

　　手指などを媒介する接触感染のリスク要因には，術野で使用される器械類や物品の滅菌不良や不適切な無菌操作，術者などが使用する手術手袋の微小な穴あきなどがある．飛沫感染は，医療従事者の不適切なマスクの着用による咳や会話などによってリスクが高まる．そして，空気感染は，手術室への人の出入りや動作などによって空調が適切に制御・管理されなくなった場合に問題となる．

　　手術に伴う感染として，手術操作を直接加えた部位（切開創，臓器または体腔）に起こる**手術部位感染**（surgical site infection：**SSI**），カテーテル類を介して呼吸器感染・尿路感染・血流感染などを起こす**医療器具関連感染**があり，これらの感染のリスクを高める要因として，患者の特徴（年齢，栄養状態など）および疾患や治療経過，手術内容から生じる問題がある．

2 ● 手術室における感染予防上の課題

　　以上の特徴と問題から，手術室における感染予防上の課題として次の2点があげられる．

①手術を受ける患者に対し，標準予防策に加え，手術室の環境管理や無菌操作を徹底する．
②患者の特徴および疾患や治療経過，手術内容から生じる個別的な感染リスクを予測し，感染予防策を実施する．

B. 情報収集・アセスメントの視点

　　手術室は清潔な環境ではあるが，前述のように手術中に感染を起こすリスクが存在する．とくにSSIは注意が必要である．手術室における感染看護は，標準予防策が徹底して行われているかに加え，手術室の環境管理や無菌操作の遵守状況に関してアセスメントを行い，感染リスクを明らかにする．また，患者の特徴および疾患や治療経過，手術内容から生じ

る個別的な感染リスクを包括的にアセスメントし，感染リスクを明らかにする．これらの感染リスクを低減することを目標に，看護計画を立案・実施・評価する．なお，情報収集および感染リスクアセスメントの視点は米国疾病予防管理センター（Centers for Disease Control and Prevention：CDC）のSSI防止のためのガイドライン[1]に準じ，次の通りである．

1 ● 術前要因（患者要因，医療者側の要因）

a. 患者要因

　患者要因として術前の情報より，現在の全身状態，疾患の進行や治療経過を把握し，手術患者の感染防御機能や感染リスク要因をアセスメントする．手術前の感染リスク因子として，年齢，栄養状態，糖尿病の既往，喫煙歴，肥満，術野から離れた部位の感染の存在，病原微生物の保菌，免疫反応の変化，そして術前入院期間の長さがある[2]．多くの手術患者では，これらは複合的に存在する．とくに手術の生体侵襲はストレス反応によりインスリン抵抗性を生じさせ，ストレス誘発性の高血糖に加えて，膵臓β細胞の機能低下によるインスリン産生が低下することで高血糖を引き起こす．この高血糖や糖尿病によって好中球の走化性や酸化的殺菌能の低下が生じるため[3]，細菌が増殖し，線維芽細胞の機能やコラーゲン合成を妨げ創傷治癒を遅延させ感染リスクを高める．また，手術前の抗がん薬治療や化学療法も免疫系に影響を及ぼし，感染リスクを高める．

b. 医療者側の要因

　医療者側の要因として，術前の皮膚の清潔（シャワー浴，皮膚消毒），サージカルクリッパーを用いた除毛，手術前手洗い，予防的抗菌薬の実施方法やタイミングがSSIの発生に影響する．

2 ● 術中要因（環境要因，手術要因）

a. 環境要因

　術中の環境要因として，環境の清浄度（空調），手術器材の滅菌状況，手術時の着衣，ドレーピング[*1]がある．清浄度（空調）が維持されているか，手術室の出入りと在室人数によって感染の機会が増える．病原微生物は空気中の塵埃や微粒子物質，皮膚の落屑，呼吸器飛沫などに付着して浮遊し，手術野への落下はSSIの原因となる[4]．そのため，空調による浮遊物の除去と空気清浄度の維持が重要であり，手術室内の換気などがCDCのガイドラインで示されている．また，標準予防策や無菌操作の適切な実施が重要である．

b. 手術要因

　手術要因として，手術手技（止血状況，死滅組織，血腫・死腔などの組織や体腔の状況，インプラント・ドレーンの留置状況）がある．また，手術時の微生物汚染，創分類[*2]，手術時間，術式，麻酔薬・方法，体温管理がある．

[*1]ドレーピング：清潔な術野を確保するため，不潔域を滅菌済みのドレープで覆うこと．
[*2]創分類：手術創は汚染度によってクラス1～4に分類される．クラス1はまったく炎症がなく感染のない手術創．クラス2は呼吸器・消化器・生殖器・尿路が管理された状態で手術操作が加えられ，異常な汚染がない手術創．クラス3は開放性の新鮮な偶発的な創で，無菌操作に大きな破綻があった手術（開胸心マッサージ等）などの切開創を含む．クラス4は壊死組織の残存する外傷や，すでに存在する感染や消化管穿孔に対する手術創などを指し，すなわち術後感染を引き起こす微生物が術前から存在していたことを示唆する[5]．

3 ● 術後要因

　術後の要因として，ドレーンの挿入部位の管理と固定方法，手術創のドレッシングや被覆方法がある．

4 ● 医療者が感染するリスク

　手術室では手術で用いられるメスをはじめ，麻酔などに必要な静脈留置針などの鋭利な器材を使用するため，針刺しや思わぬ損傷による感染のリスクがある．また，術式によっては血液・体液の飛散により曝露される危険性が高い．

C. 臨床場面で考える，手術室での感染看護

　ここまで解説した内容をふまえ，次の臨床場面における感染看護について考えてみよう．

> **［臨床場面］**
>
> 　Hさんは52歳の男性である．身長168 cm，体重50 kg，BMI 17.7である．50歳代の妻と自宅で2人で暮らしている．
> 　会社の健康診断にて便潜血を認めた．3ヵ月間で約5 kg体重減少している．紹介された総合病院を受診し大腸内視鏡検査をしたところ直腸がんと診断された．手術を目的に同院の消化器外科病棟へ入院し，全身麻酔にて腹腔鏡下直腸切除術（一時的に人工肛門を造設）を受けることになった．入院前に検査などを行い，入院の翌日に手術が予定された．入院期間は10日間の予定である．Hさんの手術を看護学生や医学生が見学する予定である．

1 ● Hさんの感染リスクのアセスメント

a. 予測される感染の問題

(1) 消化管手術によるSSI

　Hさんは全身麻酔にて腹腔鏡下直腸切除術（一時的に人工肛門を造設）が予定されている．直腸内には腸内細菌が常在しているため，直腸がんの切除に伴い，腸内細菌や便が術野を汚染する可能性がきわめて高い[6]．直腸を切除し人工肛門を造設する際に，腸内細菌や便で汚染されたメスなどを使用することでSSIのリスクが高まる．腸内細菌や便で汚染された手袋の交換や，汚染された器材や器械とその他器材・器械類との分離が不十分であると，さらなる汚染を引き起こす．不適切な扱いによって汚染された器械を閉創時に使用することでSSIのリスクが高まる．

　またHさんは3ヵ月間で約5 kg体重が減少し，BMI 17.7と低体重であり，低栄養状態であることが推測され，SSIの発生リスクが高まるおそれがある[7]．

(2) 手術中の低体温による免疫機能低下

　全身麻酔による熱の再分布[*]の影響や，麻酔薬が血管収縮と震えを起こす体温の域値を

---

[*]熱の再分布：麻酔薬によって末梢血管の拡張が起こり，熱が中枢から末梢に分散されて核心温が低下し，体温が急激に低下する．

表Ⅶ-6-1　Hさんの入院時における感染リスクのアセスメント（手術前）

アセスメントの視点	感染リスクを高める要因	アセスメント
消化管手術によるSSIのリスク	・腹腔鏡下直腸切除術（一時的に人工肛門を造設）を予定 ・BMI 17.7（低体重）．3ヵ月で約5kgの体重減少	Hさんは全身麻酔にて腹腔鏡下直腸切除術（一時的に人工肛門を造設）が予定されていることから，腸内細菌や便が術野を汚染する可能性がきわめて高くSSIのリスクが高い．腸内細菌や便で汚染した手袋や器材，器械の不適切な扱いによりSSIのリスクが高まる．　BMI 17.7と低体重であり，低栄養状態が推測され，SSIの発生リスクが高まるおそれがある．
手術中の低体温による免疫機能低下	・全身麻酔 ・腹腔鏡下手術で使用する二酸化炭素ガスの送気	全身麻酔により熱の再分布，体温調節機能の低下，寒い手術室の環境により低体温のリスクが高い．腹腔鏡下手術で用いる二酸化炭素ガス送気による気腹がさらなる体温低下のリスクとなる．低体温による免疫機能低下が生じる可能性があり，SSIの発生リスクが高まるおそれがある．
手術室の環境管理不足	・看護学生・医学生の手術見学	術創が開放され無菌域が外界に露出している際の看護学生・医学生の見学では必要以上の手術室への出入り，ドアの閉め忘れ，術野を真上からかぶさるようにして見るなど，空気の清浄度が保たれにくい場面が増え，感染のリスクが高まる．

2〜3℃低下させることに加え，体温調節機能の低下，さらには寒い手術室の環境が原因で，手術中の患者は36℃未満の偶発的低体温となるリスクが高い[8]．また，腹腔鏡下手術では腹腔内の視野を確保するために用いられる二酸化炭素ガス送気による気腹がさらなる体温低下のリスクとなる．偶発的低体温から好中球機能の障害によって免疫機能低下が生じる可能性があり，SSIの発生リスクが高まるおそれがある．

(3) 手術室の環境管理不足

手術室の環境は，日本医療福祉設備協会による指針[9]（p.69参照）に準じて空気清浄度が維持されているが，手術室への不必要な出入りや動作によって，手術室外の清浄度の低い空気が流入することや清潔空気の層流が乱れる．また，手術室の在室者が増加することで塵埃数が増加してSSIのリスクが高まる．Hさんの手術には実習生の見学が予定されており，通常よりも人の出入りも在室者数も多くなる見込みである．

b. 感染リスクアセスメントの結果

表Ⅶ-6-1に，入院時（手術前）のHさんの感染リスクについてアセスメントを行った結果を示す．

2●Hさんへの看護

SSIのリスクを低減することを目標に，Hさんへの看護を行う．

a. 消化管手術で使用する手術器材や器械の取り扱い

標準予防策に加え，手術室の環境管理や無菌操作を徹底する．Hさんは全身麻酔にて腹腔鏡下直腸切除術（一時的に人工肛門を造設）が予定されている．直腸がんの切除によって腸内細菌や便が手術器材や器械に付着し，腹腔内や創部が汚染するため，汚染された器材や器械はほかと分離して扱う必要がある．術者および器械出し看護師は手袋の装着を二重とし，腹腔内や創部の汚染を最小限にするために90分ごとの交換を行う[10]．また，腸

管切除・吻合後，腹腔内洗浄前後，ドレーン挿入時，そして閉創前に手袋の交換を行う．閉創時には器械・電気メス・吸引管を交換し，覆布や創縁保護材などを使用して下層の術中汚染された覆布などに触れないようにする．また，人工肛門造設時に創の汚染を防止するため覆布や創縁保護材などを使用する．

b. 手術室での低体温に対する援助

　手術室の室温は 22〜24℃ に設定されることが多く，全身麻酔や腹腔鏡下手術の気腹により低体温となる．そのため，送風式装置や電熱式装置などを用いた積極的な保温を行う[8]．保温装置の設定温度は 43℃ 以下とする．可能であれば，手術前からの保温が望ましい．Hさんの場合，保温部位は手術操作の妨げにならない胸部・両上肢・下肢とする．その他，血液・輸液加温装置などの使用が可能であれば用いる．体温の測定は核心温を反映する鼓膜温や食道温などで測定を行う．手術操作による影響を受ける膀胱や直腸での測定は避ける．

c. 手術室の環境管理

(1) 標準予防策の遵守，無菌操作の徹底

　手術にかかわる看護師をはじめ，外科医や麻酔科医は手指衛生，個人防護具（personal protective equipment：PPE）の使用をはじめとする標準予防策を遵守する．また，手術で使用する器材や器械の滅菌状態の確認および無菌操作を徹底する．

(2) 手術室の環境調整

　手術室に入室する際は毛髪を整え，帽子とマスクを正しく着用し，皮膚の露出面積を最小限にする．手術室内は室外からの汚染空気を迷入させないよう陽圧に保つ必要があるため，手術室の扉の開閉は必要時のみとし，不必要な手術室への出入りをコントロールする[11]．手術室内の清潔空気の層流を保つため，術野を見る際には斜めからのぞくよう看護学生や医学生へ指導する[12]．手術室内の空調を維持するために，排気口の前には物品などを置かない．

引用文献

1) CDC：Guideline for prevention of surgical site infection（2017），〔https://www.cdc.gov/infectioncontrol/guidelines/ssi/index.html〕（最終確認：2021年12月7日）
2) Mangram AJ, Horan TC, Pearson ML et al：Guideline for prevention of surgical site infection, 1999. Hospital Infection Control Practices Advisory Committee. Infection Control and Hospital Epidemiology 20（4）：250-280, 1999
3) Marhoffer W, Stein M, Maeser E et al：Impairment of polymorphonuclear leukocyte function and metabolic control of diabetes. Diabetes Care 15（2）：256-260, 1992
4) 藤久美子，水野　樹：手術室内の空気調和のための設計，設備，管理．麻酔 60（11）：1347-1350, 2011
5) 日本環境感染学会JHAIS委員会：手術部位感染サーベイランスマニュアル Ver.1.0, 2017年1月, p.10-11,〔http://www.kankyokansen.org/uploads/uploads/files/jsipc/jhais_SSI-manual.pdf〕（最終確認：2021年12月7日）
6) Saito Y, Kobayashi H, Uetera Y et al：Microbial contamination of surgical instruments used for laparotomy. American Journal of Infection Control 42（1）：43-47, 2014
7) Burden ST, Hill J, Shaffer JL et al：Nutritional status of preoperative colorectal cancer patients. Journal of Human Nutrition and Dietetics 23（4）：402-407, 2010
8) Madrid E, Urrútia G, Roqué i Figuls M et al：Active body surface warming systems for preventing complications caused by inadvertent perioperative hypothermia in adults. Cochrane Database of Systematic Reviews 4：CD009016, 2016
9) 日本医療福祉設備協会：病院空調設備設計ガイドライン（空調設備編）HEAS-02-2013, 2013
10) Hübner NO, Goerdt AM, Stanislawski N et al：Bacterial migration through punctured surgical gloves under real surgical conditions. BMC Infectious Diseases 10：192, 2010

11) Andersson AE, Bergh I, Karlsson J et al：Traffic flow in the operating room：an explorative and descriptive study on air quality during orthopedic trauma implant surgery. American Journal of Infection Control 40(8)：750-755, 2012
12) 平田　哲：手術部建築・設備. 手術医療の実践ガイドライン（改訂第三版）. 日本手術医学会誌 40：S166-S173, 2019

7 人工透析室における感染看護の実際

A. 人工透析室における感染予防上の今日的問題・課題

1 ● 人工透析室の特徴と感染予防上の問題点

　透析患者とは，人工透析室で血液透析を受ける患者とする．透析導入となる原疾患の第1位は**糖尿病性腎症**であり，透析患者における死亡原因では**感染症**が第2位となっている[1]．

　透析患者は腎機能低下に伴う免疫機能の低下により，さまざまな感染症にかかりやすい状態にある．とくに血液透析操作に伴うバスキュラーアクセス（**図Ⅶ-7-1**）*感染のリスクが高い．

　人工透析室（**図Ⅶ-7-2**）では個室管理ができる施設もあるが，一般に多くの施設では，免疫機能が低下した透析患者が多数，同一の時間帯にほかの透析患者と同一空間を共有しながら透析治療を受けている．

　血液透析操作によって，血液が目では確認できないほど微細に飛び散ることで，透析ベッドなど環境を汚染することがある．透析患者にはB型肝炎ウイルス（hepatitis B virus：HBV）感染者が多いが，複数の透析患者で透析ベッドと透析機械を共有するため，環境を介してHBVをはじめとした血液媒介感染が広がるリスクが高い．

　加えて，透析治療にかかわる処置を通じて医療従事者の血液・体液曝露のリスクが高い．

2 ● 血液透析患者の感染予防上の課題

　以上の特徴と問題から，血液透析患者の感染予防上の課題として次の3点があげられる．

①透析導入原疾患，透析歴，バスキュラーアクセスの種類，セルフケア能力，ワクチン接種歴，ウイルス感染症抗体価，透析施設環境から個別的な感染リスクを予測し，感染予防策を実施する．

②バスキュラーアクセス感染予防のためのセルフケア教育を行う．

③B型肝炎および肺炎球菌ワクチンの接種により抗体を獲得し，HBVの血液媒介感染や肺炎の市中感染を予防する．

---

*バスキュラーアクセス：脈管から血液を取り出し血液浄化器を通過させて再び脈管へ血液を戻す仕組み[2]である．日本で主に使用されている主なバスキュラーアクセスは**図Ⅶ-7-1**の通りである．

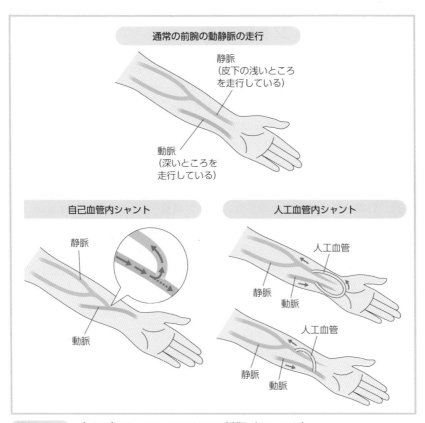

図Ⅶ-7-1　主なバスキュラーアクセスの種類（シャント）

シャント：動脈と静脈とをなんらかの方法で短絡させる（本来のルートとは別のルートを流れさせる）方法またはその状態.

このほか，日本でよく使用される種類として，動脈表在化，長期型留置カテーテル，短期型留置カテーテル（いずれも非シャント式のバスキュラーアクセス）がある.

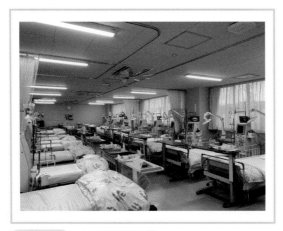

図Ⅶ-7-2　人工透析室の例

1つのフロアに複数のベッドが設置され，ベッドとベッドの間隔も通常の病室より狭くなっている.

B. 情報収集・アセスメントの視点

1 ● 身体的側面

a. 皮膚・粘膜バリア障害

　透析患者は高齢者に多く，加齢により皮膚の保湿成分が減少することに加え，透析治療によって皮膚の水分保持に重要な役割を果たすアミノ酸が喪失する．そのため，透析患者の皮膚は保湿機能が損なわれたドライスキン状態にある．ドライスキンでは，かゆみを感じる神経が表皮層まで伸びているため，軽い刺激でもかゆみを感じやすい．さらに，透析治療に起因するかゆみ（ダイアライザー［血液濾過装置］，回路，固定用テープ，抗凝固薬など），腎機能低下に伴うカルシウム・リン高値，β_2ミクログロブリン（β_2-MG）*の蓄積など，複数の要因によって皮膚瘙痒症が生じ，瘙痒部位の搔破創から感染を起こしやすい．とくにシャント造設部や短期型・長期型カテーテル挿入部周囲の皮膚損傷が生じると，皮膚損傷部位の局所的な感染や，損傷部位からの病原微生物侵入によるバスキュラーアクセス感染を起こすリスクが高まる．

　透析患者では，繰り返されるシャント血管への穿刺，あるいは短期型・長期型カテーテルの留置により常に皮膚バリアが障害されており，シャント血管穿刺や留置されたカテーテルが病原微生物の血管内への侵入経路となりやすい．

　これらの要因によって，透析患者ではバスキュラーアクセスを介して病原微生物が血管内へ侵入し菌血症を発症することや，敗血症へ移行し重症化する可能性が高い状態にある．

b. 生体機能の異常

　慢性腎不全患者は，カルシウム・リン代謝異常や脂質代謝異常により，動脈硬化が生じる．とくに，血管石灰化による末梢動脈疾患は無症候で経過することが多く，虚血進行により下肢の虚血肢に潰瘍形成が生じ，感染を起こし壊死の状態になる．そのため，患者の歩行時疼痛の有無，安静時疼痛の有無など足の観察を行い，異常の早期発見のためのフットケアが重要である．

c. 免疫系の異常

　透析患者の免疫機能の低下は，尿毒症における細胞性免疫の低下が主体であり，好中球，リンパ球，単球の各々の機能低下がみられる．また，糖尿病性腎症の増加，透析導入後の透析期間の長期化，透析患者の高齢化などにより，透析療法を受けている慢性腎不全患者は免疫機能が低下しており，ウイルス・真菌・結核菌の感染や，日和見感染症のリスクが高い．

2 ● 心理・社会的側面

　計画的透析導入患者は，導入前にシャント造設術が施され，透析治療のイメージや透析導入後に起こりうる合併症を学び，感染予防行動を学習する機会を得やすい．そのため，

---

*β_2ミクログロブリン（β_2-MG）：低分子量タンパクの1つ．長期透析療法の合併症である透析アミロイド症の主要構成タンパクである．透析患者では，腎機能の低下によってβ_2-MGの尿中への排泄がしにくくなる．尿中に排泄されずに血中にβ_2-MGが蓄積し，やがて骨・滑膜・靱帯などを中心に沈着を認めると，透析アミロイド症として骨や関節の痛み・変形などを起こす．透析療法で積極的に除去すべき尿毒症物質である．

非計画的透析導入患者に比べ，透析導入前後の心理・社会面での急激な変化の受容や適応が促進されやすい．とはいえ，透析導入期は，不安と役割喪失，自信の低下から心理的均衡が破綻しやすく，自立神経失調を起こし，発汗異常，免疫機能低下を招きやすい．また，透析導入直後のしばらくの間は，透析導入を拒絶，回避しようとする心理が強く働き，免疫機能が低下している慢性腎不全患者である自己の状態を十分に自覚できないことが多い．そのため，バスキュラーアクセス感染予防に重要なシャント肢の清潔保持行動や，市中感染予防のための行動変容や手指衛生，咳エチケットなどの感染予防行動が不十分になりやすい．

3 ● 環境面

　血液透析医療機関に通う多くの患者は，1つの広い空間で一斉に透析治療を受けている．個室透析室を完備していない治療環境は，血液媒介感染症や呼吸器感染症がまん延しやすい．就労しながら透析治療を受けている患者や，公共交通機関を利用して通院する患者は，市中感染症に罹患するリスクが高い．

C. 臨床場面で考える，人工透析室での感染看護

　ここまで解説した内容をふまえ，次の臨床場面における感染看護について考えてみよう．

> **臨床場面**
>
> 　Iさんは70歳の男性である．1年前に糖尿病性腎症により血液透析を導入した．週3回，4時間ずつ透析を行っている．シャント造設は2回目であり，現在は左前腕の人工血管内シャントを使用している．バスを利用して通院しており，同じ時間帯に20名の患者が同室で透析療法を受けている．身長170 cm，ドライウェイト（体液量が適正な状態の体重）76 kg，BMI 26.3．妻と長男夫婦の4人で暮らしている．
>
> 　最近，シャント肢の皮膚に掻き傷がみられ，Iさんが使用した後の透析ベッドにも落屑が確認されるようになった．透析療法実施中に看護師がIさんへ皮膚の瘙痒感についてたずねると，「看護師さんが消毒するとき，すごくしみるんだよ．皮膚がかゆくて仕方ない，何でこんなにかゆいのかなぁ．夜も途中で目が覚めちゃうんだよ．お腹も背中も…肌をボリボリ掻くのを見られるのも恥ずかしいし，服を脱ぐと皮がボロボロ落ちて…湯船に皮が浮いちゃうから風呂は最後に入るようにしてるよ…」と話した．

1 ● Iさんの感染リスクのアセスメント

a. 予測される感染の問題

(1) バスキュラーアクセス感染

　Iさんは，血液透析のためバスキュラーアクセスとして左前腕に人工血管内シャントを造設している．人工血管内シャントは自己血管内シャントよりも感染率が高い[3]．加齢による皮膚の脆弱化に加え，透析患者特有の皮膚代謝障害によるドライスキンや瘙覚閾値の低下，β_2-MGの蓄積，透析に使用する針や回路，固定用テープなどの外的刺激などが要

表Ⅶ-7-1　Ｉさんの感染リスクアセスメント

アセスメントの視点	感染リスクを高める要因	アセスメント
身体的側面	・70歳 ・糖尿病および糖尿病性腎症による免疫不全 ・バスキュラーアクセスの造設（人工血管内シャント） ・加齢および透析によるドライスキンと皮膚瘙痒症	Ｉさんは70歳と高齢で，透析導入の原疾患が糖尿病性腎症であり，細胞性免疫不全状態である． バスキュラーアクセスとして人工血管内シャントを造設していること，加齢および血液透析により生じる皮膚瘙痒症のため皮膚バリア障害をきたしていることから，バスキュラーアクセス感染のリスクが高い状態である．
心理・社会的側面	・皮膚瘙痒症に伴うストレス ・皮膚瘙痒症に対するセルフケアの未習得	皮膚瘙痒症は透析患者のストレス要因であり，不安，不眠，集中力の低下を招き，QOLの低下につながる． Ｉさんは皮膚瘙痒症が生じていることを認識できておらず，症状改善のための適切な治療やケアを受けられていない．さらに，皮膚瘙痒症に対するセルフケアが未習得であり自身で予防行動をとることができていないため，皮膚の搔破創からバスキュラーアクセス感染を起こすリスクが高い．
環境面	・人工透析室では，透析治療空間，ベッド，機械を多くの患者間で共有する ・透析患者にHBV感染者が多い ・公共交通機関の利用	多人数が1つのフロアで，ベッドや透析機械を共有している．医療従事者の手指や環境を介した血液媒介感染のリスクが高い．透析患者はHBV感染者が多く，HBV感染者と近接した場所で感染伝播リスクが高い．ＩさんがHBs抗体を保有していなければ，感染の可能性がある． 公共交通機関の利用は，市中感染症に罹患するリスクが高まり，感染症流行期には人工透析室で市中感染症がまん延する可能性がある．

因と考えられる皮膚瘙痒症による皮膚バリア障害が起こっている．皮膚の瘙痒が強くシャント肢を搔破していることから，搔破創から表皮常在菌や通過菌が侵入し，バスキュラーアクセス感染のリスクが高い状態にある．皮膚瘙痒症に対する適切な治療を受けられておらずセルフケアが未習得であることも，感染リスクを高める要因となる．Ｉさんにバスキュラーアクセス感染の徴候がみられる場合，シャントの人工血管を取り除く手術が必要となる可能性がある．その場合，透析治療を継続するため，一時的にシャントよりも感染リスクが高い透析用の短期型留置カテーテルを中心静脈へ挿入する必要がある．

(2) 血液媒介感染

　Ｉさんが透析治療を受けている透析施設では，複数の患者が1台の透析機械やベッドを共有している．透析中は血液の飛散が発生しやすい手技が繰り返されるため，Ｉさんがほかの複数の患者とベッドや透析機械を共有することによるHBVなどへの曝露リスクが高まる．

(3) 市中感染症のリスク

　Ｉさんは公共交通機関を利用して透析医療機関に通院しているため，インフルエンザなどの市中感染症に罹患する機会にさらされている．また，20名の透析患者と同時間帯に透析治療を受けている環境は，呼吸器感染症の流行期である冬季に限らず，呼吸器感染症に罹患した患者と同一空間を共有した場合，人工透析室内で感染伝播のリスクが高まる．

b. 感染リスクアセスメントの結果

　表Ⅶ-7-1に，Ｉさんの感染リスクについてアセスメントを行った結果を示す．

2 ●Iさんへの看護

　皮膚瘙痒症を改善しバスキュラーアクセス感染を予防すること，人工透析室内でのB型肝炎伝播やインフルエンザなどの市中感染症を予防することを目標に，Iさんへの看護を行う．

a. 感染の予防

(1) バスキュラーアクセス感染予防

　皮膚瘙痒症の評価と改善に向けたケアとして，瘙痒感がある部位や搔破創の有無を確認する．かゆみの程度，性質，時期，瘙痒増強因子，搔破に伴う皮膚症状，不眠などのかゆみに伴う随伴症状について観察する．疾患や透析治療の影響を評価するため，血液データ，透析効率を確認する．日常生活の中で皮膚瘙痒症の改善を図るために，Iさんの皮膚瘙痒症の知識とセルフケア能力，家族の支援・協力体制などを多面的にアセスメントする．透析用器材（ダイアライザーの種類，透析用回路の固定テープなど）が皮膚瘙痒症の要因となっていることがあるため，透析に使用する器材の変更を試みる．Iさんには皮膚科受診を勧め，保湿剤や内服薬処方などIさんに合った治療を受けられるようにする．かゆみの客観的評価・尺度を使用して，治療やケアの効果を継続的に評価する．

　その日のIさんの体調やバイタルサインなどの全身状態の観察と，人工血管内シャントが造設されているシャント肢の観察（シャント音，スリル，拍動，皮膚の状態，感染徴候の有無，前回透析時の穿刺部位の痂皮（かひ）の状態），穿刺部位の選択（同一箇所への繰り返しの穿刺を避ける）を行う．

　透析治療に必要な物品は患者間で共用せず，可能な限り個人使用とするか，ディスポーザブル製品を使用する．医療従事者は，無菌操作（じゅんしゅ）を遵守してシャントの穿刺，穿刺針と回路の接続，抜針後の止血に滅菌ガーゼ・滅菌圧迫綿を使用，穿刺孔からの感染予防のため確実な止血を実施する．透析開始操作時に個人防護具（personal protective equipment：PPE）を着用（プラスチックエプロン，マスク，ゴーグルまたはフェイスシールド，ディスポーザブル手袋）する．ほかの患者の処置に移行する際は，手袋とエプロンを交換して移動する．WHOの5つのタイミング（p.71参照）での手指衛生を徹底する．

(2) 血液媒介感染症（B型肝炎）予防

　交差感染を防止するため，同室患者にHBs抗原陽性患者がいる場合は，感染者には個室専用エリア，固定ベッドを使用し，担当する医療従事者も固定する．専用エリアが確保できない場合はHBs抗原陽性患者の隣にHBs抗体陽性患者を配置し，HBVに対する抗体を十分に獲得していない患者とはベッドを離した配置にする．

(3) 市中感染症予防

　咳やくしゃみなど，呼吸器症状を有する患者には透析医療機関内に入る前にサージカルマスクを着用してもらい，咳エチケットを指導する．インフルエンザなどの呼吸器感染症流行時に周囲への伝播が懸念される場合は，呼吸器症状を有する患者は，ほかの患者と区切られた個室で透析治療を行うことが望ましい．それが困難である場合には，ベッド間の距離を2m以上確保するか，カーテンなどで物理的に飛沫を遮断する．あるいは，ほかの患者と時間差を設けて透析治療を行うことを検討する．

b. 患者教育

(1) 皮膚瘙痒症のケア

　Ⅰさんと家族に対し，透析合併症の1つである皮膚瘙痒症の知識とセルフケアの習得を目指した支援を行う．瘙痒感を減少させるため，自身で肌の状態を観察し，入浴時の注意点として湯温は38〜40℃程度として熱いお湯や長時間の入浴は避ける，石けんは弱酸性・低刺激性のものを選ぶ，ゴシゴシ皮膚をこすらない，入浴後は15分以内にⅠさんの皮膚に合った保湿剤をていねいに塗布する，などを指導する．爪を短く整え，皮膚の掻破を予防する．透析効率低下が瘙痒症の原因となっている場合は，透析療法の変更や透析時間の延長によりかゆみの原因である尿毒症物質を除去するため，帰宅時間が遅くなることが予測される．Ⅰさんの透析終了時刻に合わせ，送迎時間の変更やそれに伴う家族の生活時間にも変更が生じてくる．瘙痒症の改善に向けた治療の必要性の理解，家族の協力が得られるよう家族とコミュニケーションを図っていく．

(2) バスキュラーアクセス感染予防

　毎日シャント音・スリルを確認する．シャント肢の傷の有無，発赤・熱感・疼痛・滲出液・腫脹などの感染徴候の有無を観察するよう指導する．シャント肢に感染が起こった場合，人工血管除去術を行う可能性があることを伝え，傷をつくらないこと，創傷が生じた際に感染徴候が認められた場合にはすぐに受診することを指導する．皮膚の清潔を保つため，入浴やシャワー浴は非透析日に行い，透析当日は透析前にシャント肢を石けんと流水で優しく洗うよう指導する．透析後は帰宅途中や帰宅後の再出血予防のため，透析室内で止血を確認してから帰宅を促す．

　皮膚瘙痒症による皮膚掻破創が治癒するまではシャワー浴とし，湯船に浸かる場合は，湯が清潔な一番風呂を勧め，妻や息子夫婦からも協力が得られるように指導する．

(3) 血液媒介感染（B型肝炎）予防

　透析患者にはHBV感染者が多いため，人工透析室の環境を介してⅠさんは皮膚掻破創から血液媒介感染症に感染するリスクがある．そのため，ⅠさんのHBs抗体価を確認する．抗体価が不十分な場合には，B型肝炎ワクチン接種を勧める．

(4) 市中感染症予防

　Ⅰさんは公共交通機関を利用して通院している．市中感染症に罹患するリスクを低減するため，インフルエンザ流行期に入る前にインフルエンザワクチン接種を勧め，外出時にはマスク着用，手洗いの強化を指導する．肺炎球菌ワクチンの接種も勧める．呼吸器感染症の有症状時は透析時間を変更して治療が行われる（時間的隔離）可能性を説明し，送迎時間の変更が生じた場合には，家族の協力が得られるよう調整を行う．

引用文献

1)　新田孝作，政金生人，花房規男ほか：わが国の慢性透析療法の現況（2019年12月31日現在）．日本透析医学会雑誌53（12）：579-632，2020

2)　日本透析医学会：慢性血液透析用バスキュラーアクセスの作製および修復に関するガイドライン．日本透析医学会雑誌44（9）：855-937，2011

3)　山下恵美，森兼啓太，谷口弘美ほか：透析関連感染の現状とその評価—多施設共同サーベイランスの成果．日本環境感染学会誌31（5）：297-309，2016

8　リハビリテーション室における感染看護の実際

A. リハビリテーション室における感染予防上の今日的問題・課題

1 ● リハビリテーション室の特徴と感染予防上の問題点

　リハビリテーションとは，疾患により身体機能が低下した患者の基本的動作能力や，精神に障害がある患者の応用的動作能力の回復を図ることを目的としている.

　身体機能が低下する原因には骨関節疾患，脳血管疾患，心血管疾患，手術後などがあり，患者によって身体機能や精神障害の程度には違いがある. 感染防御機能の低下した易感染性患者や高齢者および感染症患者（保菌者を含む）も多いため, 検査や治療を受ける過程のなかで医療処置や原疾患に起因する感染リスクを有している.

　また，リハビリテーションを受ける患者は，年齢層は乳児期から老年期まで幅広く，健康レベルは急性期から回復期，慢性期と多様であり，リハビリテーションの種類，レベル，目標も年代や状況によって多岐にわたる. 感染予防のためには患者自身の予防行動の習得および実践が必要であるが，リハビリテーションを受ける患者の状況はこのようにさまざまであり，日常生活動作（activities of daily living：ADL）が低下している場合も多く，感染症罹患（りかん）のリスクがある.

　リハビリテーション室の環境に目を向けてみると，多数の入院患者と外来患者が同じ空間を共有することから，外部から感染症が持ち込まれる可能性が高い部門である. たとえば冬季にはインフルエンザなどの呼吸器感染症が問題となる. 外部から持ち込まれた感染症が，リハビリテーション室内で患者間，あるいは患者と医療従事者間で伝播（でんぱ）するリスクがある.

　加えて，リハビリテーションの実施にあたっては，病室またはリハビリテーション室で一定の時間をかけて行われ，理学療法士や作業療法士をはじめとした医療従事者と患者との身体接触が多いことが特徴である. さらに，運動機能などの評価・治療にはさまざまな機器・機材が用いられ，患者が直接触れて使用する. これらの機器・器材は患者間で共用されるため，使用ごとの洗浄や消毒が不十分であると，機器・器材を介して交差感染のリスクを高める要因となる. このようにリハビリテーション室では，医療従事者の手指やリハビリテーション室内の環境，物品を介して患者間で感染伝播する可能性がある.

2 ● リハビリテーション室における感染予防上の課題

　以上の特徴と問題から，リハビリテーション室の感染予防上の課題として次の3点があげられる.

①患者の発達段階や健康レベル，治療経過から生じる感染リスクを予測し，感染予防策をとったうえでリハビリテーションを実施する．
②患者がリハビリテーション実施前後に感染予防行動がとれるよう教育・支援を行う．
③リハビリテーション室の環境・物品を使用ごとに洗浄・消毒する．

B. 情報収集・アセスメントの視点

　リハビリテーションを受ける患者では，疾患による生体機能異常や運動機能障害，精神障害があり，ADLが低下することによって日常生活機能が障害され感染リスクが高まる．患者の身体的側面，心理・社会的側面，環境面から包括的にアセスメントし，予測される感染症と個別的な感染リスクを明らかにする．患者の個別的な感染リスクの低減によって感染を予防することを目標に，看護計画を立案・実施・評価する．情報収集および，感染リスクアセスメントの視点は次の通りである．

1 ● 身体的側面

　身体面の情報より，現在のADLの状態，疾患の進行や治療経過を予測し，患者の感染防御機能や感染リスクを高める要因をアセスメントする．

a. 運動機能障害

　患者によって原疾患，症状や治療により運動機能障害の程度の違いはあるが，運動機能障害によって筋肉量が減少し活動性やADLが低下すると，セルフケア不足となり，自ら感染予防行動をとることがむずかしくなったり，食事摂取量の不足から低栄養状態になる．また，褥瘡などの皮膚バリア障害をきたしやすい．さらに筋肉量の減少は，熱産生量の低下による体温低下などから免疫機能低下にもつながる．

b. 生体機能の異常

　高齢者や脳血管疾患などの患者では，嚥下機能の低下による誤嚥，気管支粘膜の線毛運動低下に伴う気道浄化機能の低下，咳嗽反射の低下により，呼吸器感染症発生のリスクが高まる．生体機能の異常による感染症の原因となるのは，皮膚・粘膜に存在する常在菌である．

2 ● 心理・社会的側面

　患者の感情や認知機能，精神障害の程度，活動状況から，感染リスクを高める要因をアセスメントする．

　患者自身の感染リスクの認識・感染予防の知識・日常生活での感染予防行動（食事前や排泄後の手洗い，身体の清潔保持のための入浴・整容，口腔ケアの実施状況や習慣，ワクチン接種状況），嗜好（喫煙習慣）を把握する．疾患，治療による認知機能の低下や精神障害の程度（せん妄状態，抑うつ状態など）により，患者自身が感染予防行動を実践することが困難な場合があり，医療従事者の支援が必要となる．すなわち，医療従事者の感染予防の知識や予防策の実施状況によっては患者の感染リスクを高める要因となるため，そ

れらを把握する．

　また，疾患・治療に応じた感染予防の知識や新たな生活様式の獲得が必要になるため，患者の学習能力や自己管理への関心，意欲，能力を評価する．身体機能や認知機能の低下は活動性を低下させ，リハビリテーションへの意欲低下にもつながるため，精神面の状態にも着目する．

　さらに，ADLの自立度が低下している場合は，感染予防において家族の協力が得られるか，社会的支援が必要かという点も考慮する．

3● 環境面

　リハビリテーション室で使用する機器・器材や環境からの感染リスクをアセスメントする．平行棒，治療台，杖，ボールなど共用する機器・器材や，水の物理的特性（温熱・寒冷・浮力・水圧）を利用した水治療法で使用する浴槽などの洗浄や消毒の実施状況を確認する．

　リハビリテーション室は多数の患者が同じ空間を共有することや，運動療法や作業療法では理学療法士や作業療法士が一定の時間をかけて患者に直接触れる場面が多いため，リハビリテーション中の患者間や医療従事者との距離を確認する．また，環境整備の状況，患者や医療従事者の感染予防策の実施状況を確認する．

C. 臨床場面で考える，リハビリテーション室での感染看護

　ここまで解説した内容をふまえ，次の臨床場面における感染看護について考えてみよう．

> **臨床場面**
>
> 　Jさんは73歳の男性である．既往歴に高血圧がある．身長172cm，体重82kg，BMI 27.7である．7年前から高血圧で内服治療を受けている．60歳代の妻と自宅で2人で暮らしている．
>
> 　Jさんは呂律困難，右上下肢不全麻痺が出現し，脳梗塞*と診断された．入院後は膀胱留置カテーテルと末梢静脈カテーテルが挿入され薬物療法を中心とする内科的治療が行われた．急性期の治療は終了し，膀胱留置カテーテルと末梢静脈カテーテルは抜去された．嚥下造影検査で咽頭期嚥下障害が認められ，理学療法，作業療法，嚥下訓練が開始された．Jさんの要介護状態等区分は要介護2であり，Jさんと妻は自宅退院を望みセルフケアを再獲得するためにリハビリテーションに取り組んでいる．Jさんは，認知機能の低下（記憶障害）があり，医療従事者の一部介助により，食事動作，洗面・整容動作，更衣を行っている．理学療法や作業療法の訓練はリハビリテーション室で行っているが，数日前にリハビリテーション室を利用した複数の患者からメチシリン耐性黄色ブドウ球菌（methicillin-resistant *Staphylococcus aureus*：MRSA）が検出された．現在，入院2週目．MRSAの感染伝播リスクが高い状況であるため，MRSAを起因菌とする誤嚥性肺炎を予防しながらリハビリテーションを継続している．

---

*脳梗塞：脳卒中の病態の1つで，脳血管が狭窄・閉塞し脳への血流が少なくなることで，脳神経細胞が機能障害を起こし，さまざまな神経症状を起こす疾患である．

1 ● J さんの感染リスクのアセスメント

a. 予測される感染の問題

（1）誤嚥性肺炎

　脳梗塞による運動麻痺に伴い，嚥下障害を起こすことが多い．脳卒中の急性期には嚥下障害が70%程度の例で認められ[1]，脳卒中病棟の患者では脳卒中関連肺炎が3.9〜44%にみられる合併症の1つである[2]．嚥下障害から誤嚥を生じると，誤嚥性肺炎へとつながるリスクがある．

　脳卒中患者に発生する誤嚥性肺炎の起因菌は口・鼻腔内に存在する黄色ブドウ球菌や嫌気性菌などである．免疫機能が低下している状況で口・鼻腔内細菌が誤嚥によって下気道へ流れ込み発症する．Jさんは，MRSAが検出されている複数の患者が利用するリハビリテーション室で，運動療法や作業療法などに取り組んでいる．MRSAは接触感染するため，リハビリテーションで使用する機器・器材や環境に接触した後のJさん自身や医療従事者の感染予防策が不十分であると，手指を介してMRSAが口腔・鼻腔から誤嚥によって気道へ侵入し，誤嚥性肺炎を発症するリスクが高まる．またJさんは認知機能の低下，ADL低下のため，自身で口腔ケアや手指衛生などのセルフケアの徹底が困難な状況であり，これも誤嚥性肺炎を発症するリスクを高める要因となる．

　誤嚥性肺炎は，循環・呼吸状態に変動をきたしやすく生命の危機に陥りやすいため，嚥下状況の評価のうえ，嚥下訓練，栄養管理，呼吸訓練などの実践が重要である．

（2）その他の感染，感染予防の意欲低下

　Jさんは運動機能障害によってADLが低下しており，セルフケア不足から，自ら感染予防行動をとることがむずかしい状況にある．食事摂取量が不足すれば低栄養状態になったり，褥瘡などの皮膚バリア障害をきたしやすい．筋肉量の減少は体温低下などから免疫機能低下にもつながる．

　また，脳卒中後の抑うつ状態は急性期では18.2%に認められている[3]．脳梗塞による認知機能の低下，抑うつ状態は，活動や身体の清潔に対する意欲が低下し，感染予防に関心をもてない可能性がある．Jさんは認知機能低下が認められるため，感染予防行動への意欲の面も考慮する必要がある．

b. 感染リスクアセスメントの結果

　表Ⅶ-8-1に，現在（入院2週目）のJさんの感染リスクについてアセスメントを行った結果を示す．

2 ● J さんへの看護

　感染を予防でき，セルフケアを再獲得できることを目標に，Jさんの看護を行う．

a. リハビリテーション室での感染予防

（1）標準予防策の遵守

①機器・器材を介した感染の予防

　リハビリテーション室は多くの患者が利用するため，病室環境と比較して高頻度接触表面の汚染状況も高いことが予測される．リハビリテーション室の環境整備のほか，使用する機器・器材や訓練台は患者ごとに清拭消毒を行う．リハビリテーション室の環境，使用

表Ⅶ-8-1　Jさんの感染リスクのアセスメント（現在：入院2週目）

アセスメントの視点	感染リスクを高める要因	アセスメント
身体的側面	・73歳，BMI 27.7（肥満1度） ・咽頭期嚥下障害 ・右上下肢不全麻痺によりADL自立度が低下	Jさんは咽頭期嚥下障害があり，嚥下機能の低下による誤嚥，気管支粘膜の線毛運動低下に伴う気道浄化機能の低下，咳嗽反射の低下により，誤嚥による肺炎を発症する可能性が考えられる． 　73歳と高齢であり，加齢に伴う皮膚や粘膜の脆弱化，右上下肢不全麻痺による循環障害により浮腫が生じ，皮膚が脆弱化し，皮膚障害をきたす可能性がある． 　右上下肢不全麻痺によるADLの低下により，身体の清潔保持などのセルフケアが困難となり感染リスクを高める．
心理・社会的側面	・73歳 ・認知機能の低下（記憶障害） ・運動麻痺によりADLが制限されることによるストレス	高齢であることや認知機能の低下により，手指衛生や洗面・整容などの感染予防の必要性の認識や，新たな生活習慣の獲得は困難となることが予測される．さらに，運動麻痺による身体の自由やこれまでの生活の喪失体験によるストレスから抑うつ状態を引き起こす可能性がある．これらによって活動や身体の清潔に対する意欲が低下し，感染予防に関心をもてない可能性がある．
環境面	・リハビリテーション室はMRSAが検出されている患者も利用する ・リハビリテーションで使用する機器や器材を複数の患者が共用する	リハビリテーション室はMRSAが検出されている患者も利用し，医療従事者の手指衛生の実施状況が感染リスクを高める要因となる．関節可動域訓練時は理学療法士の前腕から肘までと接触範囲が広く，手指衛生が不十分である場合，医療従事者の手指を介して感染伝播する可能性がある． 　Jさんはリハビリテーション室と病室を行き来するため，Jさん自身の手指衛生の実施が不十分であると，MRSAが患者の手指を介して感染伝播する可能性がある． 　患者間で共有されるリハビリテーションの機器や器材の清拭消毒が不十分である場合，患者や医療従事者の手指や環境を介して感染伝播する可能性がある．

する機器・器材を介した感染伝播予防のため，医療従事者は手指衛生や個人防護具（personal protective equipment：PPE）の使用などの標準予防策を遵守（じゅんしゅ）する．

　たとえば関節可動域訓練時は理学療法士の前腕や肘まで患者と直接接触するため，接触状況に応じて手指衛生の範囲を拡大して実施する．また作業療法で使用する器材は，木製や清掃が困難な形状のものも多い．患者には器材を使用する前に手指衛生を行うよう指導する．

　Jさんは右上下肢不全麻痺があり，自身で手指衛生を行うことが困難であるため，作業療法士はJさんに対して，リハビリテーション室への入退室時，食事前や排泄後の手指衛生が行えるよう介助し訓練に取り入れる．リハビリテーション室の看護師や理学療法士，作業療法士は，Jさんの運動機能やリハビリテーション室での手指衛生などの実施状況について，病棟看護師と情報共有し日常生活援助を通してセルフケアを再獲得できるよう支援を行う．

②呼吸器感染症の予防

　また，リハビリテーション室内でのインフルエンザなどの呼吸器感染症への感染リスクも考慮してかかわる．リハビリテーション実施前の呼吸器症状などの有無の確認や，呼吸器症状がある人へ呼吸器衛生・咳エチケットに基づいて，呼吸器感染症の流行時期や分泌物が飛散するおそれがあるときにマスクの着用を推奨する．

(2) ADL拡大に向けた支援

　脳梗塞の場合，可能な限り早い時期から，廃用症候群の予防とセルフケアの再獲得を目標にベッドサイドでリハビリテーションが開始される．Jさんは要介護2で，医療従事者の一部介助により食事動作，洗面・整容動作，更衣などを行っており，必要な場面で自身で手指衛生を行うことが困難である．しかし，ADLを拡大することにより必要とする場面で自ら手指衛生を行うことが可能となる．ベッドサイドにおいて坐位訓練や関節可動域訓練を進めていき，ベッドサイドからリハビリテーション室でのリハビリテーションへとADLを拡大する．

b. 病棟での感染予防

(1) 誤嚥性肺炎の予防

　セルフケアの状況に応じて食事摂取時の姿勢の保持や口腔ケアを援助する．ADLの自立度に応じて，Jさん自身が口腔内の清潔などの感染予防行動を実践できるよう説明し，環境を調整する．患者や家族に対し，嚥下障害の病態に適した栄養摂取方法（食形態，姿勢）や嚥下訓練を説明する．口腔内細菌の増殖を予防するため，歯磨きを行い口腔内の清潔を保つよう指導する．肺炎の症状（発熱，咳，呼吸困難，痰の有無など）を患者自身や家族が観察し，異常を認めたときは医療従事者へ連絡するよう指導する．

(2) ADL拡大に向けた支援

　ADLの状況に応じて，更衣や洗面・整容動作などをJさん自身が行えるよう環境を調整する．

(3) 標準予防策の遵守

　医療従事者の手指衛生や感染予防策の実施状況が感染リスクに影響するため，手指衛生，標準予防策を遵守する．JさんのADLの自立度や，ADLの拡大に伴う生活範囲の拡大に応じて，環境整備および周辺環境の清拭消毒などを行う．

c. 患者教育

　リハビリテーション終了後に病棟へ戻る際の手指衛生を徹底し，他患者への感染伝播リスクを低減する．家族が面会する場合は，病室に入る前と出るときに手指衛生を行うよう指導する．

　また，リハビリテーション室における呼吸器感染症などの感染リスクの低減のため，リハビリテーション実施前の健康観察（呼吸器症状の有無など），リハビリテーション実施前後の手指衛生を徹底するよう指導する．

▌引用文献▌
1) 脳卒中合同ガイドライン委員会（編）：脳卒中治療ガイドライン2009, p.318, 協和企画, 2009
2) Hannawi Y, Hannawi B, Rao CP et al：Stroke-associated pneumonia：major advances and obatacles. Cerebrovascular Diseases 35 (5)：430-443, 2013
3) 加治芳明，平田幸一，片山泰明ほか：本邦におけるpost stroke depressionの多施設共同研究による実態調査. 神経治療学 34 (1)：37-42, 2017

小児科病棟における感染看護の実際

A. 小児科病棟における感染予防上の今日的問題・課題

1 ● 小児科病棟の特徴と感染予防上の問題点

　小児科病棟には，新生児から15歳ごろまでの患児が入院している．近年，少子化により成人との混合病棟で運営している施設がある．また，小児期からの慢性疾患がある20歳までの患者も入院する．呼吸器感染症や消化器感染症などの<u>感染性疾患の患児と，呼吸器，アレルギー・免疫，腎臓などの疾患で感染防御機能が低下した感染リスクが高い患児が病棟内に混在する</u>．

　病棟内には，プレイルームのように複数の患児が集合する場所があり，院内学級の教師や保育士などの出入りがある．また，病棟内の患児同士の交流もあって療養エリアの区切りが不明瞭になりやすい．さらに入院中は，家族などの養育者が付き添う場合があったり，病棟に出入りする面会者も多く，滞在時間も長い．このように，<u>病院外から感染症の持ち込みの可能性がある</u>なかで，<u>患児間の感染リスク，または面会者からの感染伝播のリスクがある</u>環境である．

　小児の免疫機能は成人と比べて未熟であり，感染症への感受性が高い．学校などの集団活動により市中感染症に曝露する機会も多い．乳幼児では，体調不良を自覚し他者に伝えることができないこともあり，症状の発見の遅れにつながりやすい．また，入院中の患児は，発達段階や病状によっては身の回りの環境を十分に清潔に整えたり衛生的な行動をとることができず，生活のすべての点において他者の介助を要すことから，<u>医療従事者や養育者に感染伝播の可能性がある</u>．

2 ● 小児科病棟における感染予防上の課題

　小児科病棟では，疾患の状態，病棟の環境の特徴，患児の発達度や自立度による行動などが，感染リスクに影響する．感染予防上の課題として次の3点があげられる．

①感染症であることを早期に察知し，できるだけ早く感染経路別予防策を実施する．
②患児の発達段階，疾患の治療過程に合わせて，標準予防策や感染経路別予防策を実施する．
③病院外からの感染症の持ち込みや，患児間の感染リスク，養育者や面会者，医療従事者への感染リスクを予防する．

B. 情報収集・アセスメントの視点

　小児科病棟の感染看護について，患児の身体的・生理的側面，知的・情緒的・社会的側面，家族の側面について包括的にアセスメントする．患児ならびに家族を1つの援助の対象と考え，感染リスクを明らかにし，低減することを目的に，看護計画を立案・実施・評価する．情報収集および感染リスクアセスメントの視点は次の通りである．

1 ● 身体的側面

　患児の身体の成長・発達の状況をふまえたうえで，疾患を把握し，治療経過を予測する．患児の感染防御機能や，感染リスクを高める以下のような因子についてアセスメントする．

a. 皮膚・粘膜バリア障害

　小児の皮膚は，成人に比べて薄く保護機能が未熟であり[1]，物理的刺激による局所の炎症を起こしやすい[2]．入院時に，ウイルス感染やアレルギーによる発疹，虫刺されなどの皮膚の炎症をもっていることがある．瘙痒感から皮膚を搔破し，損傷にいたる場合がある．

b. 生体機能の特徴

　乳幼児は成人と比べ呼吸機能に余力がなく，自力で痰や鼻汁の処理ができない．呼吸器感染症による気道や耳管の浮腫，分泌物の貯留により肺炎や滲出性中耳炎を生じやすい．また，尿道が短く，オムツを使用していることもあり，尿道に細菌が侵入し，尿路感染症の発生リスクがある．

c. 未成熟な免疫機能

　生後4ヵ月ごろまでは，母体からの移行抗体があるが，抗体産生能力が成人同等のレベルに発達するのは10歳ごろである[3]．アレルギー・免疫系，腎臓などの疾患の治療によるステロイドや免疫抑制薬投与，白血病などの血液疾患の治療による抗がん薬投与は，免疫系の機能を低下させる．定期予防接種を受けていても，年齢によってワクチン未完了や未接種の感染症があり，抗体を獲得できていない場合がある．

d. その他の要因

　インフルエンザ，RSウイルス感染症，百日咳は，乳児では重篤化しやすい[4-6]．基礎疾患のある患児では，感染症が悪化しやすく，また感染症の発生により基礎疾患が悪化する場合がある．病院内での感染伝播を防ぐため，患児だけでなく面会者のワクチン接種や感染症罹患の履歴について情報を得るとともにリスクを判断する．

2 ● 知的・情緒的・社会的側面

　小児は，日々発達している存在である．知的・情緒的な発達度は，年齢や生活環境によりさまざまである．また，コミュニケーション能力，日常的な生活・行動面の自立度や他者の支援の必要度などについても家族から聴取し，支援の方向性を判断する．基礎疾患のある患児では，疾患や治療に関する知識と理解が十分でない場合がある．

　退院後の生活は，家庭，学校や習い事などの集団生活のなかで，疾患および健康管理を行わなくてはならない．患児の行動範囲だけではなく，地域，家族の勤務先などでの感染症の流行状況について，養育者が情報を得られる仕組みがあることが望ましい．また，家

庭の生活環境と衛生状態が，家庭内の感染伝播に関連している場合がある．

3 ● 環境面

　入院生活は，日常と異なる環境であり，入院前は自立していた行動であっても他者の支援を必要とするようになる場合がある．入院中の療養環境では，患児の病室や，ベッド周囲の環境整備・整頓の状況，共用スペースの使用状況を把握し，感染リスクをアセスメントする．衣服，オムツ，おもちゃ，歯ブラシなどを衛生的に扱えているかを確認し，家族の管理能力を評価する．

　また，病棟内のほかの患児，医療従事者，面会者は，不用意に感染症患者へ接触してしまう場合がある．吐物，排泄物，血液，オムツや医療器材などの廃棄物の管理，病院内での食品管理や飲食については家庭の方法と異なる場合が予想される．万一の感染症の曝露が病棟内で発生した場合に備えて，医療従事者，面会者，ほかの患児の予防接種歴や感染症の罹患歴について，確認できるとなおよい．

C. 臨床場面で考える，小児科病棟での感染看護

　ここまで解説した内容をふまえ，次の臨床場面における感染看護について考えてみよう．

臨床場面

　Kくんは，6歳11ヵ月（小学1年生）の男児．2日前，キャスターボードで遊んでいたところ転倒した．左上肢全体に擦過傷，左下肢に挫創があり縫合処置が行われ，経過観察のため入院した．抗菌薬の点滴静脈注射を実施中．昨夜から微熱，腹部に瘙痒感を伴う発疹が出現し，本日水痘と診断された．発疹を搔破している．

　身長118 cm，体重22 kg．父，母，兄の4人家族である．現在までに接種する定期予防接種はすべて済んでいる．水痘*，流行性耳下腺炎，B型肝炎*，インフルエンザのワクチンは，任意予防接種の対象との理由で，未接種であった．通学している小学校で流行している感染症はない．父が10日ほど前に帯状疱疹で受診している．

---

1 ● Kくんの感染リスクのアセスメント

a. 予測される感染の問題

(1) 水　痘

　水痘は，水痘-帯状疱疹ウイルスによる感染症である．Kくんは父親が帯状疱疹を発症しており，水痘-帯状疱疹ウイルスに感染した可能性が考えられる．健常児の場合には重症化リスクは少ないが，免疫不全状態にある場合には重症化し，肺炎や脳炎など合併症例の報告がある[7]．発疹は瘙痒感または疼痛を伴い，紅斑，丘疹を経て水疱となり，痂皮化する．水疱は破れやすい．皮膚の発疹がすべて痂皮化するのに1週間から10日かかる．また，口腔内の発疹は食事摂取により破れることがあるため，痛みにより食事の摂取量が減

---

*水痘ワクチンについては2014年10月から，B型肝炎ワクチンについては2016年10月から，定期予防接種に追加された．そのためワクチンの接種を受けている人が少ない世代がある．

表Ⅶ-9-1　Kくんの感染リスクのアセスメント（現在：入院2日目）

アセスメントの視点	感染リスクに影響する要因	アセスメント
身体的側面	・6歳11ヵ月，身長118cm，体重22kg ・小学1年生 ・左上肢全体に擦過傷，下肢に挫創があり縫合処置を行った ・末梢静脈カテーテルから抗菌薬投与 ・体温37.8℃，脈拍92回/分，呼吸数24回/分，SpO₂98%，肺胞換気はよい ・水痘発症，全身に発疹があり，掻破している ・抗ウイルス薬の内服開始	Kくんは6歳11ヵ月で，身体の成長は6歳児の平均値である． 　擦過傷と挫創があり，縫合処置を行ったため，創部の細菌感染症のリスクがある．また末梢静脈カテーテルの留置による，静脈炎や刺入部の炎症，血流感染症のリスクがある．水痘による発疹が創部や末梢静脈カテーテル周囲にも発生していることや掻破された発疹があり，二次的な皮膚細菌感染症のリスクがある． 　バイタルサインは，発熱があり，脈拍と呼吸数はやや早めであるが呼吸状態はよくおおむね安定している．現在のところ，重症化のリスクが高いとはいえない．ただし内服薬の服用が困難な場合があり，重症化予防の観点からも，飲みやすい方法（ゼリーなど）を検討する必要がある．
心理・社会的側面	・家族との分離の不安 ・治療や検査への不安 ・個室内での活動の制限 ・日中は，好きなゲームをし，ビデオを見て過ごしている ・両親も兄も，水痘罹患済み	家族と離れ，1人での入院生活であることから，寂しさ，不安がある．体調の不良，治療により個室内での行動に制限があり，ストレスが生じやすい状況にある． 　治療や病状，感染予防策に対する理解が十分にできない可能性があることから，他者への感染リスクにつながる可能性がある．
環境面	・個室（陰圧），トイレあり ・片づけが苦手 ・歯磨きは声かけが必要 ・末梢静脈カテーテルから抗菌薬投与中	日常生活は自立している．病室内にトイレ・洗面台があり，移動は可能であるが末梢静脈カテーテルが留置されている．そのため，歯磨き，手洗い，排泄物の処理が十分に行えない可能性がある． 　ベッド上での生活，食事摂取となるため，ベッド上の衛生が保てない可能性がある．

少することがある．感染性が強く，発症の2日前から痂皮が形成するまでの期間は，抗体を保有していない他者（感受性者）へ感染させる可能性がある．Kくんは昨夜，微熱と腹部の発疹の症状が現れたところであり，他者への感染力を保持した状態である．

(2) その他の感染

Kくんは皮膚の縫合処置を行ったが，水痘では擦過傷や縫合した創にも発疹ができる．Kくんは発疹を掻破しているため，さらなる掻破に注意するとともに，創感染および皮膚・発疹の掻破により黄色ブドウ球菌などの二次性の皮膚細菌感染症に注意する．

b. 感染リスクアセスメントの結果

Kくんの現在（入院2日目）の感染リスクについて，アセスメントした結果を表Ⅶ-9-1に示す．

2●Kくんへの看護

a. Kくんに対する感染予防の支援・指導

(1) 病棟内での医療関連感染予防

水痘は，空気感染，飛沫感染，接触感染の経路で感染する．空気予防策として陰圧管理の個室病室を用意し，Kくんが使用した物品や周辺環境は，飛沫や発疹から排出されているウイルスに汚染されているものとみなして取り扱う．医療者は，病室に入る際に個人防

護具（personal protective equipment：PPE）を着用し，ケアごとに個人防護具を交換する．ケアの前後の手指衛生を遵守する．Kくんは現在，他者への感染性があることから，水痘−帯状疱疹ウイルスの抗体を保有している医療従事者がケアを担当する．なお，このような事態に備え，医療従事者はあらかじめワクチン接種を受け，抗体を獲得しておくことが求められる[*]．

(2) 重症化の予防，発疹に付随する苦痛への対応

　発熱，呼吸状態，発疹の状態（発疹の部位，水疱または痂皮の形成状況，瘙痒感や疼痛の有無，搔破の有無）を観察し，高熱，咳嗽などによる呼吸状態の悪化など，重症化の症状を早期に発見する．治療は，抗ウイルス薬の内服または静脈注射が行われる．また，発疹の瘙痒感や疼痛に対しては，対処療法を行う．創部に炎症や離開がないかを観察し，直接的に搔破してしまうことを避け，清潔に保つ．食事を摂取する際には，軟らかく刺激の少ない味つけの食事を用意し，摂取することのできるものを少量ずつでも勧める．歯磨きで疼痛がある場合には，うがいを勧める．排泄後の処理や更衣などで援助が必要な場合には手助けする．

(3) 不安の軽減

　患児は，入院により家族と分離されていることに加え，個室で1人で過ごす必要があり，強い不安につながる可能性がある．表情が険しいとき，啼泣時には側につき，安心が得られるように支援する．Kくんの体調を確認したうえで，好きな遊びを提供し，不安を軽減する．

(4) 安全管理

　さらに，6歳のKくんは危険や治療の必要性を十分に認識できない可能性があるため，ベッドからの転落，転倒，医療機器の転倒，末梢静脈カテーテルの抜去などの事故に注意する．ベッドの周辺にある器材の配置に注意し，危険な物を取り除く．Kくんは抗菌薬投与のための末梢静脈カテーテルが挿入されているため，挿入部や接続部は清潔に取り扱い，医療器具の固定部，留置針の挿入部，またテープ固定による皮膚の炎症に注意する[8]．

b.　家族に対する感染予防の支援・指導

　Kくんの入院時には，病院内での感染予防策について家族に説明した．また院外からの感染症の持ち込みや病院内での感染伝播を避けるため，感染を疑う症状の見方や，ワクチン接種の必要性について説明のうえ，家族の抗体獲得状況（水痘のワクチン接種歴と罹患歴）の情報を確認した．面会中の病室内での過ごし方では，衛生（飲食，ごみの廃棄，トイレなど）についての注意点を理解してもらい，感染予防策への協力を得られるようにした．

　家族は一般に，患児の病状や入院生活に対する不安だけでなく，面会時間の確保や調整などによるストレスがある．Kくんの家族の面会時には，Kくんの病状の説明だけでなく，Kくんが1人でできたことや病院での様子を伝え，不安を軽減する．家族が長時間付き添う場合には，家族が休める時間を確保できるよう支援する．

---

[*]水痘では，抗体をもたない医療従事者が知らずして患者（発疹などの症状が現れる前の患者でも）に曝露した場合には，緊急ワクチン接種を行うことがある．しかし，その状況で接種しても，抗体が形成される前に発症するケースがある．そのため，患者への曝露後の発症が予想される期間は，当該医療従事者は勤務からはずれる場合がある．このような対応をとらなくてもよいように，各医療機関では，入職時点で予防接種履歴や病歴，または抗体価の確認を行っている．

　また，今回は父親の帯状疱疹がきっかけとなり，Kくんの水痘発症につながった可能性を考慮し，家庭内では，日常的に家族の手が触れる場所を清掃し，感染症を疑う症状のある者がいる場合には，食器やタオルなどの衛生物品の共有を避けるなどの感染予防策の方法を指導する．家族全体で，日ごろから手洗いなどの基本的な感染予防行動の習慣を身に着け，食事や睡眠などの生活習慣を整えることなどが，健康維持能力を高め感染症の予防に役立つことを説明する．

■ 引用文献 ■

1) Brownell I, Loomis CA, Koss T et al：Skin development and maintenance. Dermatology, 4th ed, Elsevier, 2017
2) Shwayder T, Akland T：Neonatal skin barrier：Structure, function, and disorders. Dermatologic Therapy 18 (2)：87-103, 2005
3) 矢田純一：免疫系の発達と老化. 医系免疫学, 改訂15版, p.950-970, 中外医学社, 2018
4) 渡部晋一, 是松聖悟, 森　俊彦ほか：重症RSウイルス感染症の実態調査—基礎疾患, 医療ケアとの関係について. 日本小児科学会雑誌 124 (5)：927-936, 2020
5) 永武　毅：インフルエンザ肺炎の病型分類とその臨床—純ウイルス型, 細菌性混合型及び二次性細菌感染型. 日本臨床 55 (10)：2687-2692, 1997
6) 国立感染症研究所：百日せきワクチンに関するファクトシート（平成22年7月7日版）, 〔https://www.mhlw.go.jp/stf2/shingi2/2r9852000000bx23-att/2r9852000000byfg.pdf〕（最終確認：2021年12月7日）
7) 国立感染症研究所：水痘ワクチンに関するファクトシート（平成22年7月7日版）, 〔https://www.mhlw.go.jp/stf2/shingi2/2r9852000000bx23-att/2r9852000000bxqx.pdf〕（最終確認：2021年12月7日）
8) 日本褥瘡学会（編）：ベストプラクティス 医療関連機器圧迫創傷の予防と管理, 照林社, 2016

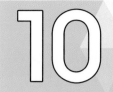

精神科病棟における感染看護の実際

A. 精神科病棟における感染予防上の今日的問題・課題

1 ● 精神科病棟の特徴と感染予防上の問題点

　精神疾患といっても患者ごとに疾患の特徴はさまざまであり，精神科入院患者には個々の患者の理解力や現実検討能力などをふまえ，患者に行われている治療による感染のリスクまで考慮して看護にあたる必要がある．

　2021年現在，精神科入院患者の60％以上が65歳以上の高齢者であり，1年以上の長期入院となっていることも少なくない[1]．また，たとえば離脱期を抜けたアルコール依存症の患者では比較的，言語的認知力が高い場合がある一方で，精神発達遅滞や重度の認知症の患者などでは自らの感染を予防する行動をとることがむずかしい．とくに，咳エチケットやマスク着用を依頼しても励行できなかったりすぐにはずしてしまう，個室にいるように伝えてもすぐに出てきてしまうといったことも珍しくない．

　精神科病院もしくは精神科病床には，閉鎖病棟や隔離室といった一般科病院・病棟では目にすることが少ない環境も存在する．閉鎖病棟では安全上の理由から窓が開かないようになっていることも多く，換気がしづらいことから，飛沫感染および空気感染の拡大のリスクも高い．

　また，一般科病院・病棟においては病室の入り口に手指消毒薬を設置していることが多いが，精神科などでは誤飲や消毒薬が目に入ってしまうなどの事故防止の観点から設置していないことも多く，手を洗う水道設備も少ない．そのため看護師は手指消毒薬を携帯しておくことが望ましい．さらに，一般科病院・病棟に比べてドアの設置数が多く，病棟や病室の出入りの際には鍵を使用する場合も多いが，鍵には黄色ブドウ球菌やコアグラーゼ陰性ブドウ球菌などが付着している[2]こともあるため，鍵の衛生的な管理や鍵やドアノブに触れた後の手指消毒も重要である．

　加えて，患者が一堂に会して食事をしたり，作業療法やレクリエーションを行うなど，多くの患者が集まる機会が多く，それらの際には，職員と患者の距離，患者同士の距離が近いことも特徴である．そのため，一度感染が持ち込まれると病棟内に広がりやすい．

2 ● 精神科病棟における感染予防上の課題

　以上の特徴と問題から，精神科病棟における感染予防上の課題として次の3点があげられる．

　①患者の現実検討能力や精神状態，治療の内容から感染リスクを予測し，感染予防策を実施する．

②一人ひとりの「個」の患者の感染看護と同時に，病棟内の患者という「集団」を対象として感染予防策を講じる．

③職員一人ひとりが標準予防策をはじめとした対策をとるとともに，作業療法やレクリエーションの際に患者にも感染予防策を意識するよう声をかけ，少しでもセルフケアの向上につなげる．

B.　情報収集・アセスメントの視点

精神科入院患者への感染看護では，そのときの患者の状態だけでなく，それまでの経過や既往歴などをふまえて総合的にアセスメントする必要がある．また，入院や転棟などで感染症が持ち込まれることもあるため，患者の身体状態や病状はもちろんのこと，感染症との鑑別のために，副作用として低体温や発熱を起こす向精神薬の処方変更などがないかもアセスメントする．個々の患者の個別的な感染リスクを低減することで，ほかの患者を含めた病棟全体の感染予防につなげることを視野に入れ，看護計画を立案・実施・評価する．情報収集および感染リスクアセスメントの視点は次の通りである．

1 ● 身体的側面

精神科に入院している患者であってもさまざまな身体合併症を有している．

また向精神薬の影響にも着目する必要がある．統合失調症の治療に用いられる抗精神病薬は体温調節中枢にも作用することから，低体温や高体温を生じることがある．まれに生じる悪性症候群では急な高熱を発することから，感染症との鑑別が重要となる．また嚥下の働きを阻害するために誤嚥やむせが生じやすいだけでなく，流涎がみられる場合には唾液の咀嚼補助機能や抗菌作用，保湿作用などが十分に得られず，誤嚥性肺炎の発生にもつながる．しかし精神科患者のなかには，妄想や意欲・関心の低下により誤嚥性肺炎予防のための歯磨きなどの口腔ケアを行うことがむずかしい患者もいるため，口腔ケアを実施していない場合には患者にその理由をたずねてみることで，適切なケアにつなげる．第二世代の抗精神病薬（非定型抗精神病薬）では，副作用として高血糖や体重増加があり，感染リスクの上昇につながる．

さらに自らの身体状態について言語的に訴えない，もしくは妄想的な表現で訴えるといった場合や，逆に，心気的*に身体愁訴を断続して話す患者もいることから，患者の身体状態や病状を的確にアセスメントすることが重要である．

2 ● 心理・社会的側面

精神疾患では自分自身の精神機能や心理機能が一時的に障害されることがあり，周囲への感染拡大を予防するための対策を行えないことがある．一方，精神科病棟に入院してい

---

*心気的：客観的な身体所見がないものの，その人のなかでは「病気である」「体調がわるい」という感覚があり，身体の不調を訴える状態を指す．実際に患者の体調に問題がないことが前提となるが，痛みや倦怠感といった主観的な症状については，他者からは「問題なし」と断言できないため対応がむずかしい．心気的な訴えが生活に支障をきたすほど強くなったり継続する「心気症」や「心気妄想」といった病的な状態になることもある．

る認知症の患者では，ノロウイルスなどに感染し嘔吐した吐物を「自分で片づけよう」との思いから，かえってウイルスを拡散させてしまうケースも珍しくない．また通常，床を介した感染は想定されにくいが，重度の精神発達遅滞などでは床に座る・寝そべる患者がいたり，看護師のエプロンを引っ張ったり異食したりする場合もある．思春期病棟などにおいては，自傷行為（カッティング）や摂食障害の患者の食事後の嘔吐などもある．いずれも不安定な精神状態を代償しようとする行動ではあるものの，こうした患者の特性をふまえ，感染リスクをアセスメントする．なお，患者の血液や体液，排泄物などに触れる際には感染性を念頭において標準予防策に基づき対応する必要がある．

3 ● 環境面

とくに閉鎖病棟では病棟の出入りの際に鍵が必要となるため，鍵やドアノブに接触した後の手指衛生や，ドアノブの定期的な消毒が実施されているか確認する．これは薬剤耐性菌などを保菌している患者が入院している場合に限ったものではなく，日常の環境整備として行うことが望ましい．またノロウイルスの流行期には，患者の吐物で汚染された床の消毒が行われているかも確認する．

C. 臨床場面で考える，精神科病棟での感染看護

ここまで解説した内容をふまえ，次の臨床場面における感染看護について考えてみよう．

臨床場面

Lさんは48歳の男性であり，統合失調症の診断で閉鎖病棟に医療保護入院している．身長175 cm，体重80 kg，BMI 26.1である．初発は19歳のころであり結婚歴はなく，これまでに7回の入退院を繰り返している．軽度の精神発達遅滞と長期間の抗精神病薬の服用に伴う糖尿病を合併しており，入院5ヵ月目である．

入院時は家族に対し暴言や暴力があったが，現在そのような行動はないものの幻覚妄想状態は持続しており，統合失調症の残遺状態で無為・自閉傾向がみられている．薬物療法を行っており，看護師から手渡された薬を服用できている．「喉が渇く．うまくしゃべることができない」との訴えがあり，頻繁に水を飲む様子が観察されている．また流涎がみられ小刻み歩行であるが転倒にはいたっていない．「心臓が痛い」と頻繁にナースステーションを訪れ，頓服薬（抗不安薬や偽薬など）を服用している．また「食事に毒が入っている」という妄想により食事をとらないときもたびたびあり，食事の摂取状態は不安定である．入浴に対しては拒否的で皮膚の状態を観察する機会がなかったが，Lさんが「閻魔大王に胸をまさぐられる」と話すため観察したところ，胸部から腹部にかけて発赤や水疱があり，搔破したあとがみられた．Lさんから痛みや瘙痒感の訴えはなかったが，皮膚科医の診察の結果，帯状疱疹であるとの診断がついた．

1●Lさんの感染リスクのアセスメント

a. 予測される感染の問題

(1) 帯状疱疹

　帯状疱疹は，水痘−帯状疱疹ウイルスの初感染の後に体の中に残っていたウイルスが，免疫機能低下などの原因で再活性化したことで発生するものであり，胸部や腹部に痛みや瘙痒感を生じることが多い．Lさんは，「心臓が痛い」といった心気的と思われた訴えや，「閻魔大王に胸をまさぐられる」という妄想的な訴えの中に，痛みや瘙痒感といった違和感が表現されていたものと考えられる．

　水痘−帯状疱疹ウイルスへの感染は，水痘ワクチンの接種後の時間経過により抗体がなくなってしまった人や，水痘にかかったことがない人では，水痘を発症させる原因となる．帯状疱疹の患者からのウイルス伝播は接触感染が基本となるが，帯状疱疹が播種状に広がっている場合（皮膚分節の3分節以上にわたっているとき）には気道粘膜にもウイルスが増殖している可能性があるとされる．また第5脳神経である三叉神経のうち上顎神経，下顎神経の支配領域に帯状疱疹が出る場合には口腔粘膜に水疱を生じることがあるといわれているため，これらの場合は接触予防策に加えて空気予防策が必要となる[3]．Lさんは，胸部から腹部にかけて発赤や水疱がみられることから，空気感染のリスクも念頭におく必要がある．ただし，構造上，換気がむずかしい精神科病棟では，空気感染への対応はきわめて困難となることを十分に考慮した対策が求められる．

　また，水疱の中には多量のウイルスが含まれており，搔破することで手指をはじめ周囲にウイルスが付着するが，Lさんは水疱を搔破した跡がみられるため，手指などを介した接触感染によるウイルス伝播のリスクにも留意する必要がある．

(2) 誤嚥性肺炎

　抗精神病薬には口渇の副作用をもつものが多く，患者によっては病的多飲水をきたすことが多いが，Lさんにも口渇や多飲水がみられている．また流涎という状態であることは誤嚥性肺炎のリスクが高いと考えられる．さらに抗精神病薬による嚥下反射・咳嗽反射の低下から，食事の際の誤嚥や窒息のリスクも高いものと考えられる．Lさん自身で口腔ケアなどが行えない場合には口腔ケアを行えるよう援助することが必要となるとともに，嚥下機能をアセスメントして誤嚥性肺炎の予防に努める必要がある．

b. 感染リスクアセスメントの結果

　表Ⅶ-10-1に，現在（入院5ヵ月目）のLさんの感染リスクについてアセスメントを行った結果を示す．

2●Lさんへの看護

　精神科病棟における感染看護は治療の重要な一部であるが，感染を防ぐこと自体が精神状態を劇的に改善するわけではない．しかし逆に感染症を起こすことで患者の日常生活動作（activities of daily living：ADL）は大きく低下し，精神状態の悪化にもつながるため，感染予防は重要である．

　Lさんの場合は，帯状疱疹の後遺症（帯状疱疹後神経痛）の発生予防を含め，早期の症状の寛解と病棟内の感染拡大予防を目標として看護を行う．

表Ⅶ-10-1　Lさんの感染リスクのアセスメント（現在：入院5ヵ月目）

アセスメントの視点	感染リスクを高める要因	アセスメント
身体的側面	・48歳．19歳で統合失調症を発症．7回の入退院歴 ・軽度の精神発達遅滞 ・長期間の抗精神病薬による糖尿病 ・現在も薬物療法継続中．口渇，流涎の副作用あり ・被毒妄想により食事摂取状況が不安定 ・帯状疱疹．胸部〜腹部に発赤や水疱があり，搔破している	Lさんはもともと糖尿病があり，食事摂取も不安定で栄養状態が万全でない可能性もあることから，感染防御機能が低下し，易感染状態であった． 　水疱を搔破しているため手指を介したウイルス伝播のリスクがあり，帯状疱疹の広がり具合をふまえると，空気感染による伝播リスクも考慮する必要がある． 　抗精神病薬の影響で，嚥下反射や咳嗽反射が低下するため，誤嚥や窒息のリスクが高く，口渇に伴う多飲水，流涎（抗精神病薬の副作用によるパーキンソン症候群によるものと考えられる）によって誤嚥性肺炎を起こすおそれもある．
心理・社会的側面	・現在，入院5ヵ月目 ・統合失調症の残遺状態による無為・自閉傾向 ・幻覚妄想状態の持続 ・帯状疱疹に伴う痛みや瘙痒感について，心気的・妄想的な表現：「心臓が痛い」「閻魔大王に胸をまさぐられる」	「心臓が痛い」といった心気的な訴えがある患者の場合，看護師もつい「きっと心気的なもの，不定愁訴だろう」と考えてしまう傾向がある．「閻魔大王が」など，患者なりの違和感を訴えているときには身体状態を合わせて考える必要がある． 　無為・自閉傾向の患者の場合，自分の身体状態について看護師に的確に表現することがむずかしい．入浴などは全身状態を観察するうえで重要な機会であるが，Lさんは拒否していることから皮膚の病変の発見が遅れたものと考えられる．
環境面	・閉鎖病棟に入院 ・入院期間の長期化（現在，入院5ヵ月目） ・常勤の皮膚科医や内科医は不在	水痘-帯状疱疹ウイルスの，環境を介した接触感染に加え，換気がむずかしい病棟の構造上から空気感染のリスクがある． 　また精神科病院の人的環境面からは，常勤の内科医が不在の施設も多く[4]，皮膚科医も週に一度程度しか診察の機会がない．とくに入院が長期に及ぶと感染症が見落とされがちである．Lさんの帯状疱疹の発見の遅れには，これらも影響したと考えられる．

a. 帯状疱疹のケア

　帯状疱疹があっても皮膚の清潔を保つためには入浴やシャワー浴は積極的に勧めることが望ましいが，Lさんのように無為・自閉傾向が強い患者では入浴や更衣によって得られる「快の感覚」を忘れてしまうこともあり，ある程度の促しや水疱を潰さない程度の温熱刺激を与えるための清拭が必要となる．

　薬物治療として，抗ウイルス薬の内服や非ステロイド性抗炎症薬（軟膏）の塗布を行うが，軟膏を塗布してガーゼなどで保護している部分であっても，皮膚の違和感を理由に取り除いてしまう場合があるため，定期的な観察が必要となる．

b. 水痘-帯状疱疹ウイルスの感染拡大予防

　帯状疱疹は主に接触感染により伝播するが，このウイルスに初感染した場合やすでにワクチン接種後の時間経過により免疫が十分でない場合には，空気感染によって広がることも考慮する必要がある．そのため，皮疹や水疱部を触ることがなく保護され安静にできる場合には，接触予防策で対応してよいが，フィルム材をはがすなどの行為がある場合には環境を含めて汚染されている可能性を考慮する必要がある．

c. 患者教育

　精神科病棟に入院している患者に対しては，わかりやすい言葉で根気強く説明する必要がある．また，統合失調症などではこだわりが強い患者も多いことから，客観的な事実のみに着目するのではなく，患者の心情や価値観を尊重しつつ患者教育を行う必要がある．

　Lさんの場合，自分の内服薬に帯状疱疹の治療のための抗ウイルス薬が追加になったことに対して，今ひとつ理解することができず「変な薬があるんですが」と内服のたびに確認する様子もあった．一般科病院・病棟では説明文書を読んで理解できる患者も多いが，精神科では必ずしも一度の説明で理解が得られないこともあるため，そのつど説明する必要がある．Lさんのように軽度の精神発達遅滞をもつ患者のなかには「看護師が渡した薬は何も考えずに飲む」という人もいれば，1粒ずつ納得がいくまで観察・確認しなければ内服できない人もいる．「質問をしてこないからわかっているのだろう」と決めつけずに患者の理解力をふまえたかかわりが大切である．

┃引用文献┃

1)　精神保健医療福祉に関する資料，〔https://www.ncnp.go.jp/nimh/seisaku/data/〕（最終確認：2021年12月7日）
2)　山内勇人，久世由姫，佐伯真穂ほか：精神科病院における「鍵」に対する清潔意識と取り扱いの現状─手指衛生遵守の観点から．環境感染22（3）：214-218，2007
3)　日本感染症学会（監）：院内感染対策講習会Q&A，2006年12月31日，p.83，〔https://www.kansensho.or.jp/sisetunai/kosyu/pdf/q063.pdf〕（最終確認：2021年12月7日）
4)　糠信憲明：精神科病院での感染対策の現状─全国調査から見えてきたもの．日本精神科病院協会雑誌33（2）：18-22，2014

11 在宅（訪問看護）における感染看護の実際

A. 在宅（訪問看護）における感染予防上の今日的問題・課題

1 ● 在宅（訪問看護）の特徴と感染予防上の問題点

　訪問看護を利用する在宅療養者は65歳以上の高齢者が80％以上を占めているが，小児医療の進歩により居宅にて日常的に医療機器や医療的ケアを必要としながら生活する小児の人数も年々増加している[1]．このように訪問看護は，居宅での療養において看護を必要とする乳幼児から高齢者まですべてのライフサイクルにある幅広い年代の者を対象としており，在宅療養者の感染リスクは年齢，疾患や障害，治療・処置などによりさまざまである．

　訪問看護師が看護を提供する場は在宅療養者の居宅やサービス付き高齢者向け住宅，有料老人ホームといった居住系施設である．そのため在宅療養者一人ひとりの生活状況や価値観，家屋構造や経済的背景などにより療養環境はさまざまである．また，とくに居宅では，療養者や同居家族などの生活習慣やマンパワーから療養環境を常時清潔に保つことがむずかしい場合がある．医療材料や衛生材料を医療機関のように準備し潤沢に使用することは，保管場所の確保や経済的事情などにより困難なことが多く，医療廃棄物の処理の問題も生じる．さらに訪問看護師が手指衛生を実施するための手洗い用シンクは在宅療養者宅のものであり，許可なく自由に使用することができない．このように，医療機関という公共の場ではなく在宅療養者の居宅で行われる医療・介護であるという点での感染予防上の困難さがある．

　在宅療養は，同居家族や介護者だけでなく，介護保険制度などの公的サービス，近隣住民やボランティアなどのインフォーマルサポートにより継続されるため，在宅療養者の生活を支援する体制や関係者は多岐にわたる．つまり，在宅では往診，訪問看護，訪問リハビリテーション，訪問介護などの教育背景が異なる複数の医療・非医療専門職が在宅療養者にかかわるため，統一した感染予防策を実施することが困難となる．また，1日に複数の在宅療養者宅を訪問することによる，感染源の持ち込みと持ち出しのリスクを有している．

2 ● 在宅（訪問看護）における感染予防上の課題

　以上の特徴と問題から，在宅（訪問看護）における感染予防上の課題として以下の3点があげられる．

①在宅療養者および同居家族や介護者の特徴をふまえた感染リスクを予測して，感染予防策を実施する．
②限られた環境および資源を考慮して在宅で実施可能な感染予防策を創意工夫する．

③在宅療養を継続するための社会資源やサポート体制を構築するすべての関係者が統一した感染予防策を実施できるよう環境を調整する.

B. 情報収集・アセスメントの視点

　在宅療養者への感染看護では，在宅療養者の身体的側面，心理・社会的側面とともに在宅療養者を取り巻く環境面を包括的にアセスメントし，個および集団での感染リスクを明らかにする．在宅療養者の個別的な感染リスクとともに居宅という場の特徴による感染リスクを低減することによって感染を予防することを目標に，看護計画を立案・実施・評価する．情報収集および感染リスクアセスメントの視点は次の通りである.

1 ● 身体的側面

　在宅療養者の年代や疾患，障害，健康レベルはさまざまであり，訪問看護を必要とする理由も在宅療養者個々で異なる．訪問看護の利用者は介護度の高い要介護高齢者が多く，寝たきり状態の者では，褥瘡の処置や痰の吸引，膀胱留置カテーテル交換などの医療的ケアを必要とすることがある．高齢の在宅療養者では皮膚粘膜のバリア機能の低下や免疫機能の低下などによる生体防御機能の加齢変化に併せて，慢性的な基礎疾患や障害が免疫系に影響することで易感染状態となる．要介護状態の原因となる疾患としては脳血管疾患があり，嚥下障害や咳嗽反射・喀出力の低下による気道クリアランスの障害などが生じる．また脳血管疾患の発症要因となる糖尿病では，食細胞系の機能低下や神経障害による咳嗽反射の抑制などから呼吸器感染症を起こしやすい状況となる．医療的ケアに伴う感染リスクとともに，在宅療養者の基礎疾患や障害が免疫系に及ぼす影響をアセスメントすることが必要となる.

2 ● 心理・社会的側面

　在宅における看護の対象は在宅療養者のみならず，同居者（介護家族）も含まれるため，在宅療養者と同居者の疾患や障害，感染リスクに対する理解力や認識の状況，認知機能や対処能力，療養生活への希望や意向を把握する．また，食事，排泄，感染予防行動などの生活習慣や生活スタイル，嗜好，社交性や性格，家庭内の役割や両者の関係性，同居者の年齢や性別，健康状態，介護の分担の有無などの情報が在宅療養の継続や感染リスクへの対処の可否に影響するため，生活状況について具体的に把握しアセスメントする必要がある.

3 ● 環境面

　在宅療養者が生活する居宅環境はさまざまである．家屋構造や設備，独居なのか家族など同居者がいるのか，ペットの飼育の有無や経済的な状況など，療養に適した衛生的な環境を保てるかといった視点から在宅療養者が療養する場を広くとらえ，アセスメントすることが必要となる．また，訪問看護に限らず，導入している在宅医療や訪問介護などの公

的サービス，同居者の介護力やボランティアなどのインフォーマルサポートの内容や利活
用の頻度といった，在宅療養者の生活を支援する体制についてもアセスメントする．

C. 臨床場面で考える，在宅（訪問看護）での感染看護

ここまで解説した内容をふまえ，次の場面における感染看護について考えてみよう．

> **臨床場面**
>
> 　Mさんは68歳の男性．離婚歴があり現在は一人暮らしである．室内でネコを飼っており，掃除が行き届いていない．10年ほど前に糖尿病と診断されたが，食事は外食やスーパーで購入した弁当や総菜の中食が主で，毎晩飲酒をするなど，指示された食事・運動療法の継続が困難であった．また，体調不良を自覚したときは受診をするが，自覚症状がないときはインスリン注射剤がなくなっても受診をしないなど，繰り返し治療を中断することもあった．HbA1Cは7.5％前後で推移しており，血糖コントロールが不良な状態が続き，視力の低下もみられていた．足の痛みが我慢できなくなり，かかりつけ医を受診したところ，足白癬と右第5趾の潰瘍（糖尿病による足病変）が認められたため，教育入院と足病変の治療を目的として入院となった．
>
> 　入院後Mさんは自己血糖測定，インスリン自己注射，食事の指導を受け，血糖値が安定したため自宅退院することとなった．退院後も糖尿病足病変の悪化防止のためフットケアや創処置と血糖管理の継続が必要であることから，主治医から訪問看護ステーションに依頼が出され，在宅療養にあたって訪問看護が導入されることになった．退院カンファレンスに訪問看護師が参加し，Mさんとの面談で退院後の支援内容について調整した後，Mさんは自宅退院となった．

1 ● Mさんの感染リスクのアセスメント

a. 予測される感染の問題

(1) 血糖コントロール不良に伴う足病変の悪化

　Mさんは前期高齢者で糖尿病を有する．加齢により免疫機能が低下することに加え，糖尿病があることで感染リスクが高い状態といえる．また，一人暮らしで食生活は外食や中食などが主で食事療法を行うことが困難であったり，繰り返す治療中断から血糖コントロールが不良で，HbA1Cは7.5％前後と高い状態である．高血糖状態が長期にわたることで血管損傷によって血管が狭くなり，血流の減少や血液循環がわるくなることで糖尿病の合併症である足病変をきたしたと考えられる．

　糖尿病では血流障害が起こりやすく，細胞に十分な酸素や栄養が行き渡らず，細菌に対する抵抗力が低下する．Mさんは糖尿病による免疫機能の低下から細菌や真菌に感染しやすい状態になっていることで，足白癬が生じたことが考えられる．また，糖尿病合併症の神経障害があると創傷に気づきにくくなることをふまえると，Mさんが我慢できない足の痛みで受診したときにはすでに右第5趾の潰瘍が悪化していたことが予測される．皮膚潰瘍の二次感染や血流障害による足病変の悪化は，足壊疽への進展をきたし，下肢切断にいたる可能性がある．

表Ⅶ-11-1　Mさんの感染リスクのアセスメント

アセスメントの視点	感染リスクを高める要因	アセスメント
身体的側面	・68歳，男性 ・糖尿病，血糖コントロールの不良 ・足白癬，右第5趾の潰瘍 ・糖尿病合併症（網膜症，神経障害） ・退院後も自己血糖測定，インスリン自己注射，食事療法，足病変の処置の継続が必要	Mさんは加齢および血糖コントロール不良による持続した高血糖状態による免疫機能の低下があり，易感染状態にある．足白癬とともに糖尿病による血流障害や合併症の神経障害により右第5趾の潰瘍が生じている．足病変が足壊疽に進展し，さらに悪化すると下肢切断にいたる可能性がある．糖尿病網膜症による視力低下と糖尿病神経障害により巧緻作業が困難になるとインスリン注射を適切に行うことがむずかしくなる．
心理・社会的側面	・68歳，男性 ・離婚歴があり，現在は一人暮らし ・治療の中断を繰り返す ・外食・中食が中心，毎晩の飲酒 ・教育入院	離婚歴があり現在は一人暮らしで，家族などの他者からのサポートを受けておらず，治療の中断がみられている．10年ほど前に糖尿病と診断されたが，食事は外食や中食が中心で毎晩飲酒をしており，血糖コントロールが不良であることからも食事療法が困難な状態である．また，痛みが我慢できずに受診し足病変が認められて教育入院となったが，病識に乏しいことが考えられ，退院後も継続した支援が必要な状態といえる．
環境面	・住み慣れた自宅に退院する ・一人暮らしで家族などの同居者はいない ・訪問看護を導入予定 ・ネコを飼っている ・家の清掃が行き届いていない	教育入院を終え自宅退院となるが，一人暮らしであり血糖管理と足病変の処置の継続はMさんのみでは困難と予測され，訪問看護が導入となった．ネコを飼っており，室内の清掃が行き届いていないことから，不衛生な環境で創処置を実施することになる．衛生材料を清潔に保管することが困難な可能性がある．

(2) 生活環境の衛生保持および血糖自己管理の困難による感染リスクの助長

　Mさんは視力の低下があるが，これは糖尿病の合併症である糖尿病網膜症の影響が考えられる．また視力障害や糖尿病神経障害から感覚異常が生じるとインスリン注射の単位合わせや自己注射の操作がしづらくなり，適切な治療行動や感染予防行動がとれないことにより血糖コントロールがむずかしく，感染リスクを助長する要因となる．

　Mさんの生活状況からは，一人暮らしで家族などの他者からのサポートを得ることがむずかしいことや，糖尿病の治療の継続が困難であったことから，糖尿病に対する病識が乏しいことが考えられる．また室内でペットを飼っており衛生的な環境の保持が困難であることも，感染リスクを高める要因となる．

b. 感染リスクアセスメントの結果

　表Ⅶ-11-1に，Mさんの感染リスクについてアセスメントを行った結果を示す．

2●Mさんへの看護

　糖尿病の自己管理と足病変改善に向けたフットケアの継続ができることを目標に，Mさんの看護を行う．

(1) 糖尿病合併症を悪化させない生活習慣の再構築

　Mさんは教育入院により，自己血糖測定やインスリン自己注射，食事療法などの指導を受けた．それらをMさんが退院後も継続できるための支援を行ううえで，訪問看護師はMさんに対して行われた指導内容を病棟看護師に確認することが必要である．退院後

はMさんの生活状況をふまえて，Mさんが主体的に治療行動をとれるように，清潔な在宅環境を保つための提案や実施可能な療養方法をMさんと相談しながら創意工夫する．また，訪問看護師は在宅療養者の居宅で看護を実践するため，Mさんが訪問看護師を受け入れてくれるような関係性を確立することが重要となる．そしてMさんの病識や意向を確認したうえで，必要な看護を提供する．

(2) 足病変改善・再発防止に向けた継続的ケア

　Mさんが退院後に足病変の創処置を継続して行えるためには，入院中に指導された創処置の方法をふまえて居宅でできる方法をMさんと一緒に考えることや，衛生材料の準備や保管方法についてもMさんができることと支援が必要なことを具体的に確認する．また，室内環境を衛生的に整えることや創処置を行うときにはネコと距離をとることが足病変からの感染の予防にもつながるため，Mさんの生活状況をアセスメントして，創処置を行う際の留意点や実施しやすい方法などをMさんと相談し，Mさんがセルフケアできる具体策を提案する．

▎引用文献▎
1)　日本訪問看護財団（監）：訪問看護基本テキスト 総論編，日本看護協会出版会，2018

12 高齢者介護施設における感染看護の実際

A. 高齢者介護施設における感染予防上の今日的問題・課題

1 ● 高齢者介護施設の特徴と感染予防上の問題点

　　高齢者介護施設には2000年に施行された介護保険法に基づく介護保険施設（介護老人福祉施設，介護老人保健施設，介護療養型医療施設［今後廃止予定］，介護医療院）がある．これらの施設は要介護認定を受けた高齢者が，生活や療養に必要な医療や看護・介護を受けながら生活する場となっている．

　　施設入所者は加齢に伴う免疫機能や生理機能の低下，要介護状態にいたる原因となった疾患や障害，身体介護を要する状態，認知症もしくは認知機能の低下といった要因により感染症罹患のリスクが高い．また高齢者の特徴として感染症に罹患しても典型的な症状を呈さないことや，認知症などにより自覚症状を正確に訴えることがむずかしい場合があるため，感染症の発見が遅れ，重症化や死にいたることがある．

　　介護保険施設では，デイルームや食堂を共有スペースとして，食事やレクリエーションなどを複数名で行う．また，入所者は身体接触を伴う身体介護を必要としているため，複数の入所者への介護行為を通して感染伝播が起こりやすく，集団生活における感染リスクを有する[1]．入所者の生活支援は介護職員と看護職員が協働するが，配置人数は非医療専門職である介護職員が多く，介護職員と看護職員の感染症に関する教育背景や専門性の違いから感染予防策の統一が困難なことがある．さらに家族や知人との面会だけでなく積極的なボランティアの受け入れを行う施設も多いため，外来者からの感染源の持ち込みのリスクがある．また手が届くアクセスしやすい場所に手指消毒薬を設置することが生活の場である施設特有の家庭的な雰囲気を阻害し，認知症高齢者の誤飲事故につながることもあるため，手指衛生を実施しやすい感染予防に適した環境に整えることがむずかしい．介護保険施設では，医療機関のように感染予防策の介護報酬加算がなく，ディスポーザブル製品の導入や衛生材料などの単回使用は財政面を圧迫するという側面から，経済的にも感染予防策に力を入れることがむずかしい．

2 ● 高齢者介護施設における感染予防上の課題

　　以上の特徴と問題から，高齢者介護施設の感染予防上の課題として次の4点があげられる．

　　①高齢者介護施設入所者個々の感染リスクおよび集団生活による感染症発生時の拡大リスクを考慮した感染予防策を実施する．

②高齢者介護施設入所者自身による感染予防行動の実施が困難な状況をふまえて，施設職員が入所者の感染予防策を代替・支援する.

③看護・介護など多職種からなる施設職員の共通理解のもとで，標準予防策の実施を徹底する.

④高齢者介護施設入所者・施設職員のみならず，施設に出入りするすべての者に感染予防を周知・啓発する.

B. 情報収集・アセスメントの視点

高齢者介護施設入所者への感染看護では，入所者の身体的側面，心理・社会的側面とともに入所者を取り巻く環境面を包括的にアセスメントし，個および集団での感染リスクを明らかにする. 入所者個々と場の特徴による感染リスクの低減から感染を予防することを目標に，看護計画を立案・実施・評価する. 情報収集および感染リスクアセスメントの視点は次の通りである.

1 ● 身体的側面

高齢者は加齢に伴う皮膚の菲薄化（ひはく）や脆弱性（ぜいじゃく）により物理的なバリア機能が破綻しやすい. また，口腔粘膜の乾燥や胃液の分泌減少などにより粘膜の防御機能が低下する. 一般的に高齢者は，加齢に伴い免疫の司令塔となるT細胞の機能の低下により，易感染者とされる.

高齢者介護施設の入所者は，要介護状態の原因となった基礎疾患やそれに伴う障害，慢性疾患を有することが多い. また，嚥下機能（えんげ）の低下による誤嚥性肺炎（ごえん）や，残尿や失禁などによる尿路感染症など，感染症を引き起こす要因を複数有していることがある.

これらの身体面の特徴を念頭におき，入所者個々の易感染性を評価する.

2 ● 心理・社会的側面

高齢者介護施設の入所者の多くは認知機能が低下しており，インフルエンザ流行時期などにおける咳エチケットやマスク着用が困難なことがあり，入所者自身が感染リスクを理解し，感染症を予防したり回避することがむずかしい. 一方で感染予防策が環境を変化させる要因となるため，生活リズムの変調や認知症の人では心理・行動症状（behavioral and psychological symptom of dementia：BPSD）の悪化につながる. そこで感染予防策のどのような部分に援助が必要か，評価する.

入所者は，他者への気兼ねや遠慮，羞恥心（しゅうちしん）といった心理がある一方で，認知機能の低下によって清潔／不潔を区別した適切な対処行動がとれず，排泄物で汚染した尿取りパッドや下着を引き出しに片づけるといった行動がみられることがある. また便失禁後の不快を取り除こうとしてオムツや下着の中に手を入れ，便が付着した手で寝具やベッド柵を触るといった環境を汚染させる行動がみられることがあるため，日ごろからこうした行動の有無についても把握しておく.

3●環境面

　高齢者介護施設は生活に重きをおいた構造となっており，空調や手洗い設備が整っていないことがあったり，手指消毒薬や個人防護具（personal protective equipment：PPE）などの設置場所が限定されることがあるため，これらの環境面を補完する援助の必要性を評価する.

　職員の配置では感染症対策を専門とする者は必置ではなく，職員に対して感染症に関する研修を年2回以上行うことになっているが，感染症に関する知識や技術の習得状況には差がある. また雇用形態が異なる施設職員が従事し，介護士や看護師，公務員などの実習生のほか，職場体験の小中学生，入所者の生活をサポートするボランティアなど地域の人々を広く受け入れている施設も多いため，施設外からの感染源の持ち込みのリスクについても評価する.

C. 臨床場面で考える，高齢者介護施設での感染看護

　ここまで解説した内容をふまえ，次の場面における感染看護について考えてみよう.

【臨床場面】

　Nさんは81歳の女性である. 左脳梗塞（のうこうそく）による右片麻痺，失語症があり，在宅復帰にむけたリハビリテーションを継続するために，医療機関から介護老人保健施設（老健）に転所した. 要介護3，障害高齢者の日常生活自立度（寝たきり度）B-1，認知症高齢者の日常生活自立度Ⅱbであり，日常生活動作の全般にわたって一部介助が必要である.

　老健入所2週間が過ぎたころ，Nさんは夜になるとベッド上でモゾモゾと身体を動かし，胸腹部や腋窩（えきか）など手の届く部位の掻破行動（そうは）がみられた. 入浴時に介護職員から看護職員に，Nさんの皮膚に湿疹と擦過傷があるという報告があった. 発赤は上半身に散在しており，施設長（医師）から副腎皮質ステロイド外用剤（軟膏）の塗布が指示された. その後いったん症状は軽快したが，再び掻破行動がみられるようになった. またNさんと同室の入所者や担当職員の中から瘙痒（そうよう）を訴える者が複数現れた. 皮膚科医の診察を受けたところ，Nさんの皮膚に小丘疹や結節，疥癬（かいせん）トンネルのほか，足の爪からはヒゼンダニの虫体が確認された. 症状を訴えていたほかの入所者や職員も疥癬と診断され，施設内でまん延していることが判明した.

　施設では新規の入所者に対して看護職員と介護職員が入所者本人と家族に面接をして，体調や皮膚症状の有無を確認している. 入所時点でNさんには瘙痒の訴えや皮膚症状はなかった. Nさんが入院していた病院に確認したところ，Nさんと同室に入院していた患者が角化型疥癬と診断され，病院内で疥癬が集団発生しているという情報が得られた.

1●Nさんの感染リスクのアセスメント

a. 予測される感染の問題

（1）角化型疥癬への進展の可能性

　疥癬の病型には，強い瘙痒が特徴でヒゼンダニの寄生数が少ない通常疥癬と，免疫機能が低下した者に生じる感染力の強い角化型疥癬がある. Nさんの症状から発症初期は通常

表Ⅶ-12-1　Nさんの感染リスクのアセスメント

アセスメントの視点	感染リスクを高める要因	アセスメント
身体的側面	・81歳，加齢による影響 ・脳梗塞，片麻痺，失語症 ・要介護3，障害高齢者の日常生活自立度（寝たきり度）B-1 ・瘙痒，擦過傷	Nさんは，加齢による免疫機能の低下により感染に対する抵抗力が低下している．また身体介護が必要な状態で，清潔のセルフケアが困難となっている．失語症や認知機能の低下により身体の異変を的確に他者に訴えることが困難である． 疥癬による強い瘙痒のため皮膚の搔破行動から擦過傷がみられているが，不潔な手指で搔破することで二次的な細菌感染をきたすことが考えられる．
心理・社会的側面	・認知機能の低下 ・認知症高齢者の日常生活自立度Ⅱb	Nさんは認知機能の低下はあるが，夜間の落ち着かない様子や搔破行動といった非言語的な表現により異変を訴えることができる．そのサインに看護・介護職員が気づくことが早期発見につながる．また，入浴など全身を観察する機会となるケアを実施するときには，皮膚の異常の有無についても十分に観察し，看護・介護職員の情報共有によって異常の早期発見につなげる．
環境面	・介護保険施設は，要介護高齢者が入所する施設である ・医療専門職の配置人数が少なく，感染症対策の専門家はいないことが多い ・手指衛生を実施しにくい環境	Nさんが入所している介護老人保健施設は生活の場であり，構造や設備，人員配置や経済面などから，医療機関と同じように感染予防策を徹底することがむずかしい． 入所者はなんらかの基礎疾患を有し，日常的に身体介護を必要とする状態である．また認知機能が低下している者も多く，誤飲などの事故防止の観点から感染予防策に必要な物品が設置できる場所に制約があり，手指衛生の実施が容易ではなく，感染予防行動が不十分となるリスクが高い．

疥癬であったと思われるが，皮疹に対してステロイド外用剤を用いたことで免疫機能が一時的に抑制され疥癬が悪化し角化型疥癬に進展したことが考えられる．また爪からヒゼンダニが検出されているが，爪疥癬は見逃されやすい角化型疥癬として，感染拡大の要因となる．

（2）疥癬の施設内伝播の可能性

疥癬の潜伏期間は1ヵ月程度であり，感染から発症までの時間が長いという特徴がある．そのためNさんのように転院や施設入所をした場合には，転所前に感染した疥癬が転所後に発症することがある．またNさんは要介護3で日常生活において身体介護を必要とする状態であり，生活の中で看護・介護職員との身体接触の機会が多い．そのため看護・介護行為を通じて接触感染する疥癬は，身体介護に伴い，Nさんから施設職員，施設職員からほかの入所者へとさらに伝播するリスクがある．

（3）皮膚の搔破による二次感染の可能性

瘙痒は「搔きむしりたい」という欲望を起こさせる不快な感覚であり，認知機能が低下したNさんにとって瘙痒を我慢することは困難になる．搔破することで皮膚の損傷をきたし，損傷個所から病原微生物が侵入することで二次感染を引き起こすリスクがある．

b.　感染リスクアセスメントの結果

表Ⅶ-12-1に，Nさんの感染リスクについてアセスメントを行った結果を示す．

2 ● Nさんへの看護

　疥癬の治癒促進と感染拡大による生活への支障を最小限にすることを目標に，Nさんへの看護を行う．

a. 疥癬の悪化予防

(1) 治癒促進

　疥癬の治療では，内服薬（イベルメクチン）は虫体を殺滅するが虫卵には効果がないため，ヒゼンダニのライフサイクル（虫卵は3〜5日で孵化する）を考慮する必要がある．そのため，皮膚科医から指示・処方された治療計画に従い，内服薬の与薬や外用剤の塗布を行う．また，疥癬では虫体が死滅した後もアレルギー反応として瘙痒を訴えることがあるため，瘙痒による掻破行動に伴う皮膚損傷と二次的な細菌感染の予防として爪切りなどの爪のケアを行い，手指を清潔に保つ．

(2) 生活への支障の低減

　Nさんは感染力の強い角化型疥癬が疑われるため，施設内での感染拡大を防ぐために一時的に個室に収容する必要がある．老健ではリハビリテーションや食事などで日常的にほかの入所者と交流する機会があるが，個室に入ることで他者交流が制限されることになる．それにより孤独感が増したり，刺激が少なくなり認知機能の低下を助長することがあるため，職員は必要なケアを実施するだけでなく，感染予防策を実施したうえでNさんとコミュニケーションを図る機会を意図的にもつようにする．

　また，環境の変化や瘙痒のために夜間不眠となり，生活リズムが乱れることがあるため，食事や排泄といった生活を支える行為を維持するとともに，瘙痒の軽減に向けて室温調整や換気，清潔ケアなどを実施する．生活リズムを整える声かけの工夫や環境整備を行う．

b. 疥癬の感染拡大防止および予防に向けた対応

(1) 患者教育

　失語症や認知機能の低下など言語的なコミュニケーションが困難な状況をアセスメントし，Nさんがわかりやすい言葉や身振り・手振りなどの非言語的な手段を活用し，ていねいに説明する．感染予防策をすべてNさんの力だけで実施することは困難であるが，Nさんが実施できること，協力を得られることをアセスメントして，感染拡大防止への協力を得る．また，隔離などの感染予防策として実施している対応についても，その必要性や理由を説明し，理解を得られるようにかかわる．

(2) 施設職員への教育

　高齢者介護施設においても，感染予防策は医療・介護の基本となる．そのため，感染症や感染予防に関する基礎知識から高齢者介護施設で流行しやすい感染症とその対応などについて，具体的で実践できる職員教育・研修を日ごろから定期的に行う．研修方法の工夫として，ブラックライトを用いて手洗いの効果を視覚的に確認することや個人防護具の着脱の練習など，実技を交えた内容とすると理解しやすい．

　また，疥癬は見逃しやすく，感染が拡大すると終息までに時間を要することがあるため，介護職員と看護職員が協働して早期発見・早期対処できることが求められる．そこで，常日ごろから職種の垣根を越えて多職種間で円滑なコミュニケーションをとるように心がけ，情報共有を図ることが重要である．

┃引用文献┃

1) 厚生労働省老健局：介護現場における感染対策の手引き，第2版，〔https://www.mhlw.go.jp/content/12300000/000814179.pdf〕（最終確認：2021年12月7日）

13 災害時の感染看護の実際

A. 災害時における感染予防上の今日的問題・課題

　災害とは，「暴風，竜巻，豪雨，豪雪，洪水，崖崩れ，土石流，高潮，地震，津波，噴火，地滑りその他の異常な自然現象又は大規模な火事若しくは爆発その他その及ぼす被害の程度においてこれらに類する政令で定める原因により生ずる被害」と**災害対策基本法**（1961［昭和36］年制定）において定義されている．

　近年日本では，豪雨をはじめとする激甚化した自然現象が増加傾向にある．災害の分類としては，こうした自然現象に伴う**自然災害**（地震，津波，台風，竜巻，洪水，噴火など），人為的要因が関係する**人為災害**（列車事故，海難事故，産業事故，テロリズムなど），対応に特殊な装備が必要となる**特殊災害**（核物資や生物剤［細菌，ウイルス］，化学物質による災害），これらが複合的に同時発生する**複合災害**がある．なかでも日本では，その地理や地形の特徴からとくに自然災害が発生しやすいことから，本節では自然災害発生時の避難所での感染看護を取り上げる．

1 ● 災害時避難所の特徴と感染予防上の問題点

　災害が発生すると，津波や土砂災害などに伴う直接的な人的被害だけでなく，さまざまな環境要因によって多くの間接被害（災害関連死など）が発生することが過去の事例からわかっている．自然災害発生時は，災害救助法（1947［昭和22］年制定）に基づきそれぞれの自治体で**避難所**が開設される．避難所とは，災害発生後に住む家を失った被災者などが一時的に生活する場所と定義されるが，広域で甚大な被害をもたらした東日本大震災では，最長約9ヵ月の間，避難所が開設されていた．

　ライフラインが途絶し，道路の損壊や家屋の倒壊・流出がみられ，トイレが使用できないという状況において，被災地の避難所は不衛生，過酷な環境となりやすい．発災後数日で避難所や避難者の数はピークに達し，人々が狭いところでの共同生活を送ることとなり，それにより避難住民の心身疲労は蓄積し，持病の悪化，感染症の流行が起こりやすくなる．

　なお，災害の種類や災害後の時間経過（災害サイクル）によって，想定される感染症は大きく異なる（**図Ⅶ-13-1**）．急性期（災害発生からおおよそ1週間までの時期）においては，災害による負傷に起因する外傷が多く，亜急性期（災害発生1〜2週間から2ヵ月程度）になると，長期化した避難所において感染症の集団発生が問題となってくる．また災害時には，多くのボランティアが被災地に入るが，支援者が感染症を発症するケースもある．支援者によって避難所内で感染症が集団発生することだけは避けなければならない．

　新興感染症拡大のリスクが高い現在は，避難所での感染症流行阻止の観点から，避難所の数自体を増やすことや，ホテルや旅館の活用など，避難住民を密集させない分散避難が

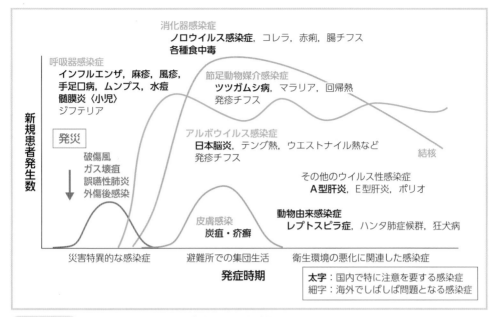

図Ⅶ-13-1　災害後に問題となる感染症と発症時期
〔日本環境感染学会アドホック委員会：大規模自然災害の被災地における感染制御マネージメントの手引き—被災地における感染対策に関する検討委員会報告，p.20，〔http://www.kankyokansen.org/other/hisaiti_kansenseigyo.pdf〕（最終確認：2021年12月7日）より許諾を得て転載〕

　求められるようになった．災害から身を守り避難所で起こりうる二次感染を防ぐためには，各自治体や住民に頼るだけでなく，有事に備えて平時から，消防・警察・自衛隊などの関係機関，ボランティアとの連携による補完を行い，避難所の衛生面が維持されるよう支援体制を構築していくことが求められる．

2 ● 災害時避難所における感染予防上の課題

　以上の特徴と問題から，災害時避難所における感染予防上の課題として次の3点があげられる．

①災害後時間経過に応じた感染症発生リスクと，避難所集団生活における感染リスクをアセスメントし，まん延が予測される病原微生物の感染経路に応じた感染予防策を実施する．

②被災者自身が避難所においてセルフケア（清掃・消毒・ゾーニング・基本的な感染予防策）が行えるよう支援を行う．セルフケアが困難な場合は，自治体や医療支援チーム，ボランティア団体などとの連携，支援が受けられるよう調整を行う．

③避難所に支援に入る際には，支援者側の健康管理にも留意し，基本的な感染予防策を実施できるよう指導・支援する．

B. 情報収集・アセスメントの視点

　避難所では，災害発生に伴い着の身着のまま慌ただしく避難してきた住民が，応急的に集団生活を送ることとなる．看護師は，避難者が安全で安心して避難所生活ができるよう，避難住民の健康管理と避難所での感染症集団発生予防のための衛生管理，身体的側面，心理・社会的側面，環境面でのアセスメントが求められる．そのうえで，感染症のリスクに関する情報を包括的にアセスメントし，避難所で予測される感染症と感染リスクを明らかにする．情報収集および感染リスクアセスメントの視点は次の通りである．

1 ● 身体的側面

　災害の種類や規模，時間経過，地域の感染症情報などを考慮し，傷病者の有無，発熱・咳・嘔吐・下痢など感染症に関連した有症状者がいないか把握する．あわせて，在宅酸素療法（home oxygen therapy：HOT）や人工透析治療などが必要な患者，身体障害者や妊産婦なども抽出し，必要に応じて医療と福祉の取り次ぎをする．避難所において活動が低下すると，廃用症候群が進みやすくなり，生活不活発病*を発症することがある．生活不活発病になると，感染予防のためのセルフケアが低下し，排泄を我慢することで尿路感染や口腔内を清潔にできないことによる肺炎のリスク，皮膚や身の回りを清潔にできないことによる皮膚感染症のリスクなどにつながる．

2 ● 心理・社会的側面

　発災直後の被災地は，たびたび余震や津波，浸水，土砂災害などによる二次災害にみまわれることが多い．東日本大震災時の震災関連死の報告によると，地震・津波によるストレスはもちろん，避難所などにおける生活の肉体・精神的疲労が要因となっているものが全体の約3割を占めている（図Ⅶ-13-2）．生命の危機的状況，家族との死別，住み慣れた住居や環境の破壊，経済的負担，先のみえない将来への不安，人間関係のストレスなどにより，被災者の多くが抑うつ状態となることがある．普段は自立している人でも，不安や恐怖が強くなり，怒りや孤独感などが起こり，思考面では，集中力や記憶力が低下するなど情緒不安定に陥ることもある．このような場合，食事や排泄，清潔などあらゆる感染予防行動への意欲が低下し，自立した生活が困難となるため，精神面の状態も考慮する必要がある．加えて家庭や社会での役割（職業や就職状況など），生活困窮状況などをアセスメントする．日常生活動作（activities of daily living：ADL）が低下している場合など，感染予防行動において家族の協力または社会的支援が受けられるかといった点も考慮する．

3 ● 環境面

　避難所生活そのものが，その後の健康状態にも影響を及ぼすことがある．避難所となっている建物の居住環境について，感染リスクをアセスメントする．まず避難所の立地場所，避難所周辺の被災状況，避難者の数と内訳（高齢者，乳児，幼児など），避難所内での各

---

*生活不活発病：生活が不活発な（動かない）状態が続くことで心身の活動が低下し，動けなくなること．避難所生活は生活が不活発になりやすく，とくに高齢者や基礎疾患のある者では留意が必要となる．

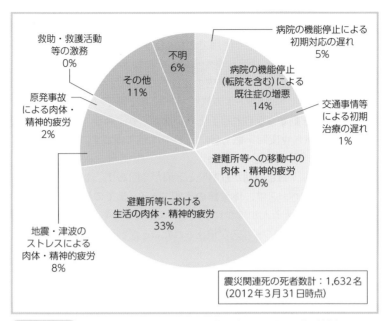

図Ⅶ-13-2　東日本大震災における震災関連死の原因区分別割合
避難所などにおける生活の肉体・精神的疲労が全体の3割以上を占めており，避難所における被災者ケアの重要性が示唆された．なお，2020年9月には震災関連死の死者数が3,767名にのぼることが判明した．
［復興庁　震災関連死に関する検討会：東日本大震災における震災関連死に関する報告（平成24年8月21日），〔https://www.reconstruction.go.jp/topics/240821_higashinihondaishinsainiokerushinsaikanrenshinikansuruhoukoku.pdf〕（最終確認：2021年12月7日）を参考に作成］

世帯間の配置状況と間仕切りの有無，共有スペース（トイレ，授乳室，オムツ交換場，手洗い場，調理・炊き出し場，シャワー室など）の位置関係と衛生状態，ライフライン（上下水道の破損，電気，ガス，通信手段）の復旧状況，非常用電源の有無，手洗い用水の有無や手指消毒薬，ウェットティッシュの有無，仮設トイレの有無と形状・台数，汲み取り状況，害虫の有無，食料事情と食事の状態（1日何回どのような食事が提供されているか），毛布や冷暖房器具の有無，室温や湿度，換気の有無などを観察する．

C. 臨床場面で考える，災害時避難所での感染看護

ここまで解説した内容をふまえ，次の場面における感染看護について考えてみよう．

臨床場面

　A県北東部を震源とするマグニチュード9.0の地震が発生した．Oさんは73歳女性，変形性膝関節症の持病がある．発災直後，夫（76歳）とともに近くの中学校の体育館に避難し，被害を免れた．発災から7日後の体育館には300人の住民が避難し，わずかな数のストーブで暖をとりながら夜間は雑魚寝で過ごしていた．周辺地域の下水道が損壊したため，学校内のトイレは汚物が流れずあふれかえり，校庭には和式の仮設トイレが10基

あるが，汲み取りが追いつかずあふれそうになっている．避難所で備蓄していた災害用トイレもすでに汚物で満杯で使用できなくなっている．断水しており，手洗いの水はプールから汲んできたものと，給水車からのわずかな水をポリタンクに入れて節約しながら手を洗っていた．寒さにより体育館内の定期的な換気は実施していない．食料の供給は毎日1人あたり500 mLペットボトルの飲料水1～2本と菓子パン2個，おにぎり1個のみであった．Oさんは「体を動かさなければ」と思いながらも，今後への不安や変形性膝関節症による膝の痛み，寒さや夜間不眠も伴い，日中は寝て過ごすことが多くなり，できるだけトイレに行かないよう飲水を控えていた．

　Oさんは発災7日目の朝から嘔吐と下痢が3回あり，体育館で横になっていた．Oさんが過ごしているスペースは，体育館の奥側でトイレまでの移動距離が長い．体育館の中には，同様の症状を訴える人がほかにも数名いて，そのうちの2名を巡回診察した医療チームが検査した結果，ノロウイルスが検出されたことが判明した．

1 ● Oさんの感染リスクのアセスメント

a. 予想される感染の問題

(1) ノロウイルスによる感染性胃腸炎

　避難所内で複数名の避難者に嘔吐と下痢の症状が出ており，そのうち2名からノロウイルスが検出されている．Oさんも感染している可能性が高い．ノロウイルスの感染力は非常に強く，吐物や排泄物には大量の病原微生物が含まれている．感染者の吐物や便からの接触・経口感染，および吐物が嘔吐時にエアロゾル化して舞い上がり，それを吸い込むことによって空気感染する．

(2) その他の感染症

　Oさんは1日に3回の嘔吐がみられるなか，体育館で横になって過ごしていることから，吐物の誤嚥による窒息や誤嚥性肺炎，細菌性肺炎を招くリスクがある．また水分摂取を控えており，尿路感染症（膀胱炎など）の発生が危惧される．

b. 感染リスクアセスメントの結果

　表Ⅶ-13-1に，Oさんの感染リスクについてアセスメントを行った結果を示す．

2 ● Oさんへの看護

a. 胃腸炎症状のある避難者への対応

　避難所での感染症まん延防止を目標に，Oさんを含めた胃腸炎症状のある避難者への看護を行う．

(1) 居室の調整

　まずは，Oさんを含め嘔吐や下痢など胃腸炎症状がみられる人を，検査実施の有無にかかわらずすぐに別の居室（または同じ症状のある人を集めて同室で過ごす）へ世帯ごと移動してもらう．そして，症状が治まるまで隔離された居室で管理する．

(2) 下痢便や吐物を介した感染の予防

　Oさんおよび夫に，吐物や便には素手で触れないよう指導する．

　Oさんの吐物処理は，可能ならば夫に実施してもらうが，むずかしい場合，医療スタッ

表Ⅶ-13-1　Oさんの感染リスクのアセスメント

アセスメントの視点	感染リスクを高める要因	アセスメント
身体的側面	・73歳 ・嘔吐と下痢あり ・飲水を極力控えている ・変形性膝関節症に伴う疼痛により一時的にADLが低下している（生活不活発病のリスク）	Oさんは73歳と高齢であること，寒さや栄養不足などにより免疫機能が低下していることから，次のような感染のリスクが考えられる． 〈ノロウイルス感染症発症前〉 ・低栄養，変形性膝関節症の痛み，活動の低下による筋力の低下からADLが低下し，排泄と水分摂取を控えていたため，尿路感染症や，口腔内の清潔不足による肺炎のリスクがある． 〈ノロウイルス感染症発症後〉 ・嘔吐による誤嚥から，誤嚥性肺炎を発症する可能性がある． ・嘔吐を繰り返すことで脱水となり，尿量が減少し尿路感染症を発症する可能性がある． ・下痢によって殿部の皮膚が障害されることで褥瘡が発生する可能性がある．
心理・社会的側面	・73歳 ・今後の生活について不安がある ・災害に伴うさまざまなストレス（集団避難生活，繰り返す余震，食料不足，トイレの不足，居住空間の狭さ） ・夜間不眠，日中は寝て過ごすことが多い	さまざまな感染症の予防のため，自己の感染予防行動，健康管理が求められるが，Oさんは高齢であり，避難所における新しい生活様式の獲得が困難，あるいは不十分となることが予測される．加えて，災害に伴う精神的なストレス，変形性膝関節症に伴う疼痛による身体的ストレスなどが生じている．そのため，生命の安全が優先され，感染予防行動に関心をもてない可能性がある．動かないでいることでだんだん気分が沈んでいき，抑うつ状態となり，感染予防行動への意欲低下につながる可能性がある
環境面	・同じ避難所で生活している避難者の中からノロウイルスが検出 ・トイレが満足に使用できない（汚物であふれかえる，仮設トイレの段差，台数や汲み取り頻度の不足） ・手洗い環境の不備 ・体育館内は300人の避難者であふれかえる ・寒さで換気はできていない	避難者の中からノロウイルスが検出されており，感染者の排泄物や吐物でトイレや環境が汚染され，ドアノブや手すりなどの高頻度接触表面を介して感染伝播の可能性がある．避難所内は不特定多数の避難者が生活しており，個々の感染予防行動が不確実なうえ，清掃や手洗い設備が不十分な状況下にあり，換気も不十分なため，アウトブレイクが起こりやすい． 　またOさんは膝関節に疼痛があるが，避難所内の居住スペースはトイレから遠い．さらに床からの立ち上がりや仮設トイレの段差昇降が困難であることも伴い，水分摂取を控えることで，できるだけトイレに行かないようにしているが，これは膀胱炎など尿路感染症や脱水を引き起こす可能性が考えられる．

フや避難所運営自治担当者が実施する．吐物処理時は曝露対策として個人防護具（personal protective equipment：PPE，手袋，サージカルマスク，ガウン）を使用するが，使用後の防護具はすべてその場で脱ぎ，吐物や便とともにビニール袋に入れて密封する．床や壁に付着した吐物は，希釈した次亜塩素酸ナトリウム液で消毒し，その後水拭きし，拭き取ったペーパー類はビニール袋に入れて密封する．吐物処理で出た廃棄物は，避難者が触れることのないよう一般ごみと分別された雨水のかからない場所に集積する．

(3) 脱水予防

　嘔吐や下痢が続くと，免疫機能の低い高齢者や乳幼児では容易に脱水を引き起こす．皮膚の状態や水分バランスなど脱水症状の有無を観察し，飲料水の確保ができる場合は少量ずつでも水分摂取を促す．こうした脱水予防は，排尿を促進し尿路感染症を予防し，皮膚の乾燥予防（皮膚・粘膜バリア障害の予防），褥瘡予防につながる．経口からの飲水が困難な場合，脱水症状がみられる場合は，巡回医師などの指導を仰ぎ医療チームへ適切に橋渡しを行う．

(4) 誤嚥予防

臥床しがちな高齢者では，寝たまま嘔吐することがあり，その場合，吐物の誤嚥や窒息が問題となる．Oさんは臥床して過ごしているため，そのようなことがないよう，できるだけ頻回に観察を行う．また口腔内の衛生状態を維持することで，肺炎を予防する．

(5) トイレの管理

嘔吐や下痢など胃腸炎症状がある人は，可能な限りトイレを専用化する．Oさんの場合，膝の痛みがあり和式の仮設トイレへの移動や利用が困難なため，バリアフリースペースをもつ福祉避難所への移動を考慮する．しかしすぐに移動が困難な場合，洋式の災害用簡易トイレやポータブルトイレなどの物資調達を検討する．いずれも不可能な場合，仮設トイレ使用後は希釈した次亜塩素酸ナトリウム液で便座やドアノブなど，手が触れた部分を念入りに消毒する．

(6) 手洗いの実施

ノロウイルスの場合，通常のアルコール消毒は効果がないため，流水と石けんによる手洗いが優先される．容態観察のための訪室後，吐物や排泄物の処理後など，手袋をはずしてからも手洗いを実施する．手洗いのための水や石けんの確保ができない場合，ウェットティッシュなどで念入りに拭き取り，その後アルコール消毒を行う．Oさん自身も，食事前や排泄後などの手洗いが習慣化するよう指導する．

b. 避難所での集団生活における管理・支援

集団生活を営む避難所において，Oさんを含め，避難者自身がノロウイルス感染症の感染拡大予防のためのセルフケアが行えることを目標に支援を行う．

(1) 精神的支援

災害に伴うさまざまなストレスによって，不眠や高血圧など持病の悪化が考えられる．訪問時は避難者の話を傾聴することに努め，受容的態度でかかわる．Oさんに対しては，休息や睡眠が十分とれるよう，日中できるだけ体を動かすよう働きかけ，立ち上がりが楽なかさ上げした段ボール式ベッドの導入を検討する．不眠が続く場合は，こころのケア相談員へつないだり，医療機関の受診を促す．

(2) 避難所の清掃・換気

避難所運営自治スタッフが中心となり，避難者自ら清掃体制の仕組みづくり，トイレ使用のルールづくりができるよう支援する．日中は布団を敷きっぱなしにせず，清掃がしやすい環境づくりを促す．避難所内の換気はできるだけこまめに行い，ドアノブやスイッチなど高頻度接触表面は定期的に清掃を実施する．避難者だけでの清掃が困難な場合は，ボランティア団体などとの連携，支援が受けられるよう調整を行う．

(3) 避難所内のゾーニング

避難所内の世帯間の距離は最低1m以上あけるようにし，可能ならば遮蔽物を用いて区分けする．感染症を疑う症状のある者や障害者，高齢者世帯など，配慮が必要な避難者を収容できる居室を用意する．また，清潔（調理場や炊き出し，物資の保管場所）と不潔（トイレやごみ集積所）の動線が交差しないよう，設置場所の見直しや動線の確保など，必要に応じて避難所運営自治スタッフととともに検討する．

(4) 手洗いと咳エチケット励行の支援

　食事前やトイレ使用後は，可能な限り流水と石けんで手洗いをする．手洗い用の水と石けんがない場合は，ウェットティッシュまたは手指消毒薬を用いるよう働きかける．避難所内は密集し飛沫感染が容易に起こりやすいことから，地域での感染症流行状況にあわせて避難所内ではマスクの着用が望ましい．

(5) 調理時の支援

　下痢・嘔吐・発熱など，感染症を疑う症状が出た場合は，避難所自治体リーダーに申し出る．炊き出しをする際は，調理前の手指衛生，調理器具の消毒，調理する人の体調確認を徹底する．とくに下痢や嘔吐などの症状がある人，手に傷がある人は食品を取り扱う作業をしない．

(6) 支援者への注意点

　避難者だけでなく，さまざまな支援者による感染症の持ち込みや，支援者の手指や汚染した環境を介して避難所内で感染症が伝播する危険がある．支援者は，軽い悪心や下痢を自覚した場合は，無理せず休むこと，炊き出しや調理に参加しないことも感染予防策として重要であることを指導する．

14 感染症患者が亡くなったとき

A. 感染症患者が亡くなったときのケア

1 ● 死後の処置とは

「死後の処置」は処置技術として独立したものではなく，終末期の重要な看護ケアの1つである．一般の病院や施設において，医師の死亡宣告後に看護師は患者の身体を清潔にし，着替え，化粧などのケアを行っている．これは「死後のケア」「エンゼルケア」とも呼ばれている．日本看護科学学会は，「死者の身体の修復と清潔を図りながら，容姿を整えること」を，「死後の処置」と定義している[1]．処置を行う際は，亡くなった患者に対しても生前と同様に接し，その人らしさを保つことが重要である．また，死後の処置の実際においては，宗教や信仰や亡くなった方の生前の希望などを確認し，死後の処置が風習や儀式に影響しないように配慮することが必要である．

2 ● 感染症患者が亡くなったときの対応

a. 法令などに基づく対応

感染症法（p.51参照）では，一類感染症，二類感染症，三類感染症の患者が亡くなった際の，まん延防止を目的としたご遺体の移動の制限や，火葬や埋葬について定めている（第30条）．通常は，死亡後24時間経過後でなければ火葬や埋葬を行ってはならない（墓地，埋葬等に関する法律，第3条）が，一類感染症，二類感染症，三類感染症の場合は，病原微生物に汚染されている，あるいは汚染された疑いがあるご遺体は24時間以内に火葬，埋葬することができる．

一類感染症はもっとも生命危機のリスクが高い感染症で，エボラ出血熱，ペストなど7疾患が含まれる．日本ではほとんどみられない感染症ではあるが，一類感染症の患者が亡くなった場合，ガイドライン[2]に基づいてご遺体を取り扱う必要がある．

また，新型インフルエンザで亡くなった患者の埋葬方法[3]や新型コロナウイルス感染症（COVID-19）で亡くなった患者への対応[4]についても，それぞれガイドラインが公表されており，医療現場ではこれを遵守した対応が求められている．

b. ご遺体に触れる場面

ここでは主に，二〜五類感染症の患者を想定した一般的な対応を述べる．

ご遺体は，肺の拡張や収縮による呼吸運動や咳嗽反射が消失していることから，感染症患者の場合でも飛沫感染リスクは低いと考えられる．しかし，ご遺体に直接触れたり，移動・解剖・死後の処置（清拭，医療処置で使用したカテーテル類などの抜去など）の際には漏出した体液に曝露する機会があるため，接触感染リスクがある．そのため，標準予防策を徹底し，直接触れたりケアを行う場合は，個人防護具（personal protective equip-

ment：PPE，サージカルマスク，手袋，長袖ガウン，フェイスシールドまたはゴーグ
ル）を着用する．また，個人防護具はケアなどが終わったらすみやかに脱ぐことで，周囲
環境を広く汚染することを防ぎ，使用後に適切に廃棄することも接触感染リスクの低減に
つながる[5]．

B. 感染症患者が亡くなったときの感染予防上の課題

感染症患者が亡くなった場合の感染予防上の課題として，次の3点があげられる．

①遺族や医療従事者，ご遺体の搬送を行う葬儀業者への二次感染を防ぐ．
②エンゼルケアへの参加は，体液に触れる可能性が高く，感染リスクが高いことを遺
族に事前に説明し，十分な理解を得る．
③遺族がエンゼルケアへの参加を希望する場合は，個人防護具の着脱，手指衛生を指
導したうえで，悲嘆などに配慮しながらエンゼルケアを行う．

C. 臨床場面で考える，感染症患者が亡くなったときの感染看護

ここまで解説した内容をふまえ，次の臨床場面における感染看護について考えてみよう．

臨床場面

　Sさんは80歳代の女性である．30歳代のころに肺結核*を患い，抗結核薬による内服
治療歴がある．Sさんは一人暮らしであるが，近所に20歳代の孫夫婦と1歳になるひ孫が
暮らしており，Sさんの様子をうかがうため毎日Sさんの家を訪れていた．
　Sさんは1ヵ月前から徐々に食欲が低下し，体重も減少し，2週間前から激しい咳が出現
した．自宅での生活が困難となったため，孫夫婦に付き添われ病院を受診，そのまま入
院となった．入院時の胸部X線画像では右肺上葉に空洞所見が認められ，肺結核が疑わ
れて感染症病棟の陰圧個室に入院となった．入院時の喀痰塗抹検査は3回とも抗酸菌陽
性，核酸増幅法は結核菌群陽性で，また喀痰培養検査の結果，結核菌（*Mycobacteri-
um tuberculosis* 3＋）が検出された．活動性結核の診断を受け，標準的な化学療法（抗
結核薬の内服治療）が開始された．しかし，抗結核薬内服後に下痢や嘔吐などの副作用
の出現に加え，生活環境の変化による夜間せん妄症状が出現した．昼夜逆転傾向となり，
食欲も徐々に低下した．抗結核薬内服後も咳症状の改善が認められず，食事が十分に摂
取できないことから，中心静脈ラインから高カロリー輸液が開始された．しかし，化学療
法の開始から1週間後に肺炎が悪化し，陰圧個室で孫夫婦に看取られながら死亡した．
孫夫婦からSさんのエンゼルケアへの立ち合いを希望する申し出があった．孫夫婦に呼吸
器症状は認められていない．

---
*結核は，感染症法の二類感染症に分類される．

1 ● Sさんの死後の処置に際しての感染リスクのアセスメント

Sさんの死後の処置を行うにあたり，感染予防上，留意すべきリスクは次の通りである．

・Sさんには過去に抗結核薬の内服治療歴があること，入院後に内服治療を開始したが症状の改善が認められなかったことから，薬剤耐性結核菌に感染していた可能性がある．

・抗結核薬内服治療開始後にSさんの呼吸器症状の改善が認められなかったことから，治療薬の効果は不十分であったことが考えられ，入院中は排菌し続けていた可能性が高い．そのため，Sさんの病室は結核菌が浮遊している可能性が高い．医療従事者や遺族が部屋に浮遊する結核菌を吸い込むことにより結核感染リスクが高まる．

・中心静脈カテーテルを抜去する際，Sさんの体液に曝露する可能性がある．

・Sさんは，入院前から結核菌を排菌し続けていた可能性が高い．孫夫婦は，Sさんの自宅を毎日訪問し，Sさんとの接触時間が長いことから，Sさんの濃厚接触者であり，すでに結核に感染している潜在性結核感染症*の可能性がある．孫夫婦が結核を発症している場合，医療従事者や入院患者が感染するリスクがある．

2 ● 感染リスクをふまえたケア

死後の処置においては，標準予防策を徹底しながら行うことが基本になる．

Sさんが使用していた部屋の空気中に飛沫核が浮遊していることが考えられるため，死後の処置は陰圧個室内で行い，N95マスクを装着しながらケアを行う．また，中心静脈カテーテル抜去時に血液飛散リスクが高まるため，手袋，ゴーグル，長袖ビニールエプロンを着用したうえでケアを行う．

エンゼルケアの立ち合いの希望を申し出た孫夫婦に対しては，本人らがすでに感染している可能性があることと，ケアに立ち会うことでさらに結核感染（発病）リスクが高まることをあらかじめ十分に説明し，再度エンゼルケアへの参加の意思を確認する．エンゼルケアの立ち合いを見合わせた場合には，ドア越し，窓越しにSさんの顔が見られるよう配慮する．また，孫夫婦には，院内滞在時にはサージカルマスクの着用の協力について説明し，協力を得る．

二類感染症である結核では，ご遺体の搬送は通常通り搬送業者に依頼する．葬儀や火葬の際に特別な対応は必要ないことを遺族に説明する．

---

*潜在性結核感染症：症状や特有の検査所見などの異常がなくても，結核菌に感染している状態が潜在的な疾患であると考える疾患概念．

コラム

パンデミック下で感染症患者が亡くなったとき

　世界的な感染症の流行（パンデミック）をもたらしたCOVID-19によって亡くなった患者に対しては，このウイルスの特性や感染経路が不明確であった流行開始当初は，接触感染・飛沫感染による感染拡大予防の観点から，多くの医療機関が家族の面会のみならず，臨死時の立ち合いをも禁止していた．さらに，死後の処置においては，体液などに触れる可能性が高く，接触感染のリスクが高まることや，医療機関で遺族が使用する個人防護具の確保がむずかしい状況であったこと，遺族に死後の処置の注意点などを十分に説明する人員や時間的余裕がないことなどを理由に，遺族が死後の処置に参加できない状況が続いていた．また，COVID-19は指定感染症であった（2020年2月に指定，2021年2月13日からは新型インフルエンザ等感染症に分類された）ため，亡くなった患者のご遺体は，感染予防の観点から24時間以内に埋火葬が認められていた．そのため，遺族は非透過性納体袋に収容・密封された故人の顔を見ることすらむずかしく，大切な家族の死に際し，通夜や葬式などを行う間もなく火葬が行われた事例も多くあった．このような状況は，遺族にとっては到底受け入れられるものではなく，死の現実を認識し，死を受け入れる機会を奪われたことは，死別後の悲嘆からの回復に大きな影響をもたらしていることが推測された．

　このように，感染症のパンデミック下においては，感染症患者の臨終の場面に家族が立ち会うことがむずかしい状況となる可能性が高い．とくに，病原微生物の性質が不明確で，手探りで医療を提供する状況においては，医療従事者も病状経過の説明やエビデンスに基づいた感染予防策を講じることが困難であるため，二次感染予防を重視するがゆえに面会制限を実施せざるをえない．そのため，患者や家族らは不確実な状況におかれ，不安定な心理状態となる．病状経過に関する情報がもたらされないうえに患者と面会できない家族の不安定な心理状態を十分理解し，患者の現状を家族に正確かつていねいに伝える努力と，患者と家族がコミュニケーションを図れる手段（窓越し面会やオンライン面会など）を常に検討することが重要となる．また，遺族らが自分の目で患者の体調や生存を確認できないことから，患者が亡くなった場合はとくに，死を現実のものとして認識できず，グリーフワークに影響をきたすことが予測される．

　このような感染症パンデミック下でのエンゼルケア時には，遺族がご遺体に触れられなくとも，ご遺体のそばにいられるよう配慮するなど，遺族の悲しみや苦しみに共感し，寄り添い援助することが重要である．

引用文献

1)　日本看護科学学会：看護行為用語の定義一覧，〔https://www.jans.or.jp/modules/committee/index.php?content_id=33〕（最終確認：2021年12月7日）
2)　厚生労働省：一類感染症により死亡した患者の御遺体の火葬の実施に関するガイドライン，〔https://www.mhlw.go.jp/file/06-Seisakujouhou-11130500-Shokuhinanzenbu/0000130189.pdf〕（最終確認：2021年12月7日）
3)　新型インフルエンザ専門家会議：埋火葬の円滑な実施に関するガイドライン，平成19年3月26日，〔https://www.mhlw.go.jp/bunya/kenkou/kekkaku-kansenshou04/pdf/09-14.pdf〕（最終確認：2021年12月7日）
4)　厚生労働省，経済産業省：新型コロナウイルス感染症により亡くなられた方及びその疑いがある方の処置，搬送，葬儀，火葬等に関するガイドライン，令和2年7月29日，〔https://www.mhlw.go.jp/content/000653447.pdf〕（最終確認：2021年12月7日）
5)　日本環境感染学会：医療機関における新型コロナウイルス感染症への対応ガイド，第3版，2020年5月7日，〔http://www.kankyokansen.org/uploads/uploads/files/jsipc/COVID-19_taioguide3.pdf〕（最終確認：2021年12月7日）

感染管理と看護

1. 感染管理プログラムの目的と内容について学習する.
2. 効果的な感染予防策には，患者のベッドサイドでの実践，部門単位での実践，施設全体での実践，それぞれが相互につながる必要があることを理解する.

1 感染管理プログラム（感染管理活動）とは

　　——「病院がそなえているべき第一の必要条件は，病院は病人に害を与えないことである．とここに明言すると，それは奇妙な原則であると思われるかもしれない[1]」（ナイチンゲール，1863）
　　——「真の看護が感染を問題とするとすれば，それはただ感染を防止するということにおいてだけである[2]」（ナイチンゲール，1860）
　　このようにナイチンゲール（Nightingale F，1820-1910）は，彼女の代表的な著書である『病院覚え書』と『看護覚え書』の中で，感染を予防することの重要性とともに，**感染は病人に与える害の1つである**と明言している．患者安全と医療の質の向上には，感染予防策が重要であることを指摘している．

A. 医療関連感染が患者に及ぼす影響の大きさ

　　世界保健機関（World Health Organization：WHO）は，「**医療関連感染**（healthcare-associated infection：**HAI**，院内感染あるいは病院感染）とは，患者が病院あるいはほかの医療機関に滞在中に発生する感染であり，入院時点では発症，保菌していない状態である．医療関連感染は退院後に明らかになることもある．これらは患者ケアに関連したもっとも発生頻度の高い有害事象（adverse event）である」と定義している[3]．上述のナイチンゲール以降，医療関連感染が入院患者を死にいたらしめる有害事象の1つであると発表したのは，2000年に米国医学研究所が出版した報告書である[4]．その後も，米国では毎年，およそ200万人が医療関連感染を発症し，このうち約9万人が死亡している[5]．
　　医療関連感染の問題は，先進国のみならず発展途上国ではさらに深刻な問題となっている．WHOは，平均すると先進国では7％であるが，発展途上国では10％もの患者が少なくとも1つの医療関連感染に罹患していることを報告している[3]．さらに，全世界の死亡原因の2位が感染症であるという実態をふまえ，2004年に採択された「患者安全のための世界同盟（World Alliance for Patient Safety）」（後に，「WHO患者安全［WHO Patient Safety］」と改名）で，最初に取り上げられたキャンペーンは手指衛生であった（なお，5月5日は日本ではこどもの日であるが，WHOは「手指衛生の日」と定めている）．

B. 感染予防と管理プログラムの構成要素

　　医療関連感染が発生すると，患者の心身への影響，医療機関への影響，国の医療費のひっ迫への影響が生じる．そのために医療関連感染を予防・減少するためには，すべての医療機関において有効な感染予防と管理プログラム（infection prevention and control

表Ⅷ-1-1　WHO による感染予防と管理プログラムの要素（医療機関に求められる内容）

要素1　感染予防と管理プログラム
効果のある感染対策活動を通じ，医療関連感染を予防し，薬剤耐性菌対策を推進させることを目標に急性期の医療機関には，感染予防と管理のプログラムと専任の訓練を受けたチームを設置すべきである
要素2　国と医療機関レベルの感染予防と管理のガイドライン
医療関連感染と薬剤耐性菌を減らす目的で，エビデンスに基づいたガイドラインを開発し，実践すべきである．ガイドラインの実践を成功裏におさめるためにはガイドラインの推奨に関する医療従事者への教育と訓練，さらにはその推奨への遵守のモニタリングが含まれる
要素3　感染予防と管理の教育と訓練
チームやタスクごとに適切な方略を用いて全医療従事者を対象に感染予防と管理の教育を実施すべきである．医療関連感染や薬剤耐性菌のリスクを減らすためのベッドサイドでの教育やシミュレーション訓練も含める
要素4　医療関連感染サーベイランス
感染予防と管理のための介入やアウトブレイクの発見のために各医療機関に必要な医療関連感染サーベイランスを実施すべきである．医療従事者や関係部署さらには国内のネットワークに結果をタイムリーにフィードバックする薬剤耐性菌サーベイランスも含める
要素5　感染予防と管理のための活動の実践のための多様な方略
実践の質を向上させ，医療関連感染と薬剤耐性菌を減らすために，多様な方略を用いて感染予防と管理の活動を実践すべきである
要素6　感染予防と管理の実践，フィードバックに関するモニタリング・監査と活動のコントロール
感染予防と管理のスタンダードに準じた臨床実践であるかどうかについての定期的なモニタリング・監査とタイムリーなフィードバックを実施すべきである．これは，医療機関レベルで医療関連感染と薬剤耐性菌を予防・制御するためである．フィードバックは監査を受けたスタッフともに関連する職員全員に実施すべきである

programmes）を構築することが求められる．WHOは，感染予防と管理プログラムに求められる要素を発表している[3]．**表Ⅷ-1-1**に，医療機関レベルで求められる内容を示す．

　日本では，「医療機関における院内感染対策について」の通知が厚生労働省医政局から2011年に出され，改正医療法の施行後には，（目安として300床以上の）医療機関に対する感染制御チーム（感染対策チーム／感染管理チーム［infection control team：ICT]）に関する記述が追加され，その機能についても明記された．その後，2014年12月に，アウトブレイク対応の充実を求める内容も追記され，改めて厚生労働省医政局から通知が出された（p.247参照）．このとき通知に含まれた内容は以下の通りである[6]．

1. 院内感染対策の体制について
　感染制御の組織化／感染制御チーム（infection control team：ICT）

2. 基本となる院内感染対策について
　標準予防策及び感染経路別予防策／手指衛生／職業感染防止／環境整備及び環境微生物調査／医療機器の洗浄，消毒又は滅菌／手術及び感染防止／新生児集中治療部門での対応／感染性廃棄物の処理／医療機関間の連携について／地方自治体の役割

3. アウトブレイクの考え方と対応について
　アウトブレイクの定義／アウトブレイク時の対応／介入基準の考え方及び対応／報告を受けた保健所等の対応

　これら以外にも感染対策関連法規，感染防止対策加算にかかわる施設基準などを考慮し，各医療機関において感染予防と管理プログラムを構築していくことが必要である．

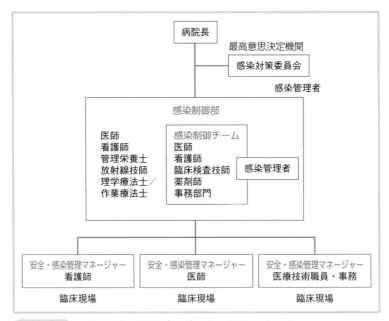

図Ⅷ-1-1　感染予防と管理プログラムの組織体制の例
［橋本丈代：感染管理プログラム．感染管理・感染症看護テキスト（大曲貴夫，操　華子編），p.392，照林社，2016より許諾を得て転載］

C. 感染予防と管理プログラムの組織

　　感染予防と管理プログラムの組織体制の一例を**図Ⅷ-1-1**に示す[7]．各医療機関は**感染対策委員会**（infection control committee：**ICC**）を設置しなければならず，医療施設の責任者直下に位置づけられる（p.218参照）．ICCの実働部隊として**感染対策チーム／感染管理チーム**（**ICT**）が置かれ，感染管理者，感染管理責任者が含まれる．感染管理責任者や感染管理者は，自施設の現状をふまえ，上述した感染予防と管理プログラムの構成要素や通達に記載された内容を含め，感染予防と管理マニュアルとして，組織体制，活動内容，感染予防と管理のための推奨内容などを明示していく．

　　実働部隊であるICTには医師，看護師，臨床検査技師，薬剤師，事務スタッフが含まれ，感染防止対策加算を申請している場合は，各職種に定められた基準を満たしていることが必要である．近年は，感染予防に関する資格を有する医療者が増えている（p.92，218参照）．

D. 感染予防と管理プログラムの評価

　　ICCとICTを中心に各医療機関の感染予防と管理プログラム活動は推進されていく．その際，各医療機関における感染予防，管理上の問題を**医療関連感染サーベイランス**（p.224参照）から明確にし，それを解決するために必要な介入を決め，活動をしていくことが求められる．

　　実施した介入，活動については，その効果，つまりは感染予防，管理上の問題が解決さ

れたかどうかを医療関連感染サーベイランスから得られたデータを分析・解釈し，その結果を現場スタッフへフィードバックしていくことが重要である．

　感染予防と管理プログラムに関する第三者の評価として，保健所による監査や日本医療機能評価機構による病院機能評価がある．病院機能評価の詳細については，看護管理の成書に譲りたい．

　本節冒頭にナイチンゲールの言葉を引用したが，感染予防と管理プログラムの構築，その活動の実施，フィードバックを含む評価は，感染予防の究極の目標である，①患者とその家族を感染から守る，②医療機関に勤務するすべてのスタッフと訪問者を感染から守る，③費用対効果のよい方法で①と②を達成すること，を遂行する手段なのである．

▌引用文献▌

1) ナイチンゲール・F：病院覚え書．ナイチンゲール著作集 第2巻（湯槇ます監，薄井坦子，小玉香津子，田村真ほか編訳），現代社，1974
2) ナイチンゲール・F：看護覚え書―看護であること看護でないこと，第7版（湯槇ます，薄井坦子，小玉香津子ほか訳），現代社，2011
3) WHO：Guidelines on Core Components of Infection Prevention and Control Programmes at the National and Acute Health Care Facility Level，2016
4) Institute of Medicine (US) Committee on Quality of Health Care in America：To Err Is Human：Building a Safer Health System（Kohn LT，Corrigan JM，Donaldson MS ed），National Academies Press，2000
5) Scott RD：The Directed Medical Costs of Healthcare-associated Infections in U.S. Hospitals and the Benefits of Prevention，CDC，2009
6) 厚生労働省医政局：医療機関における院内感染対策について，平成26年12月19日，〔https://www.mhlw.go.jp/web/t_doc?dataId=00tc0640&dataType=1&page〕（最終確認：2021年12月7日）
7) 橋本丈代：感染管理プログラム．感染管理・感染症看護テキスト（大曲貴夫，操　華子編），p.392，照林社，2016

2 感染管理はどのように行われるか

A. 医療機関において感染管理を担う組織

　2007年4月に施行された改正医療法により，すべての医療機関において**院内感染対策の体制確保**が義務づけられた．病院などの医療機関では，院内感染対策の指針の策定，委員会の開催，従業者に対する研修の実施，感染症の発生状況の報告と改善のための方策の実施など，院内感染対策の体制確保にかかわる措置を講じなければならないと規定された[1]．したがって，医療機関においては，各施設の指針や方針を策定し，感染管理に関する組織を構築し，医療安全に取り組む組織風土・文化の醸成も含め，組織的に感染予防策に取り組まなければならない．

　また，同時に特定機能病院では，以下にあげるような感染予防を担当する「部門の設置」が規定されている[1]．感染予防を行う多職種の専従スタッフを配置し，より組織的に感染予防策を実施することが求められている．

1 ● 感染対策委員会（ICC）

　感染予防策は施設全体として取り組むべきであり，その中心となる組織の最上位機関として，**感染対策委員会**（infection control committee：**ICC**）が各施設に設置されている．ICCは，臨床の現場で確実に実行すべき感染予防策について，すべての事項を決定し実行させる権限をもち，ICCで決定された事項は，施設のすべての部門がただちに対応しなければならない．したがって，ICCは，病院長や副病院長などの施設管理者のほか，関連する各診療科の科長，事務部門，看護部，薬剤部，検査部などの長など，施設内の関連する部門長で構成されている．

2 ● 感染対策チーム／感染管理チーム（ICT）

　施設管理者や各部門の部門長で構成されるICCは，施設の方針や実施すべき対策を決定するが，実際の感染予防策を実施するわけではない．そこで感染予防の実働部隊としては，**感染対策チーム／感染管理チーム**（infection control team：**ICT**）が設置されている．ICTは医師，看護師，薬剤師，検査技師，事務職員などで構成され，施設の方針に沿って，具体的な感染予防策を提案・実行し，その結果を評価してICCに報告する．

　感染予防策を具体的に実行するには，微生物の疫学，感染症の診断や治療，拡大予防策など，専門的な知識が必要である．したがって，ICTには，感染症専門医（infectious disease doctor：IDD）や感染症看護専門看護師，感染管理認定看護師，感染制御専門薬剤師，感染制御認定薬剤師，感染制御認定臨床微生物検査技師などの専門的な資格を有する者が参画している．また，感染予防策は迅速な対応が求められることが多く，ICTは施

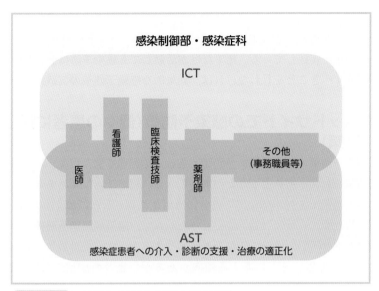

図Ⅷ-2-1　ICT と AST を担当する専門職

〔厚生労働省：厚生科学審議会感染症部会薬剤耐性（AMR）に関する小委員会資料，平成30年診療報酬改定について，p.143，〔https://www.mhlw.go.jp/file/06-Seisakujouhou-12400000-Hokenkyoku/0000197998.pdf〕（最終確認：2021年12月7日）より引用〕

設管理者から感染予防策に関する権限を委譲（いじょう）され，施設管理者直属の組織として活動する．

3 ● 抗菌薬適正使用支援チーム（AST）

　抗菌薬を適正に使用することは，薬剤耐性菌の発生の防止や不適切な抗菌薬処方による有害事象の回避などにつながる．さらに，患者の疾患の診断群分類によって診療報酬が決まる包括払い制度（diagnosis procedure combination：DPC）においては，不要な抗菌薬投与をなくすことは，病院経営の改善にも貢献する．

　医師，薬剤師，臨床検査技師を中心に，**抗菌薬適正使用支援チーム**（antimicrobial stewardship team：**AST**）を結成し，施設内の特定抗菌薬の使用状況の監視，感染症治療の早期モニタリングと主治医へのフィードバック，微生物検査・臨床検査の利用の適正化，抗菌薬適正使用にかかわる評価，抗菌薬適正使用の教育・啓発，院内で使用可能な抗菌薬の見直し，ほかの医療機関から抗菌薬適正使用の推進に関する相談を受ける，などの業務を行う[2]．このような業務を行うには，専門的な知識が必要であり，前述した有資格者の活動が望まれる．

　なお，ICT と AST はまったく別の組織ではなく，常に協働することが必要である．感染予防の部門の中で，それぞれの職種の専門性を生かした業務を担当している（**図Ⅷ-2-1**）．

B. 医療機関における感染管理の実際

　感染予防は，ベッドサイドで患者に直接医療・ケアを提供する実践者，部門の感染予防

を管理的に行い施設と部門をつなぐ部門の感染管理担当者，そして，施設全体の感染管理を行う感染管理部門やICTなどのチームなど，それぞれの立場で施設の方針に沿って感染予防策を実践している．ICTだけが活動しても感染予防は改善しない．それぞれの立場で実施すべきことを行わなければ，効果的な感染予防策の実践にはつながらない．

1 ● ベッドサイドでの感染予防策(個々の患者に対して行う感染予防策)

感染予防策の基本は**標準予防策**である．第Ⅳ章で学んだように，臨床現場では常に標準予防策を確実に実施することが求められる．標準予防策は感染症の有無にかかわらず実施すべき対策であり，すべての患者に適用される．これに加えて，（微生物検査の結果や診断を待たずに）特定の感染症を疑った時点で，**感染経路別予防策**を行う．

ベッドサイドで感染予防策を考えるとき，微生物検査の結果（感染症の原因となっている病原微生物）を主に考える傾向があるが，患者の**症状**や**日常生活動作**（activities of daily living：ADL）をふまえ，感染予防策を講じることが必要である．たとえば，標準予防策では「下痢の患者で感染予防行動が守れない，周囲環境を汚染する可能性がある場合は個室で隔離する」とされている．すなわち，感染症の有無ではなく，症状や患者のADLにより，感染拡大のリスクを予測し隔離を行うことの必要性を示している．微生物検査は結果が判明するまで時間を要することや，検査結果には検体の取り方などが影響することから，感染拡大の可能性があることを前提とし，状況（患者の症状やADL）をふまえ，感染予防策を実施することが必要である．

医療を提供するうえでは，どのような場面でも感染予防策は必須である．点滴を行う，採血をする，バイタルサインを測定する，清拭を行うなど，すべての処置やケアの前後などには必ず**手指衛生**が必要であり（p.71参照），この手指衛生こそ重要な感染予防策の1つである．ベッドサイドは診療や看護が患者に直接行われるところである．組織的に感染予防策を講じても，ベッドサイドで感染予防策が実践されなければ効果は得られない．ベッドサイドでは常に感染予防の意識をもって診療や看護の行為を行うことが重要である．

2 ● 部門における感染管理

各部門単位では，**感染管理担当者**を決めている場合が多い．感染管理担当者が主になり，施設全体の感染管理を行っているICTと部門とをつなぎ，部門の感染管理を行う．

部門の感染管理担当者は，ICTから提供される情報をキャッチし，施設の方針や施設の状況，地域の感染症の流行情報などを部門のスタッフに周知する．また，ICTから提供されるさまざまなデータ（手指衛生の遵守状況や針刺し・切創発生状況など）を部門の感染予防策に活用する．施設全体と自部門のデータを照らし合わせ，感染管理上の問題点，改善点などをICTとともに検討し実践する．たとえば，施設全体と比べ，自部門の手指衛生の遵守状況が低い場合，手指消毒薬は適切に設置されているか，どういう場合に手指衛生が実施され，実施されないのかなどを確認し，他部門の状況などICTから追加情報を得て，ICTと相談しながら自部門の改善を図る．

具体的な感染予防策の検討には，部門の患者背景，診療の内容，スタッフの状況など，

感染予防策に影響する内容をアセスメントし，スタッフが確実に実践できるように検討することが重要である．

3 ● 施設全体としての感染管理

　ここまで述べたように，施設全体の感染管理は感染予防策を担当する部門やICT，ASTのメンバーが中心となって行い，その内容は多岐にわたる．施設の感染予防マニュアルの策定や改訂，医療関連感染サーベイランスの実施と分析・評価による効率的な感染予防策の導入，アウトブレイク時の介入，スタッフの感染予防策に関する研修，抗MRSA薬や広域スペクトラム抗菌薬の届出制・許可制による投与量・投与期間の把握，感染症治療や感染拡大予防に関するコンサルテーション，針刺し・切創発生状況の把握と改善策の提案・導入など，多くの活動が求められる．また，定期的な院内ラウンドを行い，感染予防策の実施状況の把握や課題の抽出，感染予防策の実践の評価・分析なども重要な活動である．

4 ● 看護師の役割

　このような感染管理活動の中で看護師の役割は大きく，とくにICT活動の中心的役割は看護師が担う．感染管理にかかわる専門的な知識を習得し，**感染症看護専門看護師**や**感染管理認定看護師**などを中心に，チーム医療が行われている．

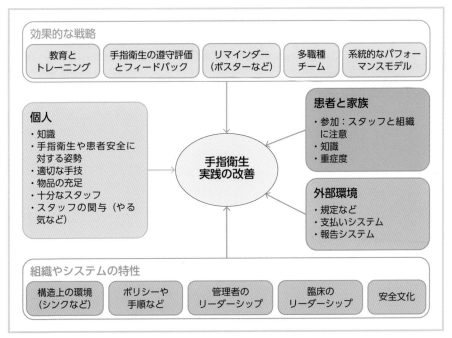

図Ⅷ-2-2　手指衛生実践の改善に影響すること
手指衛生が適切に実践されるようになるには，スタッフ個人の要素が満たされるだけでなく，組織としての戦略やシステムの構築に加え，患者・家族の要素を考慮したり外部環境の整備が重要となる．
[Pincock T, Bernstein P, Warthman S et al：Bundling hand hygiene interventions and measurement to decrease health care-associated infections. American Journal of Infection Control 40（4 Suppl 1）：S18-S27, 2012を参考に作成]

　もともと看護師は，24時間看護を提供するためにチームで働き，病棟の業務改善など
を行ってきた．また，患者に一番近い存在であり，患者に提供される医療やケアを容易に
理解できる．そして患者中心にさまざまな調整を行っているため，感染管理のような組織
横断的な活動に必要な調整力が備わっている．

5 ● 感染予防策を適切かつ確実に実施するために

　感染予防策でもっとも重要である手指衛生の実践の改善に影響することを**図Ⅷ-2-2**に
示す．スタッフ個人の手指衛生に対する認識だけではなく，手指衛生が実践しやすい環境
を整えることや，教育やトレーニング，マニュアルの存在，施設の管理者のリーダーシッ
プや施設の安全文化が手指衛生の実践の改善に影響することが示されている．

　感染予防策は見えない病原微生物を相手に，予防を主とする活動である．そのため，個
人の認識は低くなりがちであるが，施設全体で組織的に行い，感染予防策の重要性を浸透
させ，患者に不利益となる感染を広げないようにすべきである．

　医療機関には，医師や看護師などの医療従事者だけでなく，事務職員や委託業者など，
多くの職員が働き，医学生や看護学生などの医療関係の学生が実習している．働く職員だ
けでなく，学生も実習の場では医療チームの一員である．感染予防策はチームメンバー全
員が実践しなければならないことであり，学生もチームの一員として，感染予防に取り組
むことが求められる．

▌引用文献▌
1)　厚生労働省：医療法改正の概要（平成18年6月公布，平成19年4月施行），〔https://www.mhlw.go.jp/shin-gi/2007/11/dl/s1105-2b.pdf〕（最終確認：2021年12月7日）
2)　厚生労働省：AMR小委員会診療報酬資料 感染症対策・薬剤耐性対策の推進，2018年，〔https://www.mhlw.go.jp/file/05-Shingikai-10601000-Daijinkanboukouseikagakuka-Kouseikagakuka/siryo5.pdf〕（最終確認：2021年12月7日）

第**IX**章

感染管理プログラム
展開の実際

学習目標

1. 臨床場面を通して，医療関連感染サーベイランスの目的と内容について学ぶ．
2. エビデンスを感染看護に活用することの意義について考える．
3. 感染症のアウトブレイク時の基本的な対応について学習する．

1 院内の感染管理体制の構築・維持のための活動(サーベイランス)

A. 医療関連感染サーベイランスとは

　医療機関の感染管理体制を構築し,感染管理プログラム(p.214参照)を展開するうえでの維持の中核となる活動に,**医療関連感染サーベイランス**がある.医療関連感染(healthcare-associated infection:HAI)がどのくらい発生しているかを調査・分析し,ケア改善にかかわる医療従事者へ結果をフィードバックすることによって,感染予防策の改善と感染の減少を目指す活動である.近年は,より感染リスクが高い患者集団や医療処置に焦点をあて,医療関連感染の発生状況を明らかにするアウトカムサーベイランスと,感染予防策の遵守状況を明らかにするプロセスサーベイランスが,感染予防策の質の向上と医療関連感染の減少に有効であることが示され,急性期病院を中心に実施されている.医療関連感染サーベイランスの種類には,中心静脈カテーテルなどの医療器具が挿入された患者を対象とする医療器具関連感染サーベイランスと,手術や透析などの侵襲的医療処置を受ける患者を対象とする医療処置関連感染サーベイランス,リスクが高い入院患者全体などを対象とし,特定の病原微生物への感染や保菌状況を明らかにする病原体サーベイランスがある(**表IX-1-1**).

　医療関連感染サーベイランスは,感染管理認定看護師や感染症看護専門看護師などの専門的知識を有する看護師と病棟の感染リンクナースやスタッフナースが連携し実施することで,看護ケアの改善につながる.ここでは,具体的な臨床場面を通して,その展開例をみてみよう.

B. 医療関連感染サーベイランスの実際

臨床場面①

　Uさんは神経内科病棟の感染リンクナースである.神経内科病棟には脳梗塞(のうこうそく)などの脳血管疾患やパーキンソン病などの神経変性疾患患者が入院している.患者の多くは日常生活動作(activities of daily living:ADL)の自立度が低下しており,膀胱留置カテーテルが挿入される場合も多い.

　最近,膀胱留置カテーテル留置中の患者に,急な38℃以上の発熱,カテーテルの違和感の訴え,尿混濁を認める事例が増えている.尿培養から,多剤耐性緑膿菌が検出された患者もいる.感染症看護専門看護師のYさんに相談すると,「病棟にカテーテル挿入者が増えているのと,カテーテル留置期間が長期化しているかもしれない.病棟のカテーテル管理に何か問題がありそうですね.カテーテル関連尿路感染(catheter-associated urinary tract infection:CAUTI)がどのくらい起こっているのか,サーベイランスを計画しましょう.まずはCAUTIのリスクアセスメントを行いましょう」との提案を受けた.

表Ⅸ-1-1　代表的な医療関連感染サーベイランスの種類

医療器具関連感染サーベイランス	カテーテル関連血流感染 (CRBSI) サーベイランス カテーテル関連尿路感染 (CAUTI) サーベイランス 人工呼吸器関連肺炎 (VAP) サーベイランス
医療処置関連感染サーベイランス	手術部位感染 (SSI) サーベイランス
病原体サーベイランス	薬剤耐性菌 (MDRO) サーベイランス *Clostridioides difficile* 感染症 (CDI) サーベイランス インフルエンザサーベイランス

表Ⅸ-1-2　カテーテル関連尿路感染 (CAUTI) のリスクアセスメントの視点

リスクアセスメントの視点		CAUTI のリスクを高める要因
患者の感染リスク (改善が困難)	性別	・女性は男性より尿道が短く，細菌が侵入しやすい ・女性は会陰部の微生物量が多い
	年齢	・50歳以上でCAUTIのリスクが高まる
	基礎疾患・臓器機能の状態	・糖尿病，重篤な基礎疾患 ・カテーテル挿入時の血清クレアチニン値が2 mg/dL 以上
	ADLの状態	・排泄のADL低下が膀胱留置カテーテル挿入機会の増加，留置期間の長期化につながる ・清潔のADL低下で陰部の清潔保持が困難になる
カテーテル挿入・管理に関するリスク (改善が可能)	カテーテル挿入場所	・手術室以外の場所での挿入
	カテーテル挿入のタイミング	・入院6日以降のカテーテル挿入
	カテーテル留置期間	・5日以上のカテーテル留置
	カテーテル挿入・管理技術	・カテーテル挿入時・留置中の無菌操作の破綻 ・カテーテル挿入者の専門的トレーニングの不足
	カテーテルの適応	・カテーテルが不要になっても留置されている

[Chu VH, Boucher HW：Device-Associated Infections, an Issue of Infectious Disease Clinics of North America, Elsevier, 2018 を参考に作成]

1 ● 状況のアセスメント

　Uさんはさっそく，CAUTIのリスク因子[1] を参考にして，神経内科病棟の感染リスクアセスメントを行った．**表Ⅸ-1-2**は感染リスクアセスメントの視点を示している．

a. 患者の感染リスク

　神経内科病棟では，疾患の特徴から高齢患者が多い．患者は身体の麻痺や運動機能低下による機能性尿失禁，神経因性膀胱による頻尿や切迫性尿失禁，尿閉が生じ，膀胱留置カテーテルが挿入される機会が多く，カテーテル留置期間も長期化しやすい．カテーテル挿入や留置によって病原微生物がカテーテルを通じて膀胱内へ侵入し，CAUTIを引き起こす．CAUTIでは，カルバペネム耐性腸内細菌科細菌 (carbapenem-resistant *enterobacteriaceae*：CRE)，メチシリン耐性黄色ブドウ球菌 (methicillin-resistant *Staphylococcus aureus*：MRSA)，基質拡張型βラクタマーゼ (extended-spectrum β-lactamase：ESBL) 産生菌などの薬剤耐性菌が起因菌となることがある．さらに，清潔のセルフケア能力低下により，陰部や身体の清潔保持が困難になる．とくに女性は男性よりも尿道が短いため，便失禁などによる尿道口の汚染で微生物が膀胱内へ侵入しやすい．

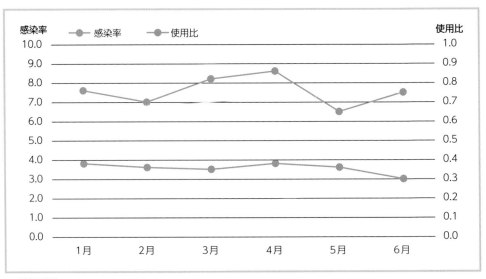

図Ⅸ-1-1　**神経内科病棟のCAUTIサーベイランス結果**
「感染率」は以下の計算式で算出する．1,000膀胱留置カテーテル使用日数あたり何件のCAUTIが発生しているかを示す指標である．感染率＝CAUTIと判定された件数／延べカテーテル使用日数×1,000
「使用比」は以下の計算式で算出し，0〜1の間の数値で示される．カテーテルの使用が多い，留置期間が長いと数値が高くなるためカテーテル使用状況やリスクを評価する指標として活用できる．使用比＝延べカテーテル使用日数／延べ入院患者数

脳血管疾患では心疾患，糖尿病，腎機能低下の合併，神経変性疾患急性期ではステロイドが投与されることがあり，患者の感染防御機能低下によってCAUTIのリスクを高める．

b. 膀胱留置カテーテル挿入・管理に関する感染リスク

5日以上のカテーテル留置はCAUTIのリスクを高め，細菌尿が確認された患者の約24%がCAUTIを発症する[2]．神経内科病棟は看護必要度が高い患者が多く，カテーテル留置の必要性のアセスメントが毎日行われないと，カテーテル留置期間が長期化することになる．

カテーテル挿入時や留置中の無菌操作やカテーテルケア時の手指衛生が適切に行われないと，CAUTIのリスクを高める．

2 ● 活動の実際

a. サーベイランスの実践

Uさんは病棟看護師長に相談し，Yさんと一緒にCAUTIサーベイランスを実施することにした．サーベイランス実施にあたり，神経内科医師と病棟看護師の協力が得られることになった．神経内科病棟の半年間のCAUTIサーベイランス結果を**図Ⅸ-1-1**に示す．

半年間のCAUTI感染率は，1,000カテーテル使用日数あたり7.5，カテーテル使用比は0.36であった．これは，公開されている国内の他病院のデータと比較しても高い感染率と使用比であることがわかった．

b. サーベイランスの結果から見出された感染予防上の課題

神経内科病棟におけるCAUTIサーベイランスの結果から，国内の他病院のデータと比べてCAUTI感染率が高いことがわかった．その理由として，カテーテル挿入時の無菌操

作が守られていないことや，カテーテル留置中の管理が適切に行われていない可能性が考えられた．医師や看護師の手指衛生といった基本的な感染予防策の遵守も見直していく必要がある．

CAUTI感染率だけでなく，カテーテル使用比も高いことがわかった．つまり，神経内科病棟では膀胱留置カテーテルが挿入されている患者が多く，留置期間が長い傾向にあることがサーベイランスの結果で示された．カテーテルが不要になっても抜去されず，長期間留置されている可能性がある．カテーテルの留置自体がCAUTIのリスクを高めるが，神経内科病棟では膀胱留置カテーテルが多くの患者に長期間挿入されていることから感染の機会が増え，そのことに伴い感染率が高くなっている状況である．UさんとYさんがサーベイランス開始前に予測した感染予防上の課題が，データによって裏づけられた．

c. ケアの改善にかかわる医療従事者へのフィードバック

Uさんは，Yさん，病棟看護師長と話し合い，病棟看護師と医師へサーベイランス結果について，感染率と使用比のグラフを示し，次の①〜④の内容のフィードバックを行った．

①神経内科病棟にはCAUTIを起こすリスクが高い患者がいる．
②CAUTI感染率とカテーテル使用比が高い．
③感染予防上の課題として考えられる点
- 膀胱留置カテーテル挿入時の無菌操作や留置中の管理が適切ではない可能性がある．
- 膀胱留置カテーテルが不要になった患者にも長期間カテーテルが留置されている．
④今後，エビデンスに基づくCAUTI予防策を病棟内で実施していきたいと考えている．

CAUTI感染率とカテーテル使用比のデータを示しながら説明することで，医師，病棟看護師はUさんが説明したことに納得し，今後，膀胱留置カテーテルの管理や感染予防策を改善していきたいという言葉が聞かれた．

エビデンスに基づく感染予防策の導入と実践に向けて，UさんとYさんは次の計画を立てていくこととした．

C. 感染予防策の導入と評価の方法

エビデンスに基づく実践（evidence based practice：EBP）のステップに沿って臨床現場へ効果が明らかな感染予防策を導入することは，患者への最善のケア提供につながり，感染の低減が期待される．同時に医療関連感染サーベイランスを行うことで，導入した感染予防策の効果を数値的に評価でき，医療従事者の対策遵守に対する意欲を向上させることができる．その展開例を，先ほどのUさんとYさんの場面の続きを通してみてみよう．

> **臨床場面②**
>
> 　神経内科病棟の感染リンクナースであるUさんは，感染症看護専門看護師のYさんとともにCAUTIサーベイランスを実施した．その結果，同病棟でのCAUTI感染率とカテーテル使用比はともに高く，病棟内の膀胱留置カテーテルの管理や感染予防上の課題が見出された．カテーテル使用比が高いことから，カテーテルが不要となった患者にも長期間カテーテルが留置されている可能性が示唆された．そこでUさんとYさんは，病棟内へエビデンスに基づくCAUTI予防策の導入を進める計画を立てている．

1 ● 状況のアセスメント

a. エビデンスに基づく CAUTI 予防策を確認する

　エビデンスに基づくCAUTI予防策としてYさんより，米国疾病予防管理センター（Centers for Disease Control and Prevention：CDC）カテーテル関連尿路感染予防のためのガイドライン[2]の推奨策を取り入れてはどうかとの提案があった．また，エビデンスが明確な複数のCAUTI予防策を同時に実施する「ケアバンドル」[3]がより効果的であると教わった（**表IX-1-3**）．

　カテーテル関連尿路感染予防のためのガイドラインでは，「適切な適応に限り，カテーテルを挿入して必要な期間だけ留置すること，すべての患者，とくにカテーテル留置によるCAUTIのリスクが高い患者（女性，高齢者，免疫機能低下の患者）はカテーテルの使用と使用期間を極力抑える」ことが推奨され，カテーテルの適正使用例が示されている（**表IX-1-4**）．膀胱留置カテーテルが挿入されている患者に対してはカテーテルの必要性を毎日評価することが推奨されており，尿失禁患者に対しては，看護ケアの代わりとしてカテーテルの留置を続けることは不適切な使用とされている[2]．Uさんは，「麻痺で身体機能が低下している患者が多いので，カテーテルの留置期間が長くなっていたかもしれない」と考えた．

b. 病棟の CAUTI 予防策の実践状況を確認する

　UさんとYさんは，病棟内の膀胱留置カテーテル挿入時と留置中の感染予防策について，感染予防マニュアルの内容と，医師，病棟看護師の予防策実施状況を確認した．同病棟では消毒薬や滅菌の潤滑ゼリー，滅菌手袋が入っている膀胱留置カテーテルのセットが使われており，医師が無菌操作を厳守して挿入している．カテーテル留置中の管理では，採尿バッグが床につかないようにベッド柵へ固定されており，ドレナージチューブも尿が逆流しないように工夫している．採尿バッグからの尿の排出は看護師が手指衛生のうえ，手袋，エプロン，マスク，ゴーグルを装着して個別の容器を使用しており，とくに問題はみられなかった．しかし，いったん膀胱留置カテーテルが挿入されると，1週間以上，入院期間が長い患者では数ヵ月間，カテーテルが留置されていた．カテーテルを抜去してもよいかは，医師が回診に来たときに指示が出ることもあるが，指示がない場合はそのまま留置が続けられていることもあった．

表IX-1-3　CAUTI予防のためのケアバンドル

カテーテル挿入時のバンドル	カテーテル留置中の管理のバンドル
・必要性を慎重に評価し，不要なカテーテル挿入を避ける．代替案を検討する ・適切なサイズの滅菌カテーテル，滅菌器材を選択し，閉鎖式ドレナージシステムを用いる ・WHOの推奨する手指衛生の「5つのタイミング」に従って手指衛生を行い，無菌操作を厳守してカテーテルを挿入する ・挿入前に滅菌生理食塩水で尿道口を洗浄し，尿道の損傷を最小限にするために滅菌済みの潤滑ゼリーを使用する ・日付，時間，挿入した理由をカルテに記録する	・短期留置型カテーテルの必要性を評価し，必要なくなればすみやかに抜去する ・WHO手指衛生の「5つのタイミング」に従って手指衛生を行い，日々のカテーテルケアは無菌操作で行う ・閉鎖式ドレナージを破綻させない．カテーテルと採尿バッグの接続部をはずさない ・採尿バッグから尿を排出する際は，患者ごとに個別の清潔な容器を使用する ・膀胱留置カテーテルのチューブを固定する ・感染徴候やカテーテルが最後に交換された日付など，カテーテルのケアの記録を毎日記載する

[Damani N：Prevention of healthcare associated infections. Manual of Infection Prevention and Control, 4th ed., p.233-304, Oxford University Press, 2019を参考に作成]

表IX-1-4　膀胱留置カテーテルの適正使用例

膀胱留置カテーテルの適切な使用例

- ・患者に急性の尿閉または膀胱出口部閉塞がある
- ・重篤な患者の尿量の正確な測定が必要である
- ・特定の手術での周術期での使用
  - ・泌尿生殖器の周辺構造で泌尿器手術またはほかの手術を受ける患者
  - ・長時間の手術が予測される患者
  - ・術中に大量の点滴または利尿薬投与が予測される患者
  - ・尿量の術中モニタリングが必要な患者
- ・尿失禁患者の仙骨部または会陰部の創傷治癒を促すため
- ・患者を長期に固定する必要がある（例：胸椎または腰椎が不安定，骨盤骨折のような多発外傷）
- ・必要に応じて終末期ケアの快適さを改善するため

膀胱留置カテーテルの不適切な使用例

- ・尿失禁患者または利用者の看護ケアの代わりとしての使用
- ・患者が自発排尿できるときに，培養その他の診断検査のために採尿する手段としての使用
- ・適切な適応が認められない場合の術後長期間の使用（例：尿道または周辺構造の修復，硬膜外麻酔の作用遷延など）

[Gould CV, Umscheid CA, Agarwal RK et al：Healthcare Infection Control Practices Advisory Committee（HICPAC）：Guideline for Prevention of Catheter-Associated Urinary Tract Infections, 2009,〔https://www.cdc.gov/infectioncontrol/guidelines/cauti/index.html〕［最終確認：2021年12月7日］を参考に作成]

2 ● 活動の実際

a. 臨床現場で実践しやすい具体策を立案する

　具体策の立案にあたり，CAUTI感染率とカテーテル使用比の低減，適正な膀胱留置カテーテルの使用ができること目標とした．UさんとYさんは，担当看護師と看護チームによる毎日の膀胱留置カテーテルの必要性の評価を導入した．膀胱留置カテーテルの適正使用例（**表IX-1-4**）と評価のフローチャート（**図IX-1-2**)[4)]を使ってカテーテルの必要性を毎日評価し，看護記録に評価内容を記載した．医師にも相談し，カテーテルが不要な患者はすみやかに抜去することを話し合った．

　膀胱留置カテーテル抜去後の排泄ケアとして，患者の状態に合わせた車椅子や歩行介助によるトイレでの排泄介助，必要な場合はオムツの着用，尿器の使用を進めた．理学療法士とも相談し，排泄のADL獲得に向けた支援を積極的に行うこととした．

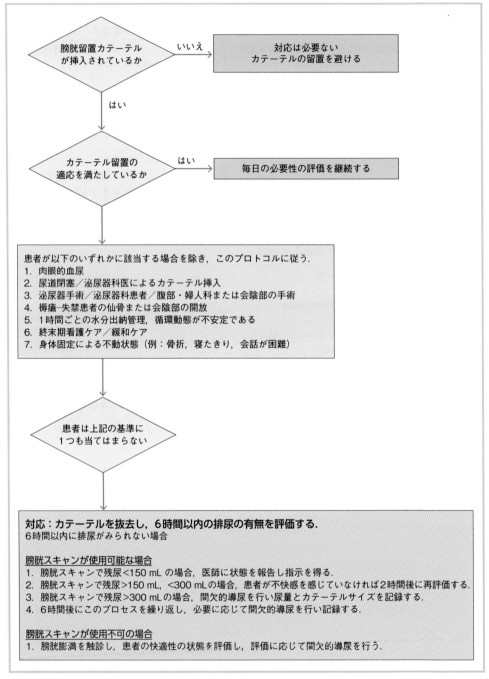

図Ⅸ-1-2　膀胱留置カテーテルの必要性を評価するためのフローチャート

〔Yatim J, Wong KS, Ling ML et al：A nurse-driven process for timely removal of urinary catheters. International Journal of Urological Nursing 10 (3)：167-172, 2016を参考に作成〕

b. 臨床現場の医療従事者への教育を行う

　UさんはYさんに相談しながら，看護師にCAUTI予防策の勉強会を行った．CAUTIの感染経路，リスク因子，CAUTI予防のためのケアバンドルの内容，カテーテル適正使用

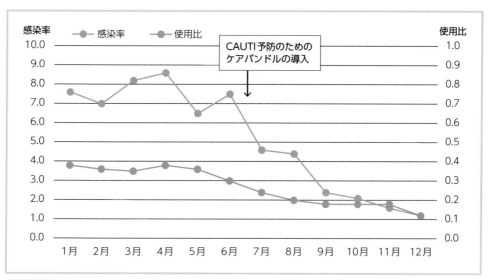

図Ⅸ-1-3　CAUTI サーベイランスの結果

例と評価のフローチャートを用いたアセスメントの方法について説明したところ，「今まででカテーテルが入っていたほうが患者さんも失禁で嫌な思いをしなくて済むだろうと，早く抜いたほうがよいという考えがなかった．カテーテルが感染のリスクになるのなら，みんなで取り組んでみたい」と，多くの看護師より前向きな言葉が聞かれた.

c. 導入した CAUTI 予防策の評価を行う

　CAUTI予防策を導入すると同時に，UさんとYさんはCAUTIサーベイランスを継続し，CAUTI感染率とカテーテル使用比のモニタリングを行った．その結果を**図Ⅸ-1-3**に示す．ケアバンドル導入後よりカテーテル使用比が徐々に低下し，それに伴ってCAUTI感染率が低下した．Uさんは，医師と病棟看護師，理学療法士にサーベイランスの結果を報告したところ，「そういえば最近，カテーテル長期留置の患者さんが少なくなった．エビデンスに基づく対策は効果があるんだね．これからもがんばろう」と，病棟全体でCAUTI予防策へますます意欲的に取り組むようになった.

┃引用文献┃

1) Chu VH, Boucher HW：Device‐Associated Infections, an Issue of Infectious Disease Clinics of North America, Elsevier, 2018
2) Gould CV, Umscheid CA, Agarwal RK et al：Healthcare Infection Control Practices Advisory Committee (HICPAC)：Guideline for Prevention of Catheter‐Associated Urinary Tract Infections, 2009, 〔https://www.cdc.gov/infectioncontrol/guidelines/cauti/index.html〕〔最終確認：2021年12月7日〕
3) Damani N：Prevention of healthcare associated infections. Manual of Infection Prevention and Control, 4th ed, p.233-304, Oxford University Press, 2019
4) Yatim J, Wong KS, Ling ML et al：A nurse-driven process for timely removal of urinary catheters. International Journal of Urological Nursing 10 (3)：167-172, 2016

2 エビデンスに基づく実践（EBP）

A. 「エビデンスに基づく医療」の誕生から「エビデンスに基づく実践」への発展

1●「エビデンスに基づく医療（EBM）」の始まり

エビデンスに基づく医療（evidence based medicine：EBM）の生みの親であるサケット（Sackett DL）博士は，自身の研修医時代の経験から医師の「臨床」現場に，公衆衛生学領域で発展してきた「疫学」の考え方を応用する必要性があると感じ，マクマスター大学に臨床疫学部門を立ち上げ，初代教授となった．当初は，既存の研究論文の結果を臨床現場で臨床医たちに活用してもらうために，論文を批判的吟味（critical appraisal）する方法を教授したが，浸透することはなかった．その後，博士の同僚が1980年代にEBMと名称を変えると，カナダ，英国を中心に急速に普及し，1990年代に日本にも紹介されるにいたった．

サケット博士らは，EBMとは「個人の患者のマネージメントにおいて，現在の臨床研究から得ることができる最善のエビデンスを，良心的に，思慮深く使うことである」[1]と定義し，日本では，臨床研究，とくにランダム化比較試験*の結果のみがエビデンスとして重要視される傾向が強まった．この傾向は日本に限ったことではなかったため，ハインズ（Haynes RB）博士は臨床研究から得られた知見がエビデンスとして一人歩きしないよう，「臨床現場における意思決定モデル」を発表した[2]．その後，同じくマクマスター大学でエビデンスに基づく看護（evidence based nursing：EBN）を推進したディセンソ（DiCenso A）教授らがこのモデルに医療資源の要素を加えた（図Ⅸ-2-1）[3]．このモデルでは，EBMは臨床研究から得られた成果だけに基づいて実施されるものではなく，臨床研究から得られた成果と，患者の志向（価値観），臨床現場の状態，各個人の臨床的専門技能とを総合的に検討し，臨床現場において展開されるものであることを示している．

2●「エビデンスに基づく実践（EBP）」への発展

現在では，EBM，EBNと分けて用いるのではなく，エビデンスに基づく臨床実践（evidence based clinical practice：EBCP）あるいはエビデンスに基づく実践（evidence based practice：EBP）と称され，患者ならびに実践者の問題解決のための意思決定の枠組みとして活用されている[4]．ジョンズ・ホプキンス大学病院の看護部では，EBPを「入手可能な限りの最良の科学的エビデンスを入手可能な最良の経験上のエビデンス（患者ならびに実践者）と統合させている医療機関において，臨床上の意思決定のための問題解決アプローチである」と定義している[5]．臨床研究から得られた優れた効果が示された治療，

---

*ランダム化比較試験：新しい治療法などの有効性や安全性の評価のために行われる臨床試験のための方法の1つ．研究の対象者を2つ以上のグループに無作為に分け（ランダム化），治療法などの効果を検証する．

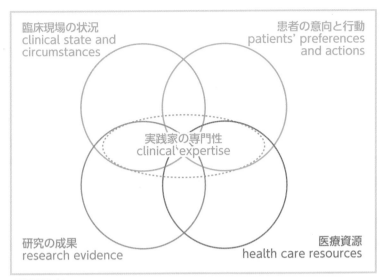

図IX-2-1　臨床現場における意思決定モデル
[DiCenso A, Guyatt G, Ciliska D : Introduction to evidence-based nursing. Evidence-Based Nursing : a Guide to Clinical Practice, p.3-19, Elsevier, 2005 より筆者が翻訳して引用]

ケアであっても,「その受け手である患者や家族が,それを受けることを望んでいるのか」「その治療やケアを実践することができる専門技能をもつ実践者がいるのか」「その治療やケアを実践する病棟や病院の環境は整っているのか」などを検討したうえで,最善の決定を行うことが求められている.

B. 臨床実践におけるEBP展開のための3局面

　　臨床現場では,患者の視点に立ち,実践者と患者・家族との間で共通の意思決定 (shared decision making) を導き出せるよう,実践者がエビデンスを思慮深く活用し,実践の質を向上させていく.EBPの展開には,このように既存のエビデンスを実践者が「使う」局面と,エビデンスを「伝える」局面,そしてエビデンスを「つくる」局面がある.これらの3局面を通して質の高い臨床実践への貢献に励んでいる.

1 ● エビデンスを「使う」局面：EBPのステップ

　　実践者にとっては,自分が提供するケアの質を高め,患者・家族の満足感を得るために,最善のエビデンスを臨床現場で「使う」ことが主となる.
　　代表的なEBPのステップは,以下の6つである[6].

　1.　臨床実践を見直し,回答を得たいと思われるような臨床上の関心事や問題を明確にする.
　2.　臨床上の関心事や問題の特徴や範囲を検討し,回答を得やすい（EBPに適した）問いに絞り込む.

3. 作成した問いへの回答が得られる，関連した研究論文の検索を行う．
4. 研究論文の批判的吟味を行う．
5. 研究論文の結果を自分の実践に適用する．
6. 適用した結果の評価を行う．

　実践の場は，医療従事者にとって問題の宝庫である．臨床上の問題（clinical question）をみつけ（ステップ1），できるだけ具体的な，回答を得やすい問いの形に絞り込んでいく（ステップ2）．より具体的な，回答を得やすい問いとするために，「誰が？」「何をすると？」「何と比較して？」「どのような成果が得られるか？」という枠組みで考える．

　たとえば，「医療従事者の手指衛生の向上に効果があるものは何か」と問うとしよう．手指衛生の向上に効果のある方略はすでにさまざま検討されている．そこで，「集中治療室に勤務する医療従事者を対象に」（＝誰が？），「電子カルテ上で手指衛生啓発のためのスクリーンセーバーを流した場合」（＝何をすると？），「電子カルテ上で通常のスクリーンセーバーを流した場合と比べ」（＝何と比較して？），「手指衛生行動が増加する」（＝どのような成果が得られるか？）という問いに変えると，どうだろうか．より具体的になり，焦点化されていることに気づくであろう．

　具体化した問いの中に使われているキーワードを活用し，文献検索をし，エビデンスを探す（ステップ3）．文献検索の結果，問いへの回答が得られそうな文献を入手し，批判的吟味（論文の質の評価）を行う（ステップ4）．論文に書かれている結果を信用することができ，臨床現場で実践をする段階を得て（ステップ5），行った実践を評価していく（ステップ6）．EBPのステップでは，このステップ5と6の段階が一番むずかしく，**図Ⅸ-2-1**のモデルの要素を考慮に入れつつ，チームで検討，展開していくことが重要である．

2● エビデンスを「つくる」「伝える」局面

　エビデンス「つくる」のは研究者である．研究者は臨床上の問題を研究上の問い（research question）へと絞り込み，その問いへの回答を得るために質の高い研究デザインを計画し，研究成果をつくり出している．

　研究者らによって日々生み出されるエビデンスは膨大である．この膨大なエビデンスの中から臨床上の問題への回答を得られるよう，私たちに代わって文献検索，批判的吟味を実施し，活用しやすい，読みやすい形として提供されているのがエビデンスを「伝える」局面である．診療ガイドライン（clinical practice guideline：CPG）をはじめとするガイドラインやケアバンドル（care bundle），システマティックレビューがその代表である．CPGとは，「特定の臨床状況において，適切な判断を行うため，実践者と患者を支援する目的で系統的に作成された文書」と定義されている[7]．この定義の中で重要なことは，臨床におけるさまざまな専門技能をもつ実践者と患者，家族が利用，活用できるものであり，彼らたちの意思決定，判断を支援する目的で作成されているということである．

　感染管理，感染症看護の領域は，他領域と比較すると質の高いエビデンスが発表されており，私たちはさまざまなガイドラインやケアバンドルを実践の場で活用している．これらのEBPの実践は，患者・家族の安全のため，実践者としての専門性の発展のため，そ

して学生の教育のために重要なものである.

■引用文献■

1) Sackett DL, Richardson WS, Rosenberg W et al：Evidence Based Medicine：How to Practice and Teach EBM, p.7-8, Churchill Livingstone, 1997
2) Haynes RB, Devereaux PJ, Guyatt GH：Physicians' and patients' choices in evidence based practice. BMJ 324 (7350)：1350, 2002
3) DiCenso A, Guyatt G, Ciliska D：Introduction to evidence-based nursing. Evidence-Based Nursing：a Guide to Clinical Practice, p.3-19, Elsevier, 2005
4) Melnyk BM, Fineout-Oerholt E：Evidence-based Practice in Nursing and Healthcare：a Guide to Best Practice, 3rd ed, Wolters Kluwer, 2014
5) Dang D, Dearholt SL：Johns Hopkins Nursing Evidence-Based Practice：Model and Guidelines, 3rd ed, p.4-5, Sigma Theta Tau International, 2018
6) Dearholt SL, Dang D：Johns Hopkins Nursing Evidence-Based Practice：Model and Guidelines, 2nd ed, Sigma Theta Tau International, 2012
7) Institute of Medicine (US) Committee on Clinical Practice Guidelines：Guidelines for Clinical Practice：from Development to Use (Field MJ, Lohr KN ed), National Academies Press, 1992

③ アウトブレイク時の感染管理

A. 感染症の流行形態

1 ● パンデミック，アウトブレイク，エピデミック（図Ⅸ-3-1）

　2019年末に出現した新型コロナウイルス（SARS-CoV-2）は次々と変異し，世界中に広がり，それまでの人々の生活を一変させた．このように大陸を越えて複数の国々に広がる感染症の大流行のことを**パンデミック**（pandemic）と呼ぶ．新型コロナウイルス感染症（COVID-19）以外には，2009年に発生した新型インフルエンザ（H1N1）がパンデミックとなった．

　日本では毎年，インフルエンザのシーズンがやってくる．このシーズンに入る前に，インフルエンザワクチンの接種を終えることが推奨されている．このような季節性のインフルエンザ*流行は，**アウトブレイク**（outbreak，集団発生）と呼ぶ．パンデミックとは違い，ある特定の地理的区域（国，施設など）やコミュニティ内で感染症例が増加する現象である．アウトブレイクと同義語的に使用されているのが，**エピデミック**（epidemic，流行）である．エピデミックは，特定地域や集団における予測レベル（ベースラインという場合もある）を超えて感染症例が突発的に増加した場合を指す．

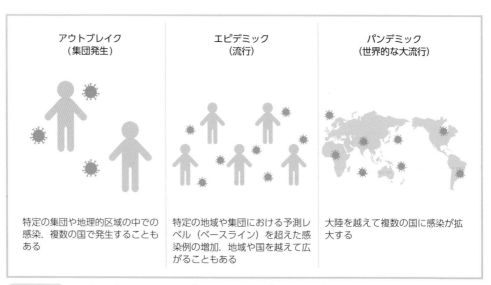

アウトブレイク（集団発生）	エピデミック（流行）	パンデミック（世界的な大流行）
特定の集団や地理的区域の中での感染．複数の国で発生することもある	特定の地域や集団における予測レベル（ベースライン）を超えた感染例の増加．地域や国を越えて広がることもある	大陸を越えて複数の国に感染が拡大する

図Ⅸ-3-1　アウトブレイク，エピデミック，パンデミックの違い

---

*日本には四季があり，冬場になるとインフルエンザが猛威をふるうので，季節性インフルエンザと呼ばれている．熱帯地方など四季のない国々では通年でインフルエンザは発生している．

2 ● クラスター

COVID-19の流行に伴い，**クラスター**対策が重要な対策の1つとして実施されてきた．クラスター（cluster，集積）とは，COVID-19対策においては患者集団のことを指している[1]．通常，クラスターとは，「比較的まれな疾患が，空間的および時間的に偶然により生じると考えられるよりも多く集積している状態」と定義され[2]，このクラスターから大規模な集団発生へとつながる可能性が高いため，クラスター対策を充実させ，感染経路などの特定を行い，集団発生を未然に防ぐ努力がなされる．

B. 感染症のアウトブレイク（集団発生）

ここからは，医療現場におけるアウトブレイク対応について述べる．しかしながら，医療現場で重要視される感染症の流行は，施設レベル，地域レベル，世界レベルでも発生している．常にグローバルな視点で感染症の発生動向についての情報を得ておく必要がある．

1 ● アウトブレイクとは

アウトブレイクは，「特定の感染症が一定期間内に，特定の地域，集団に限局して，予想以上に発生する流行」あるいは「特定の地域，特定の集団においては，通常発生がみられない感染症が1例でも発生した場合」と定義されている[2]．前者の定義の「予想以上に」を判定するために**医療関連感染サーベイランス**を実施し，各医療機関が指標としている感染症のベースラインを把握する必要がある．「予想以上に」の判定基準は，平均値に2標準偏差を加えた値，90パーセンタイル値などが用いられる．

世界で発生した代表的なアウトブレイク例として，以下のものがあげられる[3,4]．

- レジオネラ症（1976年）：米国フィラデルフィアにおける在郷軍人集会（Legion）で集団肺炎として発見．在郷軍人病と称されている．
- ウィスコンシン州におけるトキシックショック症候群の調査（1979～1980年）
- イスラエルの内科病棟における劇症B型肝炎のアウトブレイク（1986年）
- 日本におけるバンコマイシン耐性腸球菌（vancomycin-resistant *enterococci*：VRE）感染症のアウトブレイク（2010年）

2 ● アウトブレイク発生時の基本的対応手順

日本の急性期病院で，たとえば1週間に1例のVREの新規保菌患者が発生した場合，アウトブレイクとして対応を開始することが求められる．このアウトブレイク対応には，①アウトブレイク発生時の対策・調査，②対処組織運営：治療体制，調査・検査体制，当事者対応，③コミュニケーション：院内（職員，家族などの面会者，患者への情報提供），院外（行政への報告，市民，マスコミ対応）が含まれる．①～③を効果的に展開するためには，統括者をおき，スタッフ間での情報共有が重要である．

a. 「真のアウトブレイク」の確認

①のアウトブレイク発生時の対策・調査の基本的プロセスを**図IX-3-2**に示す．

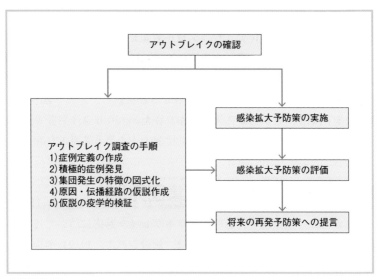

図Ⅸ-3-2　アウトブレイク発生時の対応の基本的プロセス

　一番重要であるのは，「本当にアウトブレイクが起こっているのか」を確認することである．そのためには，種々のサーベイランス（p.224参照）を実施し，ターゲットとしている感染症や微生物の日常的な検出・発生頻度を把握しておく．さらに，「診断と，診断のための検査方法は問題ないか？」「診断に誤りはないか？」「典型的な臨床症状があるか？」などを確認し，検査結果と臨床所見が一致しているかどうかを検討し，その真偽を確定することが必要である．

b.　感染拡大予防策の実施

　真のアウトブレイク確定後は，まずは**図Ⅸ-3-2**の右側にある「感染拡大予防策の実施」に着手する．例にあげた，急性期病院におけるVREの感染拡大予防策としては以下のものが含まれる[5]．

- 手指衛生
- 症例探索のための検査室ベースのサーベイランス
- 患者の積極的サーベイランスのための培養検査
- 医療従事者への教育
- 感染患者ならびに保菌患者の処置・ケア時の個人防護具（personal protective equipment：PPE）の適切な着脱を含めた接触予防策の徹底
- 処置やケア時に使用した医療器具の適切な洗浄と消毒
- 患者の療養環境の適切な洗浄と消毒

　感染拡大予防策を講じる場合は，既存のエビデンスを参考にする．VRE例の場合は，すでに米国疾病予防管理センター（Centers for Disease Control and Prevention：CDC），米国医療疫学協会（the Society for Healthcare Epidemiology of America：SHEA）からガイドライン（clinical practice guideline：CPG）が発表されている．また，他施設でのVREのアウトブレイクの報告があれば，それを参考にして，効果のみられた対策を講じ

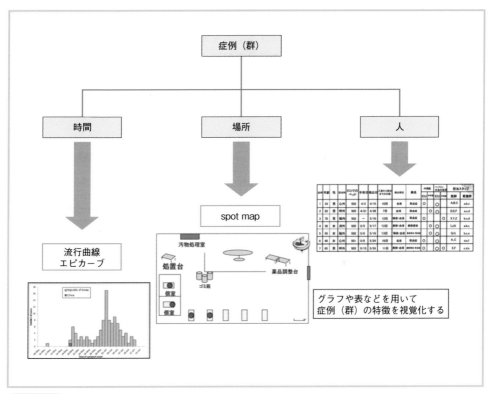

図Ⅸ-3-3　記述疫学の活用

ることを検討する．実施にあたっては，感染対策チームのみで対応するのではなく，組織全体で対応をする．組織内で対策の共有をし，その効果をアウトブレイク調査で確認していく．

c. アウトブレイク調査

　感染拡大予防策を実施しつつ，同時に原因究明のためのアウトブレイク調査を行う．**図Ⅸ-3-2**の左側がアウトブレイク調査の手順である．手順の1）〜4）は記述疫学，5）は解析（分析）疫学の手法を活用する．

　図Ⅸ-3-3は，記述疫学を活用し，「人，時間，場所」の観点から感染症の症例群の特徴を視覚化したものを示している．「spot map」とは，地図上，図面上に患者の発生場所を示し，発生原因，伝播経路の推定に用いられるものである．記述疫学で得られた情報を解釈し，感染症のアウトブレイクの仮説を作成する．必要な場合，この仮説を検証するために解析（分析）疫学が行われる．記述疫学ならびに解析（分析）疫学については，成書を参考にしていただきたい．

　アウトブレイク調査には疫学の手法が用いられるが，それ以外に，微生物学的調査と観察調査からの情報も重要となる．微生物学的調査には，環境培養調査や遺伝子調査（パルスフィールドゲル電気泳動法［pulsed field gel electrophoresis：PFGE］）などを用いた遺伝子調査が含まれる．観察調査では，感染患者や保菌患者の隔離予防策や清掃の実施状況を評価する．さらに，2014年に厚生労働省医政局から出された「医療機関における院

内感染対策について」の通達[6]（p.247参照）に含まれている，アウトブレイクの考え方と対応についての記載内容を遵守することも求められる．

　このように，アウトブレイク発生時は，ただちに真のアウトブレイクの判断をし，組織内での情報共有，感染拡大予防策の実施，実施後の評価，並行しての調査が行われる．このすべての活動の目的は，感染症の伝播予防，再発予防にある．

引用文献

1) 国立感染症研究所：新型コロナウイルス感染症患者に対する積極的疫学調査実施要領（2020年2月27日暫定版）―患者クラスター（集団）の迅速な検出の実施に関する追加，〔https://www.niid.go.jp/niid/ja/diseases/ka/corona-virus/2019-ncov/2484-idsc/9357-2019-ncov-02.html〕（最終確認：2021年12月7日）
2) Porta M：A Dictionary of Epidemiology, 5th ed, Oxford University Press, 2008
3) Dworkin MS：Outbreak Investigations around the World：Case Studies in Infectious Disease Field Epidemiology, Jones and Bartlett, 2009
4) 神奈川新聞，2010年12月4日朝刊
5) Arias KM：Organisms and diseases associated with outbreaks in a variety of health care settings. Outbreak：Investigation, Prevention, and Control in Health Care Settings：Critical Issues in Patient Safety, 2nd ed, p.219-222, Jones and Bartlett, 2009
6) 厚生労働省医政局：医療機関における院内感染対策について，平成26年12月19日，〔https://www.mhlw.go.jp/web/t_doc?dataId=00tc0640&dataType=1&page〕（最終確認：2021年12月7日）

演習課題

A.　一般病棟における感染看護①

演習① MRSA が検出され，隔離予防策実施中の A さん

　Aさん（70歳，女性）は55歳のときに関節リウマチと診断され，抗リウマチ薬のメトトレキサート（免疫抑制薬）を服用中である．夫（73歳）と2人で暮らしている．

　1月上旬にインフルエンザA型にかかり，抗インフルエンザ薬の服用で改善した．インフルエンザ発症から7日目に38.5℃の発熱，咳嗽，黄色の膿性痰，呼吸困難感が出現し救急外来を受診，インフルエンザ後の二次性細菌性肺炎と診断された．受診時のバイタルサインは体温38.8℃，呼吸数24回/分，脈拍102回/分，血圧98/64 mmHg，経皮的動脈血酸素飽和度（SpO_2）90%（room air），意識レベルジャパン・コーマ・スケール I-1であった．内科病棟の個室へ入院となり，酸素療法3 L/分，末梢点滴からの抗菌薬投与が開始された．隔離予防策として，飛沫予防策と接触予防策が行われた．入院3日目に培養検査結果が判明し，喀痰よりメチシリン耐性黄色ブドウ球菌（methicillin-resistant *Staphylococcus aureus*：MRSA）が検出された．

　Aさんは看護師の介助で病室のトイレに移動できるが，動くとSpO_2が90%に低下し息切れと咳嗽が増強するため，排泄以外の日常生活はベッド上で行い臥床状態にある．食事は現在，禁飲食の指示が出ている．痰の自己排出が困難で，看護師が口腔・鼻腔吸引を行うが，Aさんは吸引を嫌がり，「早く家に帰りたい」と何度も看護師に言っている．

問1 ▶ 現在（入院3日目）のAさんの状況から，感染リスクとしてどのようなことが考えられるか．身体的側面，心理・社会的側面，環境面それぞれからアセスメントしてみよう．

問2 ▶ 問1で考えた感染リスクを予防するために，どのようなケアが必要か．具体的にあげてみよう．

B. 一般病棟における感染看護②

演習② 腹腔鏡手術後で易感染状態にあるBさん

　Bさん（58歳，男性，会社員・部長職）は20歳から38年間喫煙をしている．既往歴に高血圧，2型糖尿病があり，降圧薬，血糖降下薬を服用している．身長168 cm，体重90 kg，BMI 31.9（肥満2度）．妻（57歳）と2人で暮らしている．

　職場のがん検診で便潜血検査陽性を指摘され，大学病院での精密検査の結果，大腸がんの診断を受け，約3週間後に手術目的で入院した．精密検査を受けた日から約1ヵ月間，禁煙している．術前の空腹時血糖値は180 mg/dL，ヘモグロビンA1cは7.2%であった．

　Bさんは全身麻酔下で腹腔鏡下S状結腸切除術を受け，術後は個室入院となった．術後1日目の現在，酸素チューブ，吻合部ドレーン，左上肢に末梢挿入型中心静脈カテーテル（peripherally inserted central venous catheter：PICC），右上肢に末梢静脈カテーテル，膀胱留置カテーテルが挿入されている．PICCからは，輸液のほかに，降圧薬とインスリンが持続注入され，血圧と血糖の調整がされている．手術後は痰の分泌が多いが，術後疼痛があり術前に練習した排痰方法をうまく行えず，呼吸補助や体位ドレナージなどのケアを受けて排痰している．Bさんは「こんなに痰を出すのが大変とは思わなかった」「痰を出せないと肺炎になってしまう」「こんな調子で本当に仕事に復帰ができるのだろうか…」と話している．

問1 現在（術後1日目）のBさんの状況から，感染リスクとしてどのようなことが考えられるか．身体的側面，心理・社会的側面，環境面それぞれからアセスメントしてみよう．

問2 問1で考えた感染リスクを予防するために，どのようなケアが必要か．具体的にあげてみよう．

［解答への視点 ▶ p.252］

C. 地域における高齢者の感染看護

演習③ 認知症の妻を在宅介護しながら，肺結核を発症したCさん

Cさん（78歳，男性）は61歳のときに胃がんで胃切除を受けた．認知症の妻（79歳，要介護1）と2人で暮らしている．介護保険サービスや配食サービスなどを利用しながら妻を在宅介護している．他県に暮らす長男（47歳，会社員）とは，普段から月に数回程度，電話で連絡をとっている．

Cさんは2ヵ月ほど前から食欲が低下し，倦怠感がみられることがあったが，とくに気にはしていなかった．その後も，咳や息切れがあっても休息をとりながら妻の介護を継続していた．

某日，妻のケアマネジャーがモニタリング訪問した際，先月と比べてCさんがかなり痩せており，動きが緩慢になっていることに気づいた．ケアマネジャーがCさんに体調をたずねると「大丈夫．歳のせいかな」とのことであったが，具体的に症状を確認すると，食欲低下，2〜3週間継続する咳や痰，易疲労感があり，体重がここ2ヵ月ほどで約5kg減ったと話した．ケアマネジャーはCさんに受診を勧め，Cさんは翌日かかりつけ医を受診することになった．

胸部X線検査では両側肺に異常影が認められ，喀痰塗抹検査で抗酸菌（1＋）であり，同定検査で肺結核が確定し，入院治療が必要と判断された．Cさんは自分が入院している間の妻の介護が心配でケアマネジャーに相談したところ，ケアマネジャーを中心に妻の介護体制を整えることとなった．

妻は肺結核の接触者健診を受け，潜在性結核感染症の治療が行われることになった．Cさんの入院後は，長男がCさんと妻それぞれを定期的に見舞っている．

入院後2週間の現在，Cさんは受け持ち看護師に「妻に結核をうつしてしまったのではないか」「自分が急にいなくなって不安がっていないだろうか」「何ヵ月も入院していたら，自分のことを忘れてしまうのではないだろうか」と訴えている．

問1 現在（入院後2週間）のCさんの状況から，感染リスクとしてどのようなことが考えられるか．

問2 Cさんの退院後，妻との自宅での生活を見据えたとき，感染看護の観点からどのような支援が必要だと考えられるか．

[解答への視点 ▶ p.253]

D. 病院における感染管理

演習④ 針刺し・切創発生時の感染管理

　Dさん（21歳，女性，新人看護師）は入職後のオリエンテーション研修を終え，はじめての夜勤に臨んでいる．午前6時30分，受け持ち患者Eさんの採血に備え，プリセプターとともに物品の準備を終え病室に向かおうとしたところ，トイレからのナースコールがあり，プリセプターはEさんの採血をDさんに任せてトイレに急行した．

　Dさんは1人でEさんの採血を実施した．安全機能つき翼状針一体型採血セット[*1]でEさんの採血を行った後，採血部位をアルコール綿で押さえた状態で，安全機能を作動させずに，つまり針管をシース内に収納せずに針が露出した状態のまま採血ワゴンの上のトレイの中に置いた．ベッドサイドに携帯型針廃棄容器を持参するのも忘れてしまった．止血終了を確認後，ナースステーションに戻り感染性廃棄物容器の中へ採血セットを廃棄しようとした際，翼状針が手指に刺さってしまった．

問1 針刺しが発生したこの時点で，Dさんはまず何をすべきか．

問2 Dさんは，安全機能つき翼状針一体型採血セットで採血した後に，安全機能を作動させ針管を収納できる仕組みになっていることを知らなかったと話す．今回，針刺し・切創の発生につながった要因として，どのようなことが考えられるか．具体的にあげてみよう．

問3 同様のインシデントの再発防止のために，どのような取り組みが必要か．病棟の感染管理担当者の視点から考えてみよう．

　なお，受け持ち患者のEさんはHCV抗体陰性，HBs抗原陰性，HIV抗体陰性であり，またDさんは4月の入職時健康診断ではHBs抗体[*2]は10 mIU/mL未満だった．

[解答への視点 ▶ p.253]

[*1]安全機能つき翼状針一体型採血セットを用いた採血では，抜針時や抜針後に安全機能を作動させ針管をむき出しのままにせず，シース（針管を覆い囲むように設置されている）内に引き込むようにして収納させることで，直接手指で針管を触れることを防ぎ，針刺しを予防する．
[*2]HBs抗体の基準値：10 mIU/mL未満

付　録

付録　医療機関における院内感染対策について（厚生労働省）

○医療機関における院内感染対策について

（平成26年12月19日）
（医政地発1219第1号）
（各都道府県・各政令市・各特別区衛生主管部(局)長あて厚生労働省医政局地域医療計画課長通知）
（公印省略）

院内感染対策については，「医療機関等における院内感染対策について」（平成23年6月17日医政指発0617第1号厚生労働省医政局指導課長通知．以下「0617第1号課長通知」という.），「良質な医療を提供する体制の確立を図るための医療法等の一部を改正する法律の一部の施行について」（平成19年3月30日医政発第0330010号厚生労働省医政局長通知），「薬剤耐性菌による院内感染対策の徹底及び発生後の対応について」（平成19年10月30日医政総発第1030001号・医政指発第1030002号）等を参考に貴管下医療機関に対する指導方お願いしているところである．

医療機関内での感染症アウトブレイクへの対応については，平時からの感染予防，早期発見の体制整備及びアウトブレイクが生じた場合又はアウトブレイクを疑う場合の早期対応が重要となる．今般，第11回院内感染対策中央会議（平成26年8月28日開催）において，薬剤耐性遺伝子がプラスミドを介して複数の菌種間で伝播し，これらの共通する薬剤耐性遺伝子を持った細菌による院内感染のアウトブレイクが医療機関内で起こる事例が報告された．また，このような事例を把握するために医療機関が注意するべき点や，高度な検査を支援するための体制について議論された．これらの議論を踏まえ，医療機関における院内感染対策の留意事項を別記のとおり取りまとめた．この中では，アウトブレイクの定義を定めるとともに，各医療機関が個別のデータを基にアウトブレイクを把握し，対策を取ることを望ましいとしている．また，保健所，地方衛生研究所，国立感染症研究所及び中核医療機関の求められる役割についても定めている．貴職におかれては，別記の内容について御了知の上，貴管下医療機関に対する周知及び院内感染対策の徹底について指導方よろしくお願いする．

また，地方自治体等の管下医療機関による院内感染対策支援ネットワークの在り方等に関しては，「院内感染対策中央会議提言について」（平成23年2月8日厚生労働省医政局指導課事務連絡）を参考にされたい．

なお，本通知は，地方自治法（昭和22年法律第67号）第245条の4第1項に規定する技術的助言であることを申し添える．

追って，0617第1号課長通知は廃止する．

（別記）
医療機関における院内感染対策に関する留意事項
はじめに

院内感染とは，①医療機関において患者が原疾患とは別に新たにり患した感染症，②医療従事者等が医療機関内において感染した感染症のことであり，昨今，関連学会においては，病院感染（hospital-acquired infection）や医療関連感染（healthcare-associated infection）という表現も広く使用されている．

院内感染は，人から人へ直接，又は医療従事者，医療機器，環境等を媒介して発生する．特に，免疫力の低下した患者，未熟児，高齢者等の易感染患者は，通常の病原微生物のみならず，感染力の弱い微生物によっても院内感染を起こす可能性がある．

このため，院内感染対策については，個々の医療従事者ごとの判断に委ねるのではなく，医療機関全体として対策に取り組むことが必要である．

また，地域の医療機関でネットワークを構築し，院内感染発生時にも各医療機関が適切に対応できるよう相互に支援する体制の構築も求められる．

1. 院内感染対策の体制について
1-1. 感染制御の組織化
(1) 病院長等の医療機関の管理者が積極的に感染制御にかかわるとともに，診療部門，看護部門，薬剤部門，臨床検査部門，洗浄・滅菌消毒部門，給食部門，事務部門等の各部門を代表する職員により構成される「院内感染対策委員会」を設け，院内感染に関する技術的事項等を検討するとともに，雇用形態にかかわらず全ての職員に対する組織的な対応方針の指示，教育等を行うこと．
(2) 医療機関内の各部署から院内感染に関する情報が院内感染対策委員会に報告され，院内感染対策委員会から状況に応じた対応策が現場に迅速に還元される体制を整備すること．
(3) 院内全体で活用できる総合的な院内感染対策マニュアルを整備し，また，必要に応じて部門ごとにそれぞ

れ特有の対策を盛り込んだマニュアルを整備すること．これらのマニュアルについては，最新の科学的根拠や院内体制の実態に基づき，適時見直しを行うこと．
- (4)　検体からの薬剤耐性菌の検出情報，薬剤感受性情報など，院内感染対策に重要な情報が臨床検査部門から診療部門へ迅速に伝達されるよう，院内部門間の感染症情報の共有体制を確立すること．
- (5)　1-2に定める感染制御チームを設置する場合には，医療機関の管理者は，感染制御チームが円滑に活動できるよう，感染制御チームの院内での位置付け及び役割を明確化し，医療機関内の全ての関係者の理解及び協力が得られる環境を整えること．

1-2.　感染制御チーム　Infection Control Team（ICT）
- (1)　病床規模の大きい医療機関（目安として病床が300床以上）においては，医師，看護師，薬剤師及び検査技師からなる感染制御チームを設置し，定期的に病棟ラウンド（感染制御チームによって医療機関内全体をくまなく，又は必要な部署を巡回し，必要に応じてそれぞれの部署に対して指導・介入等を行うことをいう．）を行うこと．病棟ラウンドについては，可能な限り1週間に1度以上の頻度で感染制御チームのうち少なくとも2名以上の参加の上で行うことが望ましいこと．

　　病棟ラウンドに当たっては，臨床検査室からの報告等を活用して感染症患者の発生状況等を点検するとともに，各種の予防策の実施状況やその効果等を定期的に評価し，各病棟における感染制御担当者の活用等により臨床現場への適切な支援を行うこと．

　　複数の職種によるチームでの病棟ラウンドが困難な中小規模の医療機関（目安として病床が300床未満）については，必要に応じて地域の専門家等に相談できる体制を整備すること．
- (2)　感染制御チームは，医療機関内の抗菌薬の使用状況を把握し，必要に応じて指導・介入を行うこと．

2.　基本となる院内感染対策について

2-1.　標準予防策及び感染経路別予防策
- (1)　感染防止の基本として，例えば手袋・マスク・ガウン等の個人防護具を，感染性物質に接する可能性に応じて適切に配備し，医療従事者にその使用法を正しく周知した上で，標準予防策（全ての患者に対して感染予防策のために行う予防策のことを指し，手洗い，手袋・マスクの着用等が含まれる．）を実施するとともに，必要に応じて院内部門，対象患者，対象病原微生物等の特性に対応した感染経路別予防策（空気予防策，飛沫予防策及び接触予防策）を実施すること．また，易感染患者を防御する環境整備に努めること．
- (2)　近年の知見によると，集中治療室などの清潔領域への入室に際して，履物交換と個人防護具着用を一律に常時実施することとしても，感染防止効果が認められないことから，院内感染防止を目的としては必ずしも実施する必要はないこと．

2-2.　手指衛生
- (1)　手洗い及び手指消毒のための設備・備品等を整備するとともに，患者処置の前後には必ず手指衛生を行うこと．
- (2)　速乾性擦式消毒薬（アルコール製剤等）による手指衛生を実施していても，アルコールに抵抗性のある微生物も存在することから，必要に応じて石けん及び水道水による手洗いを実施すること．
- (3)　手術時手洗い（手指衛生）の方法としては，①石けん及び水道水による素洗いの後，水分を十分に拭き取ってから，持続殺菌効果のある速乾性擦式消毒薬（アルコール製剤等）により擦式消毒を行う方法又は②手術時手洗い用の外用消毒薬（クロルヘキシジン・スクラブ製剤，ポビドンヨード・スクラブ製剤等）及び水道水により手洗いを行う方法を基本とすること．②の方法においても，最後にアルコール製剤等による擦式消毒を併用することが望ましいこと．

2-3.　職業感染防止
- (1)　注射針を使用する際，針刺しによる医療従事者等への感染を防止するため，使用済みの注射針に再びキャップするいわゆる「リキャップ」を原則として禁止し，注射針専用の廃棄容器等を適切に配置するとともに，診療の状況など必要に応じて針刺しの防止に配慮した安全器材の活用を検討するなど，医療従事者等を対象とした適切な感染予防対策を講じること．

2-4.　環境整備及び環境微生物調査
- (1)　空調設備，給湯設備など，院内感染対策に有用な設備を適切に整備するとともに，院内の清掃等を行い，院内の環境管理を適切に行うこと．
- (2)　環境整備の基本は清掃であるが，その際，一律に広範囲の環境消毒を行わないこと．血液又は体液による汚染がある場合は，汚染局所の清拭除去及び消毒を基本とすること．
- (3)　ドアノブ，ベッド柵など，医療従事者，患者等が頻繁に接触する箇所については，定期的に清拭し，必要に応じてアルコール消毒等を行うこと．
- (4)　多剤耐性菌感染患者が使用した病室等において消毒薬による環境消毒が必要となる場合には，生体に対する毒性等がないように配慮すること．消毒薬の噴霧，散布又は薫（くん）蒸，紫外線照射等については，効

果及び作業者の安全に関する科学的根拠並びに想定される院内感染のリスクに応じて，慎重に判断すること．
(5)　近年の知見によると，粘着マット及び薬液浸漬マットについては，感染防止効果が認められないことから，原則として，院内感染防止の目的としては使用しないこと．
(6)　近年の知見によると，定期的な環境微生物検査については，必ずしも施設の清潔度の指標とは相関しないことから，一律に実施するのではなく，例えば院内感染経路を疫学的に把握する際に行うなど，必要な場合に限定して実施すること．

2-5.　医療機器の洗浄，消毒又は滅菌
(1)　医療機器を安全に管理し，適切な洗浄，消毒又は滅菌を行うとともに，消毒薬や滅菌用ガスが生体に有害な影響を与えないよう十分に配慮すること．
(2)　医療機器を介した感染事例が報告されていることから，以下に定める手順を遵守できるよう，各医療機関の体制を整備すること．使用済みの医療機器は，消毒又は滅菌に先立ち，洗浄を十分行うことが必要であるが，その方法としては，現場での一次洗浄は極力行わずに，可能な限り中央部門で一括して十分な洗浄を行うこと．中央部門で行う際は，密閉搬送し，汚染拡散を防止すること．また，洗浄及び消毒又は滅菌の手順に関しては，少なくとも関連学会の策定するガイドライン，感染症の予防及び感染症の患者に対する医療に関する法律施行規則（平成10年省令第99号）第14条の規定に基づく方法による消毒の実施のために作成された『消毒と滅菌のガイドライン』等を可能な限り遵守すること．

2-6.　手術及び感染防止
(1)　手術室については，空調設備により周辺の各室に対して陽圧を維持し，清浄な空気を供給するとともに，清掃が容易にできる構造とすること．
(2)　手術室内を清浄化することを目的とした，消毒薬を使用した広範囲の床消毒については，日常的に行う必要はないこと．

2-7.　新生児集中治療部門での対応
(1)　保育器の日常的な消毒は必ずしも必要ではないが，消毒薬を使用した場合には，その残留毒性に十分注意を払うこと．患児の収容中は，決して保育器内の消毒を行わないこと．
(2)　新生児集中治療管理室においては，特に未熟児などの易感染状態の患児を取り扱うことが多いことから，カテーテル等の器材を介した院内感染防止に留意し，気道吸引や創傷処置においても適切な無菌操作に努めること．

2-8.　感染性廃棄物の処理
(1)　感染性廃棄物の処理については，『廃棄物処理法に基づく感染性廃棄物処理マニュアル』（平成21年5月11日環廃産発第090511001号環境省大臣官房廃棄物・リサイクル対策部長通知による）に掲げられた基準を遵守し，適切な方法で取り扱うこと．

2-9.　医療機関間の連携について
(1)　3-1に定めるアウトブレイク及び3-3に定める介入基準に該当する緊急時に地域の医療機関同士が連携し，各医療機関に対して支援がなされるよう，医療機関相互のネットワークを構築し，日常的な相互の協力関係を築くこと．
(2)　地域のネットワークの拠点医療機関として，大学病院，国立病院機構傘下の医療機関，公立病院などの地域における中核医療機関，又は学会指定医療機関が中心的な役割を担うことが望ましいこと．

2-10.　地方自治体の役割
(1)　地方自治体はそれぞれの地域の実状に合わせて，保健所及び地方衛生研究所を含めた地域における院内感染対策のためのネットワークを整備し，積極的に支援すること．
(2)　地方衛生研究所等において適切に院内感染起因微生物を検査できるよう，体制を充実強化すること．

3.　アウトブレイクの考え方と対応について
3-1.　アウトブレイクの定義
(1)　院内感染のアウトブレイク（原因微生物が多剤耐性菌によるものを想定．以下同じ．）とは，一定期間内に，同一病棟や同一医療機関といった一定の場所で発生した院内感染の集積が通常よりも高い状態のことであること．各医療機関は，疫学的にアウトブレイクを把握できるよう，日常的に菌種ごと及び下記に述べるカルバペネム耐性などの特定の薬剤耐性を示す細菌科ごとのサーベイランスを実施することが望ましいこと．また，各医療機関は，厚生労働省院内感染対策サーベイランス（JANIS）等の全国的なサーベイランスデータと比較し，自施設での多剤耐性菌の分離や多剤耐性菌による感染症の発生が特に他施設に比べて頻繁となっていないかを，日常的に把握するように努めることが望ましいこと．

3-2.　アウトブレイク時の対応
(1)　同一医療機関内又は同一病棟内で同一菌種の細菌又は共通する薬剤耐性遺伝子を含有するプラスミドを有すると考えられる細菌による感染症の集積が見られ，疫学的にアウトブレイクと判断した場合には，当該医

療機関は院内感染対策委員会又は感染制御チームによる会議を開催し，速やかに必要な疫学的調査を開始するとともに，厳重な感染対策を実施すること．この疫学的調査の開始及び感染対策の実施は，アウトブレイクの把握から1週間を超えないことが望ましいこと．

(2)　プラスミドとは，染色体DNAとは別に菌体内に存在する環状DNAのことである．プラスミドは，しばしば薬剤耐性遺伝子を持っており，接合伝達により他の菌種を含む別の細菌に取り込まれて薬剤に感性だった細菌を耐性化させることがある．

3-3.　介入基準の考え方及び対応

(1)　アウトブレイクについては，各医療機関が3-1の定義に沿って独自に判断し，遅滞なく必要な対応を行うことが望ましいが，以下の基準を満たす場合には，アウトブレイクの判断にかかわらず，アウトブレイク時の対応に準じて院内感染対策を実施すること．この基準としては，1例目の発見から4週間以内に，同一病棟において新規に同一菌種による感染症の発病症例が計3例以上特定された場合又は同一医療機関内で同一菌株と思われる感染症の発病症例（抗菌薬感受性パターンが類似した症例等）が計3例以上特定された場合を基本とすること．ただし，カルバペネム耐性腸内細菌科細菌（CRE），バンコマイシン耐性黄色ブドウ球菌（VRSA），多剤耐性緑膿菌（MDRP），バンコマイシン耐性腸球菌（VRE）及び多剤耐性アシネトバクター属の5種類の多剤耐性菌については，保菌も含めて1例目の発見をもって，アウトブレイクに準じて厳重な感染対策を実施すること．なお，CREの定義については，感染症の予防及び感染症の患者に対する医療に関する法律（平成10年法律第114号．以下「感染症法」という．）の定めに準拠するものとすること．

(2)　アウトブレイクに対する感染対策を実施した後，新たな感染症の発病症例（上記の5種類の多剤耐性菌は保菌者を含む．）を認めた場合には，院内感染対策に不備がある可能性があると判断し，速やかに通常時から協力関係にある地域のネットワークに参加する医療機関の専門家に感染拡大の防止に向けた支援を依頼すること．

(3)　医療機関内での院内感染対策を実施した後，同一医療機関内で同一菌種の細菌又は共通する薬剤耐性遺伝子を含有するプラスミドを有すると考えられる細菌による感染症の発病症例（上記の5種類の多剤耐性菌は保菌者を含む．）が多数に上る場合（目安として1事例につき10名以上となった場合）又は当該院内感染事案との因果関係が否定できない死亡者が確認された場合には，管轄する保健所に速やかに報告すること．また，このような場合に至らない時点においても，医療機関の判断の下，必要に応じて保健所に報告又は相談することが望ましいこと．

(4)　なお，腸内細菌科細菌では同一医療機関内でカルバペネム耐性遺伝子がプラスミドを介して複数の菌種に伝播することがある．しかし，薬剤耐性遺伝子検査を行うことが可能な医療機関は限られることから，各医療機関は，カルバペネム系薬剤又は広域β-ラクタム系薬剤に耐性の腸内細菌科細菌が複数分離されている場合には，菌種が異なっていてもCREの可能性を考慮することが望ましいこと．また，本通知に定める保健所への報告とは別に，バンコマイシン耐性黄色ブドウ球菌感染症，バンコマイシン耐性腸球菌感染症，薬剤耐性アシネトバクター感染症及びカルバペネム耐性腸内細菌科細菌感染症については，感染症法の定めるところにより，届出を行わなければならないこと．

3-4.　報告を受けた保健所等の対応

(1)　医療機関から院内感染事案に関する報告又は相談を受けた保健所は，当該医療機関の対応が，事案発生当初の計画どおりに実施されて効果を上げているか，また，地域のネットワークに参加する医療機関の専門家による支援が順調に進められているか，一定期間，定期的に確認し，必要に応じて指導及び助言を行うこと．その際，医療機関の専門家の判断も参考にすることが望ましいこと．

(2)　保健所は，医療機関からの報告又は相談を受けた後，都道府県，政令市等と緊密に連携をとること．とりわけ，院内感染の把握に当たり，薬剤耐性遺伝子に関する検査や複数の菌株の遺伝的同一性を確認するための検査が必要と考えられるものの，各医療機関が独自に行うことが技術的に困難である場合には，地方衛生研究所がこれらの検査において中心的な役割を担うことが望ましいこと．ただし，地方衛生研究所は，それぞれの地域の実状に合わせて，国立感染症研究所などの研究機関に相談することも含め，保健所の助言を得つつ調整することが望ましいこと．また，これらの検査においては，大学病院などの中核医療機関の役割は，保健所，地方衛生研究所，国立感染症研究所などの行政機関・研究所の役割に対して補完的なものであるが，それぞれの地域の実状に合わせて柔軟に判断されることが望ましいこと．

演習課題　解答への視点

演習① [▶ p.242]

問1 ▶ への視点

- 身体的側面：Aさんは高齢（70歳）で，基礎疾患に関節リウマチがあり抗リウマチ薬を服用しているため，感染防御機能が低下している．そこへインフルエンザウイルス感染による気道粘膜障害を受け，MRSAに感染して二次性細菌性肺炎を発症した．体動時にはSpO$_2$が低下するなど，肺炎により排痰が困難で呼吸状態は悪化しており，生命の危機がある．しかしMRSAに対して使用できる抗菌薬が限られており，治療が困難となってMRSA肺炎の重症化や菌血症，敗血症にいたる危険性がある．また，禁飲食のため栄養状態も良好ではないことが推測され，感染リスクを高める要因となっている．

- 心理・社会的側面：Aさんは現在，個室管理で病室外へ出ることが制限されており，インフルエンザの院内感染予防のため，夫の面会も中止されている．こうした入院による環境変化に加えて，高齢であること，呼吸困難感や吸引に伴って心理的にも苦痛が生じていることなどが要因となって，せん妄状態を招いたり，セルフケア能力の低下から口腔内や身体の清潔保持が困難となり，MRSA肺炎の重症化などのリスクを高める可能性がある．

- 環境面：MRSAは接触感染で伝播する．Aさんは現在，個室管理となっているものの，咳嗽や口腔・鼻腔吸引で生じる飛沫で環境が汚染され，病棟内で環境表面や医療従事者を介した感染伝播が起こるリスクがある．

問2 ▶ への視点

- MRSA肺炎の重症化，菌血症や敗血症にいたることの予防：バイタルサインや全身の経時的な観察によって，肺炎重症化や菌血症，敗血症の徴候を見逃さないようにする．医師の指示に基づく抗菌薬投与を適切なタイミングで実施する．安楽に呼吸しやすい半坐位などの体位を保持する．排痰促進のため病室内の湿度を40〜50%以上に維持したり，症状の回復に応じて離床を進める（水分出納をふまえて脱水予防にも十分留意する）．Aさんのセルフケア能力に合わせて，口腔ケアや身体の清潔ケアを援助する．こうして身体的な苦痛の軽減を図り，十分な休息がとれるようにしながら，適宜訪室し，Aさんの心理的な苦痛も軽減できるよう援助する．

- 病棟内での感染伝播予防：病棟内の飛沫予防策，接触予防策を徹底する．Aさんの病室を訪れる医療従事者は手指衛生をWHOの5つのタイミングで実施し，個人防護具（マスク，ガウン，手袋）を着用する．吸引など飛沫が飛散するケアを行う場合はゴーグルやフェイスシールドも着用する．使用後の個人防護具は感染性廃棄物として周囲環境を汚染しないよう適切に処理する．病室内は整理整頓し，ベッド柵やオーバーベッドテーブルなど，Aさんや医療従事者がよく手を触れる場所を，1日1回以上清拭・清掃する．また血圧計などAさんに直接接触して使用する物品は，Aさん専用とする．

演習② [▶ p.243]

問1 ▶ への視点

- 身体的側面：Bさんは現在，術後1日目で易感染状態にある．腹腔鏡手術では開腹手術に比べて生体侵襲が小さいものの，術後合併症として手術部位感染（surgical site infection：SSI），カテーテルを介した感染，呼吸器合併症などの医療関連感染のリスクがある．Bさんは基礎疾患の2型糖尿病や術前の高血糖状態，BMI≧30の肥満，長年の喫煙歴など，SSIのリスク因子が多い．また複数のカテーテル類が挿入されており，中心静脈・末梢静脈カテーテルに関連する血流感染や膀胱留置カテーテルに関連する尿路感染のリスクもある．さらに，長年の喫煙歴や，全身麻酔下での手術の影響で痰の分泌が増えているが，術後疼痛のために排痰がうまくできておらず，無気肺や肺炎などの呼吸器合併症のリスクも高い状態にある．

- 心理・社会的側面：企業の管理職であるBさんは，がんと診断されてから約3週間で手術となり，術後1日目の現在は疼痛に伴う苦痛や，排痰がうまくいかないことで肺炎発症や職場復帰への不安が生じている．また複数のカテーテル類の挿入による体動制限がストレス負荷となっていることも考えられる．こうした状況から，術後のセルフケアに対する意欲が低下し，術後合併症のリスクを高めるおそれがある．

- 環境面：Bさんは現在，個室に入院しているが，医療処置やケアを行う医療従事者の手指を介した感染が生じるリスクがある．

問2 ▶ への視点

- SSIの予防：創部の感染徴候（発赤，熱感，疼痛，腫脹，滲出液）の有無，吻合部ドレーンからの排液の性状（血性や褐色を示していないか）やドレーン挿入部の皮膚の状態を経時的に観察する．また，創傷治癒に影響する血糖値や，感染徴候の指標となる白血球数などの検査結果も同様に観察する．

- カテーテルを介した感染の予防：PICCや末梢静脈カテーテルについては，挿入部位の感染徴候の有無を経時的に観察し，カテーテルから注入する輸液や薬液を無菌的に準備する．膀胱留置カテーテルについては，長期間の挿入を回避することを前提とし，感染徴候の確認のため尿の性状や挿入部位の皮膚の状態を経時的に観察する．採尿バッグは膀胱より低い位置に固定して逆流や流れの停滞を防ぐ．膀胱留置カテーテルの挿入期間は毎日陰部洗浄を行って清潔を保つ．

- 呼吸器合併症の予防：無気肺の予防と排痰を促すケアとして，体位の工夫や排痰法の指導，インセンティブ・スパイロメトリー（呼吸訓練器）による呼吸リハ

ビリテーション，離床促進を行う．また痰の誤嚥による肺炎を防ぐため，口腔内の清潔保持を援助する．

・医療従事者の手指を介した感染の予防：Bさんの医療処置やケアを行う医療従事者は，手指衛生など標準予防策を徹底して実施する．

・セルフケアの援助：術後合併症予防のため，創部や皮膚の清潔保持の必要性，禁煙や血糖コントロールの継続の重要性をBさんおよび妻に説明する．創周囲の皮膚の清潔を保ち，シャワー浴が許可されたら創部の洗浄方法を指導する．創部の発赤，腫脹，疼痛，熱感，滲出液などの症状がみられる場合には，すみやかに医療従事者に伝え，退院後は早期に受診をするよう説明する．また，Bさんの訴えを傾聴し，セルフケアや術後の回復へ向けた意欲が高まるようかかわる．

演習③ [▶ p.244]

問1 への視点

肺結核は，原則として隔離をし治療が行われるが，Cさんのケアにあたる医療従事者や病棟スタッフが結核菌に感染（職業感染）するリスクは常にある．医療従事者や面会者のN95マスクの着用，Cさんのサージカルマスクの着用など，空気予防策の徹底が求められる．

またCさんは入院前の時点で排菌していた可能性が高いことをふまえると，妻の感染や，訪問介護員（ホームヘルパー）など妻のケア担当者の職業感染のリスクも考えられる．

問2 への視点

肺結核の入院治療期間は2ヵ月ほどに及び，退院後も数ヵ月間は抗結核薬を服用する必要がある．薬の飲み忘れや中断によって体内の結核菌量が増えて再発したり，薬剤耐性菌が発生することがあり，その結果，治療期間が延長する可能性もある．Cさんの場合，入院中の現在は妻のことをしきりに心配しており，治療への意欲低下をもたらす可能性が考えられ，また退院後も妻の在宅介護を担う可能性が高く，自身の治療と妻の介護との両立で困難を伴う場面が多くなることが予想される．加えて，Cさんは，高齢で胃切除を行っているため易感染状態にあり，肺結核の発症リスクが高い状況であるが，高齢者では典型的な症状が現れにくく自覚に乏しいため，今回のように治療開始までに時間を要する．

そこで，Cさんが退院後に治療を継続しながら無理なく妻と生活していくために，入院中からCさん本人や妻の意思を確認・尊重したうえで息子にも協力を得て，病院と地域とでサポート体制を組み，介護体制（生活）を整えておくことが必要となる．

まず入院中は，認知症のある妻にとって制限を伴う面会は困難であることを考慮し，妻は潜在性結核感染症として予防的に治療が行われていること，ケアマネジャーを中心としてCさんの留守中にも介護が継続可能であることを改めてCさんに伝え，安心してもらう．また，息子の面会時に妻の様子をCさんに伝えてもらったり，訪問介護時に妻と電話で話せるようケアマネジャーに調整依頼するなど，少しでもCさんが安心できるようにする．

退院後には，Cさんの介護負担が少しでも減るような調整に加えて，肺結核の再発リスクをふまえ，訪問介護員やケアマネジャーがCさんの体調にも気を配れるようにする．症状出現の有無だけでなく，それまでできていたことができなくなっているなど，日常生活上の変化にも着目することで，服薬の継続状況や受診の必要性などを評価する．

演習④ [▶ p.245]

問1 への視点

血液感染予防のためにただちに受傷部位を流水で洗浄し，上司（プリセプターまたは病棟内の先輩看護師など）に報告後，B型肝炎ワクチン接種などの要否の確認のために当直医師の診察を受ける必要がある．

問2 への視点

直接的な要因としては，Dさんが安全機能つき翼状針一体型採血セットの使い方を知らず，適切に使用できていなかったことがあげられる．Dさんは入職後のオリエンテーション研修を終えており，安全機能つき器材の使い方の研修も受けていると思われるが，手技の習得が十分ではなかった可能性があることも要因の1つである．また鋭利器材使用後にすみやかに廃棄できるよう，携帯型針廃棄容器をベッドサイドに持参していれば，使用後の採血セットをトレイに置くことなく廃棄できていたが，容器を持参しなかったことも針刺し発生の要因といえる．

Dさんは21歳の新人看護師である．慣れない夜勤帯での勤務中に1人で採血を任されるという状況になり，焦りや疲労があるなかで行ったことも，発生の要因と考えられる．採血は新人であっても，入職から4ヵ月が経過した時期には1人で実施する機会が増えている手技であると想定されるが，職業感染制御研究会によるエピネット日本版サーベイランス公開データによると，針刺し・切創の受傷者の約半数が看護師で，なかでも経験年数の少ない者に多い（p.66参照）．

問3 への視点

近年は，医療安全の観点から安全機能つき翼状針一体型採血セットのような新しい物品を採用する施設が増えている．それらを正しく活用するためには，操作手順や取り扱い方法について，針刺し防止の目的や効果を伝えながら，実践を想定したトレーニングの徹底が必要である．病棟の教育担当者は新人看護師の採血技術習得状況について，針刺し予防の手技も含め安全に採血を実施できるかを評価することが求められる．夜勤帯の午前6時ごろは患者の起床時間も重なり，さまざまな業務が集中して忙しい時間帯である．新人看護師が焦らずに業務を実施できるよう調整したり，とくに感染管理や安全管理上のリスクを伴うケアに際しては新人を1人にさせないなど，チームでのコミュニケーションの促進も必要といえる．

また，針刺し・切創による職業感染で問題となるB型肝炎ウイルス（hepatitis B virus：HBV）は，ワクチン接種で抗体を獲得できるため，入職前までにワクチン接種（1シリーズ＝3回接種）が終了していることが望ましく，

自身の抗体価を把握したうえで職務に従事することが重要である．Dさんの HBs 抗体は 10 mIU/mL 未満であったため，B 型肝炎ワクチンを接種することが勧められる．今回はEさんが HCV 抗体，HBs 抗原，HIV 抗体いずれも陰性であったため曝露後予防対応は不要であるが，陽性患者の場合では，ワクチン接種などが必要となる可能性もある．

病棟の感染管理担当者としては，施設内の医療安全管理室や感染対策チーム／感染管理チーム（infection control team：ICT）など，職業感染を統括する部署と連携し，これらの対策を改めて徹底できるように調整することが求められる．

索　引

欧文索引

看護学テキスト NiCE
感染看護学　患者の健康と権利を守り安全に看護を実践する

2022 年 1 月 30 日　発行	編集者 操　華子，川上和美
	発行者 小立健太
	発行所 株式会社 南 江 堂

〒113-8410 東京都文京区本郷三丁目42番6号
☎(出版)03-3811-7189　(営業)03-3811-7239
ホームページ https://www.nankodo.co.jp/
印刷・製本　日経印刷
組版　明昌堂